VOLUNTARILY STOPPING EATING AND DRINKING

自主斷食，
慈悲而尊嚴的
善終選擇

**8 個美國案例，從臨床、倫理、法律、機構議題作探討
理解西方最先進的死亡自決觀念及實踐方法，走向善終**

A Compassionate, Widely Available Option for Hastening Death

提摩西・奎爾 Timothy E. Quill
保羅・蒙則爾 Paul T. Menzel
塔迪烏斯・波普 Thaddeus M. Pope
茱蒂絲・史瓦茲 Judith K. Schwarz
———— 主編

汪漢澄———— 譯

致那些在本書中分享了他們的故事的病患、家屬、照顧者和醫護人員，以及無數其他需要並希望得到優質緩和照顧和更廣泛的生命終末選擇的病患、朋友和家人。

——提摩西・奎爾（Timothy E. Quill）

　　致邦妮（Bonnie），感謝她不斷的愛和鼓勵支持，並懷念我的外甥保羅・海爾姆（Paul Frederick Helm）。

——保羅・蒙則爾（Paul T. Menzel）

　　獻給琳達（Linda）和菲尼亞斯（Phineas）。還有雷納（Reina）、拉里（Larry）、奈德拉（Nedra）、黎珊德拉（Lessandra）、納山尼爾（Nathaniel）、瑪西亞斯（Matthias）、卡麥隆（Cameron）、克萊頓（Clayton），和塔克（Tucker）。我希望我們當中沒有人需要用到這本書。但有些人可能會。

——塔迪烏斯・波普（Thaddeus Pope）

　　獻給我的朋友瓊安（Joan），她是二十多年前第一位請求我幫助促成安詳死亡的人。當時我對此知之甚少，是她開始讓我學習到安詳的死亡有可能多麼的困難，以及關於自主斷食的一些臨床挑戰。感謝愛我並耐心支持我的家人，特別是傑西（Jessi）和傑森（Jason），他們與其他一些非常好的朋友一同縱容我對生命終末選擇事業的熱情，並參與關於其複雜性的無休無止的討論。

——茱蒂絲・史瓦茲（Judith K. Schwarz）

這個病房裡

多麼的安靜

在床上

一位無聲的女人身邊躺著兩位愛人——

生命與死亡……

— 蘭斯頓・休斯（Langston Hughes），〈病房〉（1926）*

推薦序

我們所抗拒的，歐美早已超越

畢柳鶯（衛福部台中醫院復健科資深教學醫師，《斷食善終》作者）

　　2021年著手撰寫《斷食善終：送母遠行，學習面對死亡的生命課題》時，在網路搜尋到美國提摩西奎爾（Timothy Quill）醫師主編的這本《自主斷食，慈悲而尊嚴的善終選擇》（*Voluntarily Stopping Eating and Drinking: A Compassionate, Widely-Available Option for Hastening Death*），當時受到很大的衝擊。一方面是驚喜於我可以引用其內容在我寫的書中，作為醫學上的依據。另方面是驚訝於原來美國的安寧緩和科已經可以收治有自主斷食需求的病人，並有完善的評估程序、醫療準則，和臨終照顧。當時立刻請麥田出版社幫忙取得該書電子檔，並推薦翻譯此書。在避談死亡、反抗死亡、對飲食有很深的執著的台灣，不論是民眾還是醫界，都太需要觀念上的提升了。

　　《斷食善終：送母遠行，學習面對死亡的生命課題》出版後，許多讀者找我諮詢臨終照顧問題，我逐漸發現國人有許多不可思議的「迷思」。譬如八、九十歲的老人逐漸睡得多、體弱、吃得少，家屬會用盡辦法強餵病人，或者送到安養中心插鼻胃管，或者緊急送醫；急診處醫師多半診斷營養不良，插上鼻胃管、吊上點滴。許多民眾和醫師不明白這是人生末期，消化道、泌尿道功能衰退，無法吸收食物和水分，所以進入自然不吃不喝的狀況，只要順其自然，老人家就能安詳往生。不必要的醫療介入，延緩了死亡，增加了痛苦。這是國人文化中對飲食執著之一例。

各種退化性疾病例如失智症、帕金森氏症、小腦萎縮症、漸凍症，惡化到無法進食的階段，其實已經嚴重失能，先進國家早就建議這些病人不宜放置人工餵食管，在台灣的標準處置卻是吃得慢、吞嚥有障礙，一次嗆咳引發肺炎就插管，這當然延長了病人的失能時間，也延長了死亡和痛苦。

急性期為了救命而裝了呼吸器或者鼻胃管的病人（最常見有車禍腦傷、嚴重腦中風、腦缺氧、血糖過低腦病變等等），急救過後三個月、半年，通常就能確定病人沒有復原機會，若沒有復原機會，此時應該撤除維生系統，還給病人自然往生的機會。但是國人恐懼死亡、抗拒死亡，家屬、醫師不放手，健保也持續給付費用。所以造成如今有數十萬人無意識插管臥床的慘況，病人活在人間煉獄，家屬也苦不堪言。許多這類病人的家屬求助於我，在確認家人都有共識時，可以在宅斷食善終。但是無家可回的病人，幾乎沒有機構或者醫院願意收治這樣的病人。解鈴還需繫鈴人，長期插管臥床者眾，這是無效醫療的結果，醫界普遍拒絕面對，也擔心違法或有其他考量而不願意伸出援手解決這個困境，其實是嚴重的社會問題。（居家醫療系統有稍多的醫護願意協助。）

當我們還在抗拒幫無法復原的失能臥床病人撤管的時候，西方國家已經跨過謹慎篩選插管適用對象、無復原跡象時主動撤管，或甚至拒絕醫療給付這樣的無效醫療，來避免這種不人道的現象。這本書講述的是更進一步的做法：病人不一定要到末期，當疾病是不可復原，只會越來越嚴重，生活品質不佳，身心痛苦已經無法忍受時，病人可以自主選擇斷食往生。

　　人類的歷史變遷，仰賴許多衝撞體制的事件以及先鋒者的勇於突破框架，才讓「人權」一步一步的得以伸張。本書主編之一的奎爾醫師就是一位勇敢、堅毅、有智慧的先鋒者、行動主義者。他最常引用的一句名言是：「勇於開啟重要議題的對話。」（"Be brave enough to start a conversation that matters." — Margraret Wheatley）。他不但坐而言，並且起而行。

　　1990 年代初，美國全國安寧緩和療護組織（National Hospice and Palliative Care Organization, NHPCO）公開反對「醫師協助死亡」（Physician Assisted Death），許多人認為追求死亡權就是公然侮辱安寧緩和的核心使命。某些安寧緩和醫師不認為有美國人會死得很悽慘和飽受痛苦，他們認為科學和醫學突飛猛進，醫生能以前所未有的方式控制病患的臨終症狀，因此「醫師協助死亡」根本多此一舉。

　　1993 年身為安寧緩和科醫師的奎爾出版了《死亡與尊嚴》（*Death and Dignity*），他在書中譴責醫界因為仰賴科技進步而過度自信。「只要目睹安寧緩和患者如何艱難死去，就不會聽信油嘴滑舌的說法，以為我們總是知道如何讓人走得很平靜……其實，沒有足夠的經驗足以證明，所有不治之症導致的身體痛苦可以有效緩解。」奎爾繼續寫到：「認為人在死亡的過程中不會受苦是一種幻想……醫界不願公開承認本身的局限，我對此深感不安。」[1]

---

1 《生命的非選題：為了追求尊嚴善終，人應該有死亡自主權嗎？》（*The Inevitable: Dispatches on the Right to Die*），凱蒂・恩格爾哈特（Katie Engelhart）著，吳煒聲譯，寶鼎出版社，2023。

　　早在1991年，奎爾醫師曾經提供巴比妥（Barbiturate）給一位罹患多種癌症的四十五歲女性治療失眠，並告知病人安眠以及致死的劑量，病人在蒐集到足夠致死劑量藥物以後，和家人告別，在先生面前自行服用藥物身亡。他把這個案例報告（case report）投稿到新英格蘭醫學期刊（*The New England Journal of Medicine*），引起軒然大波。他接受《紐約時報》採訪時，聲稱他沒有協助病人死亡。他成為最高法院訴訟的被告，但沒有獲罪，因為他做的事情符合「民之所欲」，反對的是專家學者、宗教師，這成為一個劃時代的事件。1994年美國奧瑞岡州經過公投通過了〈尊嚴死亡法案〉（Death with Dignity Act），成為美國第一個安樂死合法的州，過程中他扮演了舉足輕重的角色。

　　雖然奎爾敢於公然與學會有不同的觀點和做法，之後他仍擔任了美國安寧緩和療護組織的理事和主席，並於2013年被列入安寧緩和遠見者（Hospice and Palliative Medicine Visionaries）的名單，得到該組織的最高殊榮。在台灣，我心目中也有類似奎爾醫師的人選，期待他／她們能更上層樓。

　　1997年荷蘭的調查研究發現，8%的死亡人口在死亡前有七天以上沒有進食和進水，6%是因為撤除人工餵食管（停止無效醫療），2%是病人有意識的自主停止飲食以加速死亡。經過持續四年的追蹤，發現這是一種穩定的趨勢。荷蘭皇家醫學會（Royal Dutch Medical Association）有鑑於一般醫療人員對這種病人的照顧能力可能不足，於2012年聘請多元專家成立委員會，經過十次會議，制定照顧自主停止飲食加速死亡病人的原則，於2014年在該學會網站公布臨床指引（Caring for people who consciously choose not to eat and drink so as to hasten the end of life，共50頁），供免費下載，並提供英文版。雖然荷蘭有安樂死法，但是每年仍有1-2%的死亡人口，經由自主斷食死亡，其中將近一半是沒有通過安樂死審查者。荷蘭皇家醫學會這種主動出擊，負責任、有擔當的做法，讓人欽佩。[2]

2016年在美國的奎爾醫師與幾位重視病人生命臨終自主權的專家，在西雅圖大學（Seattle University）法學院舉行「以自主斷食加速死亡：臨床，法律，倫理，宗教，以及家庭觀點」研討會（Hastening Death by Voluntarily Stopping Eating and Drinking: Clinical, Legal, Ethical, Religious, and Family Perspectives）。之後，這些專家們在各自的領域推廣、實踐自主斷食，於2021年將大家的經驗與討論，整合、集結成這本著作。

書中首先對自主斷食作了定義，說明事前評估、知情同意、執行流程，及可能遇見的問題。全書分為兩部，第一部舉四位具有決定能力並能夠自己吃喝的人，故意停止所有飲食以加速死亡的案例，歸類為自主斷食（Volunatarily Stopping Eating and Drinking, VSED）。第二部的四位案例則是依據當下已經喪失決定能力但事先表達過明確意願的人的指示，不給他任何飲食。這種情況歸類為預立醫療指示斷食（Stopping Eating and Drinking by Advance Directive, SED by AD）。合理的推測，SED by AD在執行上應該有更多的不定性要面對，因為病人的決策能力已經有某種程度的障礙，這四個案例因此更具有啟發性。書中每個案例的故事，都是很好的教案，病人是醫師最好的老師，讓我們因此可以幫助更多的人。

2　Caring for people who consciously choose not to eat and drink so as to hasten the end of life. by KNMG Royal Dutch Medical Association.

　　本書在描述每位病人的人格特質、疾病狀況、作此選擇的理由、家人的反應、執行過程與結果的部分非常生動感人，通常他們都有著積極而獨立的人格，所以對於自己的臨終有強烈的自主掌控欲望，不願意沒有尊嚴的活著。有幾位是家中有長輩罹患過相同疾病長期臥床，或者臨終極端痛苦，給了他們強烈的指引作用。有幾位是失智症個案，如何掌握最佳的時機來進行是一個困難的抉擇，不要過早，也不要錯過順利進行的機會之窗。在台灣，要推動嚴重失智、失能的病人喪失吞嚥功能以後不要放置人工餵食管，也有類似的困境要面對。

　　醫療和法律面向的討論，結論比較明確。臨床上自主斷食算是一個溫和的加速死亡方式，並沒有造成很大的痛苦。飢餓不太造成困擾，口渴比較難受，但有明確的舒適處理法，其他就是需要鎮定劑的配合，以及一般臨終的身心照顧。在法律上，美國各州都是合法的，不界定為自殺，因此健康保險、醫療保險、壽險都會給付。

　　至於倫理議題上的探討應該是最多元而具有衝突的，書中的這一段話有如黑暗中的一盞明燈：「有決定能力的病人拒絕治療（即使是救命所需）的道德權利是如此的深植於我們的信仰，因此可以把它當作此一討論中的「準繩」權利。我們越是把拒絕維生治療與自主斷食視為類似的東西，我們就越可能認為自主斷食是可以允許的。如果醫療提供者在病人拒絕維生治療時可以（甚至有義務）提供緩和照顧的話，那麼對自主斷食的病人也應當可以（甚至有義務）提供緩和照顧。」（參見本書頁102-103）

　　對比台灣的狀況，不禁讓人啞然失笑。從幼兒時期開始，我們就有義務要吃完父母所提供的食物，到了接近老死的時候，只想睡、不想吃，以愛為名，還是會被家人翹開嘴巴硬塞食物。所以陪伴父母斷食善終，可能被某些人扣上餓死父母大不孝的罪名。這本書為自主斷食以及停止強制人工餵食提供了理論和執行上的正當性。

在對死亡議題避而不談，對飲食有過度的執著，對於撤除無效的人工餵食管還天人交戰、躊躇不前的台灣，本書對於病人臨終自主選擇的討論，無疑是具有非常大的啟發與衝擊。值此時刻，本書的中譯本出版，具有相當的重要性，因為我們亟需突破固有迷思與框架的新觀念，引領台灣在善終的領域邁向一個新的未來。

譯者序

決定生命的終點：
對規範的挑戰，還是對自主的尊重？

汪漢澄

　　人是規範的動物，在群體中遵從著種種的規範行動。我們對這現象習以為常，以至於常誤會是規範在先，然後人去遵守。事實正好相反：規範是人的創造物，人因需求而產生行動，而後才去創造符合這行動的規範。乍聽之下似乎很奇怪，但若仔細的回顧人的歷史與社會演變，會發現就是這麼回事。規範包括了倫理、道德，與法律。換句話說，人先因為想要做某件事，才去創造了允許做這件事的倫理、道德，與法律。是以所有的倫理、道德，與法律都是人為的、主觀的，隨著不同時代以及不同群體的需要而隨之變化，沒有任何持之以恆、千百年不變的道理。

　　我們早年剛剛進入醫學領域學習的時代，很少聽到，更不用說學習到「好死」這件事。當然，若病人的病情已非人力所能挽救，我們會希望他能死得盡量安詳舒服，也會盡一切努力幫他做到。但當時普遍的觀念是，醫生的天職就是救人，不論病人的病情有多嚴重，醫生如果沒有「救到最後」似乎就是不對。當時的醫療法，也還沒有容許醫生撤除或不給救命所需治療的空間。

1980年代「安寧」的觀念以及做法被引進了台灣，而後於2000年公告了「安寧緩和醫療條例」，當時僅適用於癌症等末期病患（近期內病程進行至死亡不可避免者）。但起碼在這個有限的病患群體，我們有了法律的依據，能夠撤除或不給予一些治療。安寧緩和醫療條例後經數次修正，適用的範圍涵蓋漸廣。而後在2019年公告實施了「病人自主權利法」，進一步擴大了適用的病患對象以及醫療處置範圍。換句話說，在幾十年的時間裡，「不給某些末期病患過度積極的治療，讓病人好走」已經從一個原本很陌生的概念，一變而為大眾的共識，不論在倫理道德或是法律的層面都是如此。

那麼，是什麼樣的需求，導致了這種新規範的出現？我認為那出自兩種需求：一種來自群體，一種來自個人。

先說群體方面。想要理解這個，我們必須先撇開「生命無價，一律平等」這種傳統教條的框架，因為那不是事實。人命不但有價，而且價值還會隨著生命的不同階段而浮動。世界上的人口越來越多，平均壽命越來越長，但民生與醫療的資源卻都是有限的。把很有限的資源，投注在還能夠挽回的病患身上，而不要浪費在明知即使大量投入也只能「拖時間」的那些，才符合群體利益的原則。這件事大家並不願意明講，但事實就是如此。

再來就是個人方面。感謝現代科技的神奇，人的壽命增長許多。這是個雙面刃，因為有許多狀況（例如癌症，各種器官衰竭，腦退化性疾病……）特別會在人的晚年發生。現代醫學尚沒有辦法治癒所有的疾病，但在醫療科技的支撐之下，人並不容易「自然」的死亡。其結果就是，患者會困在自己並不想要的生活當中，度過很長的一段剩餘人生，這跟一般人所想像的「長壽」並不一樣。算是一種貪心吧，人不只想要盡量活得久些，也還想要盡量活得好些，一旦發現多出來的生命要在失能或痛苦中度過時，就會轉而尋求逃離的出路。人同此心，大家都能理解。

前面說過，先有需求而後有規範。正由於近幾十年來出於群體與個人這兩方面的需求，今天的醫護人員已經有著充分的理論依據以及道德底氣，來接受並參與安寧照顧，不積極延長末期病患的品質不佳的生命，讓病人「好死」。

然而，較此更進一步，有意的加速病患的死亡呢？在那些傳統眼光中不算「末期」的病人？甚至在那些已經沒法自己下決定的病人？這就完全是另一個次元的問題了。當然我們可以理解，一些患者在痛苦或者失能當中，會希望死亡早點到來。但想歸想，付諸行動卻是另一回事。以救人與延長生命為天職的醫護人員，對加速病患死亡的行動該贊同嗎？甚至可以參與並協助嗎？這對各個領域的醫療從業人員來說，都是一個全新的課題，在各種意義上挑戰並刺激著我們的認知和觀念。

《自主斷食，慈悲而尊嚴的善終選擇》就是這樣一本在多個層次上刺激並挑戰我們的書。本書的編者與作者，涵蓋了安寧緩和醫學、精神科、法學、倫理學等領域最具代表性的人物，以及生命終末選擇的積極倡導者。他們在書中介紹一個新的生命終末選擇：「自主斷食」，提出許多真實案例，並就臨床、倫理、法律，以及機構等多個面向來探討自主斷食的可行性與可接受性。其中最顯眼，也可能最引起讀者天人交戰的重點應該是：自主斷食算不算「自殺」？還有就算它是自殺，自殺有什麼不對嗎？而醫護人員該不該參與其中，讓自殺的過程更平順、更安詳呢？

書中的所有正反論點以及議題探討，都與真實案例緊密的結合，這些案例都是一個個活生生的人的故事。作者們的文筆生動，使得每一個故事都有其獨特的動人之處。讀者在被這些故事感動的同時，不要忘記這些案例的最終目的，其實是希望讀者深入的思考關於生活的品質，生命的價值，人的自主權與決定權，醫療角色在生命終末時的轉變⋯⋯等課題的嚴肅本質。因為面對像自主斷食這個全新，攸關生死，而又有著很大爭論空間的議題，無論是病患、家屬、倫理學者、法界人士、社會人士，還是醫護人員，唯有像本書這樣從諸多層面去理解它之後，才有能力形成態度以至於評價，也才談得上對他人的看法或做法置一詞。

由於專業背景以及個人經歷的關係，本書的編者與作者們對自主斷食均持著認同甚至倡導的立場，但他們也很盡責的向讀者提出了其他各方的不同意見以及論述，讓讀者可以形成自己的思辨。正如同編者在簡介當中所說的：「我們希望這本書能夠啟發讀者認識有關自主斷食以及預立醫療指示斷食的可能性，但絕不可將本書視為對人們用這種方式或任何方式加速死亡的鼓勵。那個選擇僅能出自個人自身的考量。」正確閱讀這本書的方法，不是將它視為一種推廣或倡導，從而針對它產生贊同或反對的感覺，而是要理解並學習編者與作者們在探討一個極端重要而又極具爭議性的主題時，所抱持的嚴謹求證、理性思辨，與客觀開放的態度。

本書篇幅甚長而內容豐富，訊息量大，在很多地方有教科書的味道，不同章節作者的行文風格也未必一致。我在翻譯時力求兼顧真實傳達與平易流暢，希望能做到讓讀者們不費力，甚至輕鬆愉快的一路閱讀到底。書中論述所根據的倫理道德觀、法律觀、信仰觀、臨床實踐，以及社會現況均以歐美國家，尤其是美國為主。將之與我們自己的現況相對照，異中有同而又同中有異，相當的有意思。本國讀者在閱讀時，可以順帶在自己腦中假想一下，類似的情況若是發生在我們自己身邊，將會遇到何種不同的看法，何種不同的挑戰，以至於何種不同的解決方法？如此當能另有會心，收穫加倍。

本書無疑是一本非常重要的著作。它讓我們此後在思索「生命終末」這個並不愉快但又避無可避的主題時，能夠擁有更寬廣的視野，或許也能抱著更寬容的態度。這本書表面上是向人們提出一個選擇，但它所真正要說的，其實是人對自己生命的「自主」，以及對他人生命的「尊重」。人的價值觀通常由自身的背景決定，因此不同背景的人，容或對此一選擇有不同的意見，然而自主與尊重，則肯定是所有人共同企盼的理想。

目　次

前言

　　為什麼我要答應替一本說到兩件我最討厭的事：死亡，以及棄絕吃喝的書寫前言呢？沒有人能逃過死亡，我懂這個無可爭議的道理。不管我們怎麼希望，即使在我們最堅決甚至絕望的努力之下，最終的結果依然由不得我們自己。

　　死亡的過程則完全是另一回事。我們很多人對自己死亡的方式，甚至時機，是有置喙餘地的。我們對此該有什麼感覺呢？阿爾貝・卡繆（Albert Camus）在他的《薛西弗斯神話》（*The Myth of Sisyphus*）的開始，就稱呼自殺為「唯一真正嚴肅的哲學問題」，在後面他又提出了這個忠告：「人只該在心不甘情不願的情形下死亡。」（55頁）我們不要忘記，卡繆本人在1960年的1月，他的出版商的汽車在法國郊外飛出結冰路面，造成他立即死亡，死時才四十六歲，所以他應該對有一天醫療科技與醫療機構會不自然的控制死亡情境這個概念相當的陌生。

　　我確信有些讀者會寧願「在心不甘情不願的情形下死亡」，但也有許多同樣深思而真誠，跟卡繆一樣熱烈擁抱生命而認知死亡之不可避免的人們，強烈的渴望能逃離那些伴隨死亡而來的痛苦還有尊嚴的折辱。

　　但是放棄食物跟飲料？我母親的父母是從一個名為阿布魯佐

（Abruzzo）的義大利地區移民來到美國的，該地以美麗的自然風光，山巒，以及二十世紀早期的一貧如洗而知名。儘管他們自己都已經捉襟見肘，但在我的父親——來自一個貧窮的愛爾蘭美國家庭——出現時，他們還是溫暖地接納他，做了任何好家庭會做的事：餵飽他。我父親之前在自己家中時，經常要跟兄弟姊妹們在餐桌上爭搶微薄的食物。他多年後告訴我們，在他遇見我們的母親之前，他不知道食物原來是有滋味的。因為對我的義大利外祖父母來說，食物就是一種日復一日的，有形的休戚與共以及愛的表達。這使得那種放棄吃喝的景象顯得太過淒涼。如果說食物或多或少代表了愛，那麼不給一個人食物，豈不就代表對他沒有了愛？起碼我們乍看起來是如此。

《自主斷食：慈悲而尊嚴的善終選擇》邀請讀者們更冷靜而深入的思考。它在臨床現實、法律、倫理，以及機構限制等層面的多方著墨，清晰地展示出構成本書脈絡的各個案例中諸多角色所做的決定。我自己讀的時候，常常想要與作者們爭論一下（主要在牽涉倫理的章節），但同時我又想要讚美他們的清楚與勇氣。讀者們就算可能不認同他們的一些分析，讀完也會得到啟發，視野變得更為廣闊。

這是一本注定會影響到與死亡相關的行動、方針，以及論述的重要書籍。它對於醫護人員、倫理學者、律師、管理者，以及政策制定者，還有那些權衡生命終末選項的個人以及家庭們，都將是個重要的資源。**《自主斷食：慈悲而尊嚴的善終選擇》**也很可能將重塑人們在公開與私下場合有關死亡接近時選項的對話內容。

——湯瑪斯・莫瑞博士（Thomas H. Murray PhD）／黑斯廷斯
　　中心榮譽主席（President Emeritus, The Hastings Center）

序

　　到了二十一世紀，已開發世界的人們活得比以前要久。他們希望自己健康長壽，然後死得相對快而安詳，問題是通常沒那麼如意。人們雖然健康的多活了**一點**，但卻常常病著多活了**很多**。並且在病到最後死亡之前，他們跟家人都常常面臨到底該用醫療來撐久一點，還是該試著找到死得更快更輕鬆的方法的嚇人抉擇。讓事情更複雜的是，其中有半數的病人已經沒有辦法自己做決定，因此若想讓病人免掉或減少這種病況所帶來的痛苦，家屬或醫護人員就必須替病人做決定。

　　在這樣的情境下，許多人就會尋求更多與更好的加速死亡的選項。這種情況可以分為兩大類：第一類，已經正在承受難以忍受的痛苦的那些人。第二類，想要未雨綢繆，先行死亡以避掉未來的可能惡化或痛苦的那些人。

　　自主斷食（Voluntarily Stopping Eating and Drinking, VSED）是一個比較不為人知但可行的選項，適合想要自主決定加速死亡，以逃離前述狀況的人們。對其中有些人來說，可以掌控停止自己飲食的這個可能性，讓他們能更放心地活著，不用老是擔心以後情況變得不可收拾時沒有逃離的辦法。對另外那些**馬上就要**

尋求出口的人來說，他們可以直接著手進行，不需要別人的同意或幫忙，也沒有違法的疑慮。

就這個意義來說，自主斷食跟其他比如醫助死亡（Medical Aid in Dying, MAID）那些「最後手段」是不一樣的。醫助死亡目前只有在美國的十一個州以及華盛頓哥倫比亞特區（District of Columbia），還有世界上其他十四個司法管轄區是合法的，而自主斷食在理論上則適用於任何一個具有自主決定能力（Decision-making Capacity），並感覺已經無法忍受繼續活著的人。斷食可能也適用於那些已經喪失了自主決定能力，但之前曾透過詳盡預立醫療指示（Advance Directive, AD）的形式表達過明確意願的人。

自主斷食不僅比較容易實現，其實也是個比起一般人所認知的更為慈悲的加速死亡方法。雖然合法易得，自主斷食卻常常被人描述成一種「淒慘選項」，把它歸成了「餓死」，[1] 這是個明顯的誤會。在正常情況下，餓死渴死確實是件慘事，但對那些處於生命終末，決定要掌控生命的結束的人來說，自主斷食這個死亡過程可以是相對舒適安詳的，特別是如果有好的緩和照顧支持的話。有適當支持並且適切執行的自主斷食，理應要比當前更被視為一種可行之道。

本書的開始先有個自主斷食的概述。簡介部分會定義該過程，將之放在照顧重病患者的情境中描述，另外包括加速死亡的各種潛在選項。本書的第一部（由前6章構成）重點放在具有自主決定能力的人的自主斷食。第1章中我們提出四個真實臨床案

1　例如，一篇支持醫助死亡合法化的《紐約時報》社論將自主斷食列為在醫助死亡不可行的司法管轄區內僅有的兩個「淒慘選項」之一。文中說有些人「想辦法祕密地在黑市上購買致命藥物……另一些人則被建議把自己餓死」（*New York Times* 2016）。

例，分別都是具有自主決定能力、認真考慮並最終執行了自主斷食的病人。每一個案的結尾，都會簡單條列該案例的主要特色以及導出議題。

第2章更詳盡的探討自主斷食的臨床面向，包括前面那四個案例究竟分別進行得怎麼樣。自主斷食的一大優點，就是把主控權直接交給了當事人，但該過程也不可避免地會產生一些困難，包括口乾、飢渴感、逐漸虛弱，以及有時在最後會發生的意識混亂。幸運的是，這些挑戰都可以事先預測到，並且通常可以藉著事前的小心計畫，還有來自醫護人員與照顧者的專業協助而解決。典型的自主斷食過程如果嚴格不喝水的話，從開始到死亡會進行10到14天。其中的大部分時間裡，當事人多能保持清醒，並與家人及朋友進行有意義的互動，不過在接近終點時通常會非常虛弱，並且反應很少。第2章也提供了當前最先進的自主斷食臨床指引以及實踐理念，包括對一些可預見的挑戰的因應之道。

第一輯的第3，4，5章，探討具有自主決定能力的人實施自主斷食的相關倫理、法律，以及機構面向，也會時時回顧前面四個案例引發的實質議題。第一部結束於（在第6章）對具有自主決定能力的人實施自主斷食相關的「最佳實踐，持續挑戰，以及機會」的內容總結。

本書的第二部（由第7到12章構成）架構與第一部大致相同，只不過探討的是更具爭議性的、讓已經喪失自主決定能力的人停止吃喝的選項。在這種情況下，實施的決定一定是要基於當事人之前清楚表達過的斷食預立醫療指示（Advance Directive for Stopping Eating and Drinking, AD for SED）。

許多仍有決定能力的病人不想在將來難忍的痛苦或惡化中繼續活下去，其中有些狀況，比方說進行性的失智症，會讓他們到時候已失去了自主決定的能力。但他們又不想過早地付諸行動，因為當下他們的生活仍然有意義，而且也還沒有到不能忍受的地步。那麼，他們可不可以藉著授權別人代理自己，把他們斷食加速死亡的決定延遲到決定能力已經喪失之後，好保證到時候仍然能順利地逃離呢？

　　跟第一部一樣，第二部以四個案例（在第7章）開始。每一案例聚焦在一位處在不同階段的失去決定能力的人士，他們之前都明確表達過一旦將來完全喪失了決定能力，他們就不想繼續活下去。每個案例都包含「案例主要特色」以及「案例導出議題」，在其後的章節中會進一步討論。

　　第8章探討預立醫療指示斷食的臨床面向。它建議所有認真考慮在喪失了決定能力時用預立醫療指示斷食之類方式來加速死亡的病人，都應該著手進行全面的預設照顧計畫（Advance Care Planning, ACP），包括詳盡的預立醫療指示，指定並充分告知一位醫療委任代理人（Health Care Agent），甚至最好提供一段預立醫療指示的預錄影片，在當中聲明自己想要在未來喪失決定能力時實施斷食。一個人在喪失決定能力之前，對自己的真正願望表達得越清楚越精確的話，以後才越有可能實現。

　　第二部探討授權給決定代理人在未來當事人喪失決定能力時，給或不給他飲食的三種選項：

1. **不給所有餵食（包括自發進食及協助餵食〔Assisted Feeding〕）。**
　　此外提供最大限度的舒適治療（濕潤口腔，解除疼痛，躁動時給予鎮靜劑）。
2. **不給所有協助餵食，僅提供以舒適為導向的自發進食。**

在病人身邊提供食物，讓他自己決定用手拿多少來吃。

3. **有需要時提供以舒適為導向的協助餵食。**

但僅限能緩解病人當下的不舒適的少量。

第9，10，11章探討預立醫療指示斷食的倫理、法律，以及機構面向，還有爭議性比較小的，有或沒有照顧者直接協助的「舒適導向餵食」（Comfort Feeding Only, CFO）選項。第二部結束於（在第12章）在喪失決定能力時採行預立醫療指示斷食，或接受前述兩種形式之一的舒適導向餵食的相關「最佳實踐，持續挑戰，以及機會」的內容總結。

本書最後的附錄分為六大類，其中大多有包含引述或是容易得到的重點資料連結：

附錄A：斷食預立醫療指示的建議涵蓋要件

附錄B：斷食預立醫療指示的範本

附錄C：自主斷食或預立醫療指示斷食的死亡診斷書的死因

附錄D：立場聲明與臨床指引

附錄E：個人陳述

附錄F：詞彙表

我們期待這本書有助於廣大範圍的讀者，包括但不限於：

- 想要為自己或自己所愛的人探討全方位的生命終末選項的病患或家人。可能當下就有用，也可能將來會有用。具有決定能力時，著重在自主斷食部分，已經或即將喪失決定能力時，則著重預立醫療指示斷食部分。
- 照顧重病病人、並想要知道面對不可忍受的痛苦或惡化時

的所有可能選項的全體醫護人員（醫師，護理師，專科護
理師，醫師助理，社工，營養師，牧師等等）。

- 想要多面向了解生命終末斷食可能的倫理學家，律師，神
學家，學者，醫護人員，病人以及家屬們。

- 任何跟我們大家都一樣生命有限、願意好好思考我們自己
或我們所愛的人走向生命終點的眾多途徑的人。

　　我們希望您喜歡這本書，也感受到它的刺激與挑戰。自主斷
食或預立醫療指示斷食確實是不容易的選擇，但它們在某些病人
遇到的無解難關中，可能是唯一的補救之道。在不可承受的當下
或未來尋求有意義並可行的加速死亡的這幅困難拼圖裡，它們有
時候是最關鍵的一塊。

致謝

許多人和組織在激勵和支持我們著作和編輯這本書時發揮了重要作用。我們特別感謝所有為本書撰寫章節和案例的作者和合著者。他們提供了我們四人所沒有的材料和觀點，悉心的為這本書做出貢獻。

我們對於2016年10月在西雅圖大學法學院舉行的「以自主斷食加速死亡：臨床，法律，倫理，宗教，以及家庭觀點」研討會的主辦方和贊助者深深感謝。我們四個人是在該研討會上首度一齊見面的。該研討會的舉辦，要歸功於幾年前羅布‧米勒（Robb Miller，當時是華盛頓同情與選擇組織〔Compassion and Choices Washington〕，現為華盛頓生命終末組織〔End of Life Washington〕執行董事）表現對自主斷食議題的興趣，經由與他以及其他人（包括艾琳‧瑪‧格拉斯〔Erin Mae Glass〕和麗莎‧布羅道夫〔Lisa Brodoff〕）的討論，最終促成了由西雅圖大學法學院主辦研討會的計畫。我們對安妮特‧克拉克（Dean Annette Clarke）院長以及該校其他人的支持深致謝意。

我們四人在彼此共同的合作中都獲益良多。像這樣一本整合性書籍需要廣泛而艱鉅的協作。我們每個人都非常感謝其他人所做的貢獻，並且讓整個過程都十分愉快。

最後，我們感謝牛津大學出版社（Oxford University Press），特別是編輯露西・蘭德爾（Lucy Randall）和她的助手漢娜・道爾（Hannah Doyle），和彭古沙里・拉瑪薩米（Poonguzhali Ramasamy）、卡羅・尼曼（Carol Neiman），以及另外兩位匿名審稿人。

提摩西・奎爾：

感謝羅徹斯特大學醫學中心（University of Rochester Medical Center）營造了一個既支持卓越的醫療照顧技術，又著重深刻關懷的環境，這體現在它整合性的生物心理社會模式上。我們的行政部門（凱西・帕里內洛〔Kathy Parinello〕和雷・梅耶斯基〔Ray Mayewski〕）和醫學系（保羅・列維〔Paul Levy〕）一直以來對我們的緩和照顧計畫（現由合著者羅伯特・霍洛維茲領導）大力的支持，不是因為那能增加收益，而是因為那對為重病患者及其家人提供最佳的照顧至關重要。我的跨領域緩和照顧團隊，包括護理助理、社會工作者、護理師、專科護理師、醫師、行政人員，以及研究人員，每天都將此種綜合實踐帶到病床邊。作為團隊，我們比起任何一個個人都更有成效。最後，感謝我的妻子潘妮（Penny）和女兒凱莉（Carrie）、梅根（Megan），和克里西（Crissy）的持續支持與愛，以及她們身為照顧重病患者的醫護人員的傑出表現，還有不斷的倡導為有需要的人提供更全面的照顧。

保羅・蒙則爾：

讓我動念寫這本書的許多讓我著迷的問題，來自於數十年來我在太平洋路德大學（Pacific Lutheran University）教授生物醫學倫理學的經驗——特別是諾曼・坎特（Norman L. Cantor）、約翰・羅伯森（John Robertson）與瑞貝卡・德瑞瑟（Rebecca Dresser），以及南希・羅登（Nancy K. Rhoden）的一些著作。我第一次近距離接觸到的真實的自主斷食案例，是傑普薩・卡瑞爾先生（Jeptha Carrell）將之無畏的提前實施，如同我事後與他的妻子德馬里斯（Demaris）的交談中得知的那樣。科萊特・錢德勒─克萊默（Colette Chandler-Cramer）以她的臨床經驗拓展並加深了我的理解，為我與她共同撰寫的、我的第一篇關於使用預立醫療指示停止口服食物及水分的文章提供了寶貴的材料。邦妮・斯坦伯克（Bonnie Steinbock）讓我學習到處理之前的指示和當前的失智患者的意願發生衝突的「過去之我與現在之我」問題的重要方法。而迪娜・戴維斯，我的第9章的共同作者，大大擴展了我對在嚴重失智症中使用預立醫療指示停止口服餵食的複雜性的理解。

塔迪烏斯・波普：

茱蒂絲・史瓦茲和斯坦利・特曼打開了象牙塔之窗，將我的目光轉向前線，並引導我把學術注意力轉向了與重病患者息息相關的實際問題。我感謝 2009 年至 2010 年與林賽・安德森（Lindsey Anderson）（Imbrogno）的合作，共同撰寫了我們的第一篇重要的自主斷食文章。慈悲與選擇組織（Compassion & Choices），最後出口網路組織（Final Exit Network），以及其他各單位邀請我與他們的成員交流，給了我數以百計的蘇格拉底式提問，幫助我完善我的思路。但我最感謝的是像菲利斯・夏克特（Phyllis Shacter）這樣的人，他告訴我我的自主斷食學術研究如何幫助了他們的家人。我希望這本書能夠指引和支持更多更多人。

茱蒂絲·史瓦茲：

　　我感謝多年來有幸支持過的許多病人及其家人，其中一些的經歷出現在本書當中。我依然從他們身上學到很多東西，並感謝他們願意與那些得益於他們經歷的人分享他們的故事。我非常珍惜多年來與優秀的安寧與緩和醫護人員建立起的寶貴關係，他們知識深厚，並且樂於與我分享他們的專業。紐約生命終末選擇組織（End of Life Choices New York）的同仁——阿亞娜·伍茲（Ayana Woods）、大衛·萊文（David Leven），和莉蓮·梅哈倫（Lillian Mehran）——在許多方面提供了支持和合作。他們在幫助我們開發「失智症指示」——美國首見的斷食預立醫療指示之一——上發揮了關鍵作用，該指示在我們的網站上被數百人下載。以上每一位都在擴展選擇、改善終末照顧，以及爭取紐約州（New York State）醫助死亡的努力上做出了重要的貢獻。

簡介

　　自主斷食（VSED）是一位當下已經病重或將會病重的患者，有意決定用完全停止吃喝來加速自身死亡的做法。它的過程初看之下似乎有點殘忍，但大多實際執行自主斷食的人，如果有著經驗豐富、技巧熟練的臨床夥伴合作的話，都發現它其實是可以忍受並且有意義的。自主斷食提供了那些尋求逃離當下或即將面臨不可忍受的痛苦或惡化的人們，一個相對安詳、且在自我控制下的死亡過程。我們先把這個做法放在大環境中審視。

I.1. 病人與照顧者

　　當人們發現自己生了重病時，他們與他們的家人通常會先去某個醫療院所，以得到正確的診斷以及預後評估，同時也希望得到有效的治療。在那個節骨眼，他們就正式的變成兼具「人」與「病人」的雙重身分。因為絕大多數考量自主斷食的人都是病人，所以我們接下來會把這兩個詞混合通用，也同時特別強調這些病人的「人」的身分才是我們討論的中心（Cassel 1982）。

　　依據他們個人或家人過去對疾病與死亡的經驗，許多病人會開始懷疑他們要怎麼應付那個疾病所帶來的挑戰，有些可能會開始考慮有關他們將來願意承受多少痛苦與失能的那些「如果」。許多病人默不作聲的自己擔心這些問題，因為害怕若是公開談論的話，會更進一步的嚇到自己以及家人。其他有些病人則可能很有意願跟人討論，如果痛苦跟生活品質變得無法忍受時，自己有哪些生命終末的選項。

　　病人與家屬在面臨可能致死的嚴重疾病時，通常會有以下四類的急迫疑問與擔憂：（1）我怎麼確定我的病已經得到最好的醫療呢？（2）我要如何最好的應付我的新狀況？（3）此時是否已到了我該全心增進生活品質的時候了？（4）要是我的病，即使受到最好的緩和照顧，仍然出現無可忍受的痛苦或惡化的話，我加速死亡的選項有哪些？醫護人員可以用其中的任何一類或多類來打開溝通之門。

1. 我怎麼確定我的病已經得到最好的醫療呢？

　　西方醫療照顧系統很有辦法回應這類的疑問。美國的初級醫療照顧系統目前是脆弱而分布不均的，但一個人只要病得夠重，就相對容易找到有能力並願意提供最佳治療的單位以及次專科醫師，對絕大多數常見或不常見的嚴重疾病都是一樣。話雖如此，根據這個人所罹患的疾病，我們提供的治療也有可能很複雜、很麻煩，或不完全有效。此外，有些病人跟家屬可能還必須承受疾病加上治療所帶來的新的失能與新的痛苦。

2. 我要如何最好的應付我的新狀況？

　　美國目前的醫療照顧系統，對於誰該來回應這第二類，重點在緩和照顧領域的疑問，就沒有那麼的清楚。如果這位病人的運氣好一點，原本就熟識一位初級醫療提供者，而他又願意擔當這個角色的的話，這可能就是最佳方案。不過在當今世代，獻身於熟悉病患個人世界的初級醫療提供者恐怕有如鳳毛麟角。退而求其次的話，開始為他治病的新專科醫師，可能就必須擔當這個角色。

　　這個第二類領域的照顧包含了最廣泛定義下的緩和照顧（Palliative Care），因應病人疾病的生物、心理、社會，以及靈性的各個方面（Quill et al. 2019）。如同在BoxI.1中總結的那樣，如果疾病進展到了生物方面的治療不太有效的時候，心理、社會，以及靈性方面的著墨就成為因應病人與家屬的苦痛的最大機會。我們對每一方面都要好好的探討，以期有助於有意義的醫療決定。緩和照顧專業有助於解決這些面向，它有時居於幫助原先醫療團隊的輔助地位，有時也成為解決病人各方痛苦來源的最重要治療角色。

Box I.1　痛苦來源的面向

身體上的—疼痛，呼吸困難，意識混亂，虛弱，噁心，嘔吐……

心理上的—家人痛苦，經濟問題，照顧困難，生活品質……

存在上的—「為什麼是我？」「這種事怎會發生？」「我現在是誰？」……

靈性上的—「一位慈悲的神怎可以讓這種事發生？」「為什麼壞事要發生在好人身上？」……

---

3. 此時是否已到了我該全心增進生活品質的時候了？

　　許多重病病人最終會到達一個繼續治療已經變得沒什麼效而且／或者太沉重，以至於站在醫學或他自己的立場都不再有意義的階段。於此一痛苦的轉折點，要求他們接受疾病導向的治療已經不再有用，醫師所能提供的治療僅在於改善病人的生活品質。此時治療的主體就轉向了維持病人的舒適與尊嚴，以期他能充分利用剩下來的時間。

　　幸運的是，高品質的安寧照顧（Hospice Care）系統能幫助因應這個充滿挑戰的階段。通常是在病人自己的家中進行，但也可以在醫院或照顧機構中得到，它的目標是在病人的生命終末提供病人與家屬專業的緩和照顧以及支持。當然，這個通往安寧照顧的轉折在一開始可能會讓病人及家屬感到很大的心理痛苦，因為他們必須放棄那個治療能帶來痊癒或緩解以延長生命的美夢（Casarett and Quill 2007）。一旦病人與他們的家屬（有時還有他們的主治醫師）熬過了接受醫療也有極限的痛苦過程，他們大多最終還是對安寧照顧所提供的支持以及症狀導向的治療幫助心懷感激。

　　這些專業人員的通力合作，通常能夠幫助病人與家屬減輕大部分來自嚴重疾病的苦痛（McCann et al. 1994）。不過呢，在這個過程當中的某個時間點，有些病人或家屬也許會想要得到關於下面第四類問題的回應。

4. 要是我的病，即使在最佳的緩和照顧下，仍然產生了我不願忍受的痛苦和不堪的生活品質的話，我有沒有藉死亡來安詳逃離的選項？

　　許多重病病人在疾病的不同階段，都偷偷的想過這個問題，但因為怕被貼上「想自殺」或「軟弱」的標籤，而不敢提出來與他們的醫療提供者討論。他們另外也害怕，一旦拿出來與他們的醫療提供者分享，就會被認定已經「放棄」，而沒辦法得到完整的疾病導向治療了。

　　這個第四類問題，可能反映出病人想**現在**繼續接受疾病導向與／或緩和照顧，但同時也想在理論上探求**未來**病況不可忍受時加速死亡選項的那種心態。或者也有可能，病人當下已經對自己的病況厭惡或絕望到想要尋求逃離痛苦的**立即**出路。我們在接下來的章節中，用各種各樣的臨床案例，探討了回應這兩種不同版本需求的臨床、倫理、法律，以及機構選項。

　　一個罹患重病的人，他的家人，還有他的醫護人員也必須好好的思考，自己在這種情境下的道德界線、局限，以及能接受的可能。目前的廣泛共識是，在特定狀況（病人是末期並且願意接受安寧）下，安寧照顧就是「照顧常規」。但事實上，有些人可能會偏好其他一些比較不廣為人知、更具決定性的「最後出路」。

I.2.「最後出路」的選項

　　病人在正常病程下的平均餘命剩不到六個月，願意停掉疾病導向的治療，只接受舒適導向的治療時，標準的做法就是安寧照顧（Lynn 2001）。安寧的病人一般來說同意不再繼續任何原先的疾病導向治療，也不開始任何新的延長生命的治療，除非這些治療同時也有助於維持他們的舒適與尊嚴。

　　如果有一位尚未接受過最佳治療的病人，已問起當下是否有加速死亡的方法的話，應該先把他轉介給緩和照顧的專家或者是安寧計畫，以確認所有促進舒適與尊嚴的治療都已經嘗試過或考慮過了。就算這位詢問的病人已經在接受某種形式的安寧或緩和照顧，我們對他提出的加速死亡的要求也不該只給予傾聽詢問而已，而應該同時重新評估並自我質疑，之前針對減除他痛苦的努力是否真的已經足夠。

　　而如果一位病人當下確實已經在接受最好的安寧照顧，卻還是不願意等待「自然上路」，開口詢問能夠「立即」死亡的方法的話，我們該如何行動呢？當然，對這些病人都應該予以謹慎的生理、心理、社會，以及靈性評估，來搞清楚「為什麼一定要現在」。我們一定要先盡到最大的努力，確保這位病人真的已經受到了很好的緩和照顧與支持。

　　然而若是這些病人確實已經受到細緻的緩和照顧，卻仍然要求幫忙加速死亡，並且這個要求出自真誠，也符合他們的人生經歷、疾病狀況，以及個人價值觀的話，我們該提供他們什麼協助呢？接下來就是關於在這種困難情境下加速死亡的可能選項的簡短描述。（見表 I.1 中這些選項的基本定義清單。）

表 I.1　因應當下或未來不可接受的痛苦或惡化的各種加速死亡方式的定義

不給及撤除治療

維生治療 （**Life-Sustaining Treatment**）	不開始，或停止一些病人缺了它就活不下去的維持生存的療法（呼吸器、心肺復甦術、抗生素等等）。
人工給水及營養	不開始，或停止在一些沒辦法自行攝食維持生存的病人的人工（通過靜脈注射或胃管）給水及營養。

停止飲食

自主斷食	一個具有決定能力並有辦法自己吃喝的人，故意停止所有飲食以加速自己的死亡。

| 預立醫療指示斷食 | 依據一個當下已經喪失決定能力但事先表達過明確意願的人的指示，不給他任何飲食。 |
| 不給經口協助餵食 | 根據一個因身體問題沒辦法自行進食的人當下（如果尚有決定能力）或之前（如果已經喪失決定能力）的明確意願，不幫助他吃喝。 |

緩和鎮靜（Palliative Sedation, PS）

| 相稱的緩和鎮靜（Proportionate PS, PPS） | 根據重病病人的實際需要，慢慢調高鎮靜劑量以緩解痛苦（比較常見的做法），目標放在盡可能地保持清醒。此一過程僅僅在已經不足以解除痛苦的狀況下，才會轉成讓病人喪失意識的緩和鎮靜。 |
| 喪失意識的緩和鎮靜（PS to Unconsciousness, PSU） | 通常來自緊急狀況的急性嚴重痛苦發生，沒有其他辦法時，一步到位的給予鎮靜到病人喪失意識。這個做法理應比較罕見。 |

致死藥物

| 醫助死亡（Medical Assistance in Dying, MAID）* | 由醫護人員提供，但由病人自行使用致死藥物。醫助死亡又名「醫師協助死亡」（physician-assisted death），「醫師幫助死亡」（physician aid-in-dying），或「幫助死亡」（aid in dying）。它有時候還被稱為「醫師協助自殺」（physician-assisted suicide），當然後面這個稱呼較不可取，因為「自殺」會被聯想到精神疾病。 |

| 安樂死（Euthanasia） | 在有決定能力的重病病人要求下，以他自己選擇的時機，由醫護人員提供，也由醫護人員使用致死藥物（又稱自主安樂死）。 |
| 預立醫療指示安樂死（Euthanasia by Advance Directive） | 根據已經喪失決定能力的重病病人事先表達過的明確意願，由醫護人員提供，也由醫護人員使用致死藥物。 |

* 在加拿大，「醫助死亡」一詞也包括上述定義的安樂死。而在其他幾乎所有的司法管轄區，醫助死亡的定義都如同上述那樣要窄一些。我們在本書中選擇較窄的定義。

不給或撤除維生治療

此一範圍要看的重點，當然是像呼吸器（幫助呼吸的機器）以及透析洗腎（取代腎臟的治療）這些重要治療，也可能包括心臟植入性電子裝置或其他各種有可能延長生命的特殊治療，其次則是像治療肺炎的抗生素這樣比較基本的延長生命治療。

有決定能力並完全知情的病人想要早一點而不是晚一點死的話，有權利拒絕所有的那些治療。失去決定能力的病人也可以由代理人代為決定，只要他們相信在當下情況那是病人真正想要的或對病人最好的。大多數（但不是所有）的西方宗教以及文化都同意，即使以加速死亡為目的的撤除維生治療也是可以允許的，並且也幾乎都是合法的。

不給及撤除人工給水及營養

某些倫理學者以及某些教派（比如猶太教正統派）把管餵的人工給水及營養當成基本人道關懷中的基礎維生治療，而非醫學治療，是不可以不給或撤除的。如果一位出身於此類傳統的病人已經不能說出自己的希望，事先又沒有明確表達過相關的意願的話，家屬跟醫療團隊就應該考慮會見病人的傳統信仰領袖，以試圖了解在該傳統中該行動代表著什麼意義。

自主斷食

　　自主斷食是病人完全停止吃喝來加速自己死亡。醫護人員應該要全程參與一開始的病人評估以至其後的知情同意，醫護人員也應當負責在病人從啟動到死亡的整個過程中提供徹底的症狀治療以及支持。但除此之外，自主斷食過程幾乎完全處於病人自身的控制之下。自主斷食與舒適導向餵食有很重要的不同（Quill et al. 2018; Horowitz, Sussman, and Quill 2016），最重要是在於，執行自主斷食的病人通常需要抑制自己吃喝的自然本能，好達成早死的目標。

　　自主斷食一旦開始後，病人因為體內產生了酮體，相對很快就會喪失了食慾（酮體是身體在沒有卡路里進來時，為了想要產生燃料而製造的副產品，它會消減主觀的飢餓感）。不過在自主斷食繼續進行時，脫水的病人通常會感覺非常的渴，渴是個處理起來很有挑戰性的症狀，需要病人的意志力以及緩和照顧的引導與支持。自主斷食從開始到死亡通常需要10-14天的時間，依病人一開始時的脫水程度，以及他能夠有多堅持不吞任何流質而定。本書前半部的主題，就是有完全決定能力的重病病人的自主斷食。

預立醫療指示斷食

　　相對於有決定能力的病人的自主斷食，預立醫療指示斷食讓病人有機會在到達一定程度的惡化或不適而又喪失了決定能力之前，先行留下停止飲食以加速死亡的指示。這個指示會經由病人在具有決定能力時特別指定授權的一位決定代理人，於言明的某個特定時機到達時發動。

預立醫療指示斷食一直比標準的自主斷食來得有爭議性，因為病人已經沒有決定能力，不會有當下的同意。本書後半部的主題就是失去決定能力但先前有表達過明確同意的重病病人斷食的臨床、倫理、法律，以及機構面向討論。

不給經口協助餵食

不給經口協助餵食算是自主斷食當中的一個特例。病人因為影響身體功能的慢性疾病例如末期的帕金森病、肌萎縮性脊髓側索硬化症，或失智症而成為需要照顧者來協助經口進食。如果這個病人有完全的決定能力（肌萎縮性脊髓側索硬化症是典型的例子），那麼這個停止吃喝的決定就很類似前面提到的一般自主斷食決定。然而若是已經喪失了決定能力，比方在末期失智症，那麼這個決定就比較像預立醫療指示斷食，需要有病人之前預立的、在未來喪失決定能力後想要繼續還是要停止別人協助餵食的聲明。

相稱的緩和鎮靜

在相稱的緩和鎮靜中，醫護人員使用鎮靜劑來幫病人免於經歷那些普通緩和照顧都效果不彰的無法忍受的痛苦（Cherny and Portenoy 1994; Lo and Rubenfeld 2005），鎮靜的強度應該符合不多不少正好解決病人痛苦的程度。在一些痛苦特別嚴重的個案，可能需要把鎮靜強度提升到讓病人不省人事，但只有在較低劑量不夠效力的時候才該這麼做。

　　相稱的緩和鎮靜在美國的安寧以及緩和照顧系統裡比較常見，但在需要多頻繁以及多積極的執行面來說，可變性相當的大。相稱的緩和鎮靜通常不會加速死亡，加速死亡也不是它的目的，但在某些因痛苦太嚴重而需要鎮靜到不省人事的情境，有可能因為病人不再能吃喝而加速了死亡。

喪失意識的緩和鎮靜

　　雖然不省人事不是相稱的緩和鎮靜的目標，它卻是喪失意識的緩和鎮靜的目標。喪失意識的緩和鎮靜僅僅保留使用在較少遇到的緩和照顧急症（比方一位頸部癌症病人的腫瘤侵蝕入他的頸動脈，造成創傷性大量出血導致死亡），這些案例都必須要緊急處理，因為任何拖延都可能造成對病人、家屬，以及醫護同仁的傷害。關於到底有多大比例的病人需要用到喪失意識的緩和鎮靜，以及它的適當適用範圍，在眾多緩和以及安寧照顧系統之間的差異相當大（Quill, Lo, and Brock 1997; Jansen and Sulmasy 2002; Cherny and Portenoy 1994; Rietjens et al. 2008）。我們建議仔細研讀這些案例，以保證自己是基於清楚的適用狀況來決定採用喪失意識的緩和鎮靜的。

醫助死亡

　　醫助死亡是一位有決定能力的末期病患要求並且得到一劑讓自己如願死亡的藥物，好逃離當下或將來預期發生的不可忍受的痛苦或惡化情境。醫護人員因應符合資格的病患的明確要求，開具致死藥物，然後這位病人就可以在他自己挑選的時間親手服下藥物。或者他也可能因為有了這個選項而感到安心，反而選擇根本不去服用它（Quill, Lo, and Brock 1997; Quill, Lee, and Nunn 2000）。

在某些司法管轄區，從病人提出要求開始到實際取得藥物，必須要有二十天的等待期。醫護人員在道德上算是幫手，但病人本人必須親手服下藥物來完成這個過程。醫助死亡目前在美國的十個州加上哥倫比亞特區是合法的，另外在澳洲的三個州，全加拿大、哥倫比亞、紐西蘭，以及五個西歐國家（荷蘭、比利時、盧森堡、西班牙，以及瑞士）[1]也是合法的。

安樂死

安樂死跟醫助死亡的相似之處，是病人同樣在自己明確的要求下得到致死藥物。但安樂死是由醫護人員在病人自己選擇的時間，用靜脈注射藥物的方式來幫他完成。所以在安樂死當中，雖然出於病人的明確要求，醫護人員卻同時擔任共犯以及最後行動者的角色。在醫助死亡跟安樂死都可以合法取得的司法管轄區（例如加拿大跟荷蘭）中，選擇安樂死的病人要比選擇醫助死亡的多得多，而有一些證據顯示，幫助病人安樂死的心理負擔要比醫助死亡來得大（Abohaimed et al. 2019）。

預立醫療指示安樂死

在大多數醫助死亡屬於合法的司法管轄區，它都僅限於當下

1　在美國，「醫助死亡」一詞僅包括由醫護人員幫助、**病人自己**動手造成的死亡。一些其他的司法管轄區則還容許醫護人員幫助、**醫護人員**動手造成的死亡（安樂死）。在這些地方，不管對病人還是醫護人員來說，後者受歡迎的程度都遠高於前者。本書中我們使用的「醫助死亡」一詞用的是狹義的定義：由醫護人員幫助、**病人自己**動手造成的死亡。

仍保有自主決定能力的人使用。不過荷蘭、比利時、哥倫比亞以及盧森堡是容許針對喪失決定能力的病人,根據他們事先明言想要在當前的狀況下安樂死的預立醫療指示執行安樂死的(Canada Department of Justice 2016)。至於在其他地區,則因為缺少了當下同意的這個重要依據,法律就不允許這種爭議性很大的做法(Miller, Dresser, and Kim 2019)。

表 I.2 總結前面提到的每一種加速死亡方法,依據它們個別的死因,最終執行者,以及對決定能力有無的要求來加以區分。

表 I.2　因應當下或將來不可忍受的痛苦或惡化的各種加速死亡方法間的特點區分

加速死亡方法	死因	最終執行者	決定能力
不給及撤除治療			
維生治療	缺乏維生治療	醫護人員和／或病人	有或無
人工給水及營養	脫水	醫護人員和／或病人	有或無
停止飲食			
自主斷食	脫水	病人	有
預立醫療指示斷食	脫水	醫護人員或其他照顧者	無
不給經口協助餵食	脫水	醫護人員或其他照顧者	有或無
緩和鎮靜			
相稱的緩和鎮靜	鎮靜與脫水（未必造成死亡）	醫護人員	有或無
喪失意識的緩和鎮靜	鎮靜與脫水	醫護人員	有或無

致死藥物			
醫助死亡	致死藥物	病人	有
安樂死	致死藥物	醫護人員	有
預立醫療指示安樂死	致死藥物	醫護人員	無

I.3. 優點與挑戰

假如自主斷食（還有預立醫療指示斷食）沒有什麼超出上述其他加速死亡手段的優點的話，就沒有必要寫這本書了。一旦人們認識到，整合了適切緩和照顧支持的自主斷食可以是一條相對安詳與舒適的死亡之途，就會發現它的引人之處。

自主斷食超越醫助死亡以及安樂死的五項優勢：

1. 自主斷食在幾乎所有的司法管轄區都是合法的，而醫助死亡與安樂死在全世界的大多數國家和美國的大多數州都是非法的。

2. 即使在合法的地區，醫助死亡與安樂死也通常只限定用在末期預後（六個月內應該會死亡）。相對來說，自主斷食的應用幾乎沒有這樣的限制。因此對於那些罹患緩慢惡化疾病（例如包括阿茲海默症在內的大多退化性失智症）的患者來說，是個比較可行的選項。

3. 自主斷食通常是個比醫助死亡或安樂死要快的途徑。後者為了申請符合資格跟取到藥物要花不少時間，遠遠長過自主斷食典型的 10 到 14 天時程。

4. 雖然自主斷食的整個過程有醫護人員跟家人的參與合作最好，但它幾乎完全都在病人自己的掌控之中。

5. 由於自主斷食需要病人相當可觀的決心與意志力才有辦

法走完全程，所以對他意願的真實性的疑慮是非常小的。

自主斷食甚至也具有超越拒絕維生治療的兩項優勢：

1. 自主斷食不需要病人有依賴救命或維生治療的狀況，因此提供了那些無維生治療可以拒絕的病人一個加速死亡的機會。

2. 就算病人有維生治療可以拒絕，自主斷食有時仍然是個更快與更舒適的死亡之途。拒絕維生治療（Refusing Life-Sustaining Treatment, RLST。例如停止鬱血性心臟衰竭的藥物治療）可能造成長達幾週甚至幾個月的單靠緩和照顧很難解決的痛苦。

不過，儘管具有這些優勢，自主斷食（特別是預立醫療指示斷食）在許多面向也面臨著獨特的挑戰。其中有些構成了真正的障礙，另外有些則是可以經由充分的注意與經驗而克服的潛在問題。由具有充分決定能力的重病病人所發動的自主斷食最為直截了當，這個可能性的臨床、倫理、法律，以及機構觀點在本書的第一部會詳細的探討。經由清楚言明想要在將來失去決定能力因而無法提供「即時」同意的時候採取這個選項（預立醫療指示斷食）的病人，也可以由代理人發動，此時這個決定可能有「尤利西斯約定」（Ulysses contract）（防止一個人未來改變主意的約定。第10章，10.9節中對此將有介紹與定義）的支持。這個獨特的預立醫療指示，要在病人仍有決定能力時完成，當中要清楚的敘述他將來在失去決定能力時要停止所有飲食以及緩和照顧以外的治療，就算他當下看起來還是很喜歡吃喝也是一樣。像這樣的預立醫療指示，可以提供已經喪失決定能力的病人之前真正願望的實質證據。然而它還是會有它臨床、倫理、法律，以及機構等各方面的挑戰，將在本書的第二部中探討。

我們希望本書用充分詳盡而又明瞭易懂的形式說明這兩種做法的機會與挑戰，好讓包括醫護人員、諮商者、病人、家屬、律師、機構主管，以及其他有興趣的廣大讀者，能夠在實用選項的層面熟知他們所需要知道的自主斷食以及預立醫療指示斷食。

當然，基於許多個別的理由，這些選項並非「一體適用」。尤其是因為它們需要個人極大的決心、毅力、他人的支持，以及事先的計畫。我們希望這本書能夠啟發讀者認識有關自主斷食以及預立醫療指示斷食的可能性，但絕不可將本書視為對人們用這種方式或任何方式加速死亡的鼓勵。那個選擇僅能出自個人自身的考量。

I.4. 本書的基本架構

本書分為兩大部分。第一部涵蓋具有決定能力病人的自主斷食，第二部探討在病人仍有決定能力時完成，而後在失去決定能力後由醫護人員及家屬啟動的預立醫療指示斷食的可能性。

這兩部分的結構類似，它們都是由幾位實施自主斷食或預立醫療指示斷食的真實病人的詳細案例報告開始，內容由治療他們的醫護人員、家庭成員，或是朋友的經歷回憶而來。在每個案例的結尾，編者們會指出該案例所引發的一系列挑戰與問題，並在接下來的章節中詳加討論。每一部分的接下來幾章聚焦在臨床與文化議題（提摩西・奎爾，茱蒂絲・史瓦茲，與佩里亞科伊爾），倫理議題（保羅・蒙則爾與迪娜・戴維斯），法律議題（塔迪烏斯・波普），以及機構議題（大衛・格魯尼瓦爾德）。

　　本書每一部分的最後一章，用以下三個次類別來總結關鍵重點：

　　最佳實踐：包括在具有哪些特徵的病人，自主斷食或預立醫療指示斷食比較有機會成功達到安詳有尊嚴死亡的目的。也會指出哪些指標暗示著自主斷食比起其他較傳統的緩和照顧或最後出路來得容易成功或來得困難。

　　持續挑戰：包括過程當中的症狀治療（特別是口渴跟意識混亂），以及因人口老化，失智症發生率漸增，與文化日益多元，讓自主斷食這類方法面臨的更多困難挑戰。

　　機會：隨著法律與醫療的變化演進，自主斷食與預立醫療指示斷食有可能提供人們追尋有意義的生命終末的更廣選項。

　　本書的結尾，會列出每一章作者們準備該章的臨床、倫理、法律，以及機構面向時所使用的參考資料。其他許多額外資料來源以及相關網頁連結，則會列在附錄。

第一部　有決定能力者的自主斷食

　　本書的第一部探討那些罹患重病，正在承受難以忍受的痛苦，或害怕將來承受此種痛苦以及惡化，並且具有決定能力的病患，經由自主斷食做出攸關生死的重大決定。第一部共分六章：

第1章　代表性案例：每個案例的後面，會列出編者們認為最主要的特色以及所導出的議題有哪些。接下來的五章會以不同的專業視野來回顧這些案例，探討自主斷食所面臨的一些挑戰。

第2章　臨床議題：包括此一方法的評估、啟動條件、預設照顧計畫、症狀治療、文化考量，以及利弊。

第3章　倫理議題：包括跟拒絕維生治療、醫助死亡，以及其他的生命終末選項間的互相比較。還有自主斷食是否構成「自殺」，而它所用到的緩和照顧支持是否構成「協助自殺」。

第4章　法律議題：包括自主斷食法律現況的認知與現實、將它列入法律拒絕權的可能性，以及有可能來自醫療提供者的良心反對。

第5章　機構議題：包括機構內實行的涵蓋率以及接受度、障礙、住民權益、安寧照顧的角色，以及實施方法的建議。

第6章　自主斷食的最佳實踐，持續挑戰，以及機會：包括來自前面五章內容的基本重點總結，以及對自主斷食未來在終末生命照顧占有地位的評估。

第 1 章

代表性案例

　　編者蒐集了四個過去不曾發表過的案例，來說明對那些想要加速自己死亡的病人來說，自主斷食有什麼樣的好處，又受到什麼樣的挑戰。這幾個案例分別來自不同的作者，其中有些並非本書的編者。編者在每個案例的末尾，加上了他們認為屬於該案例的「主要特色」以及「導出議題」。

案例 1.1 - 艾爾（Al）
（肌萎縮性脊髓側索硬化症 Amyotrophic Lateral Sclerosise）：
尋找加速死亡的選項

　　　　「我有什麼（逃離的）選項？」

　　　　　　　　　　　　　　　　　提摩西・奎爾

　　艾爾的正職是會計師，另外也是哈雷機車的狂熱愛好者，最喜歡騎車跟他那些「機車同胞」們混在一起，四處旅行。在他四十來歲時，開始感到頭痛，還有覺得對機車的操控變得比較困難，接下來出現比較明顯的右半邊無力。艾爾不情不願的看了醫生，結果被診斷長了一顆惡性腦瘤。他接受了手術以及全腦放射治療，並被暫時禁止騎乘機車。接下來的兩年，他被認定已經「痊癒」，並且逐漸恢復了接近正常的功能，最終被恩准可以繼續騎機車，雖然只能騎三輪的車型。

接下來的十五年裡，生活幾乎恢復了正常。可是漸漸的，艾爾的雙手跟雙腳都越來越無力。他的神經科醫師起初很困惑，因為沒有任何證據顯示腦瘤有復發，可是一定有什麼地方出了問題。他很快地又變得沒辦法騎機車，不久之後就連走路都有點危險。最後他終於被診斷得到了「肌萎縮性脊髓側索硬化症」，那也許是他之前接受的全腦放射治療的遲發性併發症。他不敢相信發生在自己身上的事，但也盡力的去適應，起初還能坐在朋友的摩托車後座，後來變成需要坐輪椅行動，最終在九個月後變成完全躺床。

透過美國聯邦醫療補助（Medicaid），艾爾得以請到一些非常認真專業的護佐，到家中照顧他的24小時起居。他沒辦法自己下床，後來連大小便跟吃東西也需要人幫助，並且變得越來越虛弱。艾爾在家所受到的照顧無微不至，但他開始思考自己是不是想要在這種情況下繼續的活下去。他的護佐們都強烈的反對他做出接受死亡的決定，理由如下：（1）他們非常的喜愛他，（2）他們大多數覺得任何朝向死亡的選擇都是不道德的，（3）他們擔心他其實可能有憂鬱症。

艾爾要求我去他家訪視，好進一步討論他的考慮以及期望。在我們的訪談當中，聽得出他對生活中失去的那些重要部分感到哀傷。艾爾其實還是很享受車友們以及家人的探訪，看電視，閱讀，並且真心的感激護佐們的愛心照顧，跟他們也都成了親密的朋友。只不過這些喜悅的片段，已經不足以支持他繼續活下去的欲望。往日的他極端的獨立，但現在覺得連最起碼的隱私或獨立都已經沒有了。他的身體沒有劇痛，呼吸也不太費勁，也沒有其他什麼不能好好照顧的嚴重症狀，並且他也並不憂鬱。如果他住在奧瑞岡州（Oregon）的話，他可以申請醫助死亡，並很可能符合資格（他是有決定能力的成年人，雖然他的預期生命長度可能還太久了一點），但他現在卻住在紐約州的羅徹斯特（Rochester），在這邊這個選項還是非法的。

　　他問我他的選項還有哪些，我告訴他自主斷食的可能。此時的艾爾因為手臂太沒力，已經沒辦法拿東西吃，但他的護佐們都能很有技巧的餵給他軟質飲食，他對此感到高興卻又難受。我告訴他，他其實可以拒絕所有的飲食，至於因而導致的任何不舒服，我們都有辦法好好的處理，只要他能做到堅持不喝水的話，整個過程從開始到結束差不多是 10-14 天。他的護佐們都堅決的反對這個決定，所以我們還討論到，真要執行到底的話，他可能必須住院才行。但因為我們的醫院並沒有設立自主斷食的單位，而且對此可能尚有一點倫理上的爭議，所以我也建議艾爾，想在醫院內達到他的目的，最好先做兩件事：一是照會精神科，確立他的自主決定能力（雖然我本人懷疑那真的有必要），二是更重要的，照會倫理委員會，來讓院方管理階層放心這種事情是可以做的。由於我們醫院過去從來不曾照顧過選擇自主斷食的病患，我們可能有點過度的小心，以期盡量降低管理層事後「挑毛病」的風險。不論如何，這些照會也可以減少院內同仁承受的道德困擾，因為他們當中有好些都不曾好好思考過這類議題。

　　有些患者在得知有自主斷食或其他可能的最後出路之後，減輕了被困住的感覺，反而會決定再繼續吃喝一段時間。不過艾爾在得知自主斷食的選項後，很快就決定要盡早付諸行動。可想而知，他的居家護佐們以及他們的派遣單位，都決定沒辦法支持他在家中進行自主斷食。所以我在跟我們醫院的管理階層討論之後，就讓艾爾住進了我們的緩和照顧中心。我們也與院內的相關同仁溝通，要是他們對幫助他死亡有任何良心上的不安，可以選擇退出（結果沒有人這麼做）。我們的精神科跟倫理委員會發現，艾爾有充分的自主決定能力，並且他們把自主斷食視作類同於撤除維生治療的做法，認為他顯然有權利這麼做。

他在到達我們中心的 24 小時之內，就停止了一切吃喝。我們的同仁詢問了他的護佐們關於照顧他身體狀況的各種技巧，並且邀請他們在不企圖破壞他決定的前提下，以家人的身分來探訪他。此後持續有艾爾的車友們來探望，他們都很支持，但同時也都為朋友的即將死亡而深深哀傷。他的居家護佐們也來了，並且也試著接受他的決定。對他來說，不吃不喝其實並不困難，因為他的肌萎縮性脊髓側索硬化症病情現在已經相當嚴重，吃喝東西其實很辛苦，所以他很樂於放棄。我們的同仁也覺得照顧他很有意義，因為他們認真的去面對他的決定，體認到有時候一點常識就能解決看似重大的倫理、醫學，以及法律的兩難。艾爾在開始自主斷食之後的 12 天死亡，身邊圍繞著幾位朋友以及一位前護佐，一直到最後的最後，他都保持著清醒、專注，並且感恩。

案例主要特色

- 自主斷食是唯一可行且合法的讓艾爾加速死亡的方法。
- 他有詢問過結束生命的可能選項，而後被告知自主斷食的可能。
- 自主斷食對艾爾來說並不困難，因為他本來在家中吃喝就很辛苦,此外他同時有受到極佳的緩和照顧。

- 他其實是希望留在家中的,但因為他的護佐們對停止餵食他感到不安,而沒有護佐幫忙的話他又沒辦法照顧自己(大小便,翻身,任何環境操控),最後才只好住進附近的緩和照顧中心。

- 自主斷食讓人有道別的時間,他的居家護佐經常來探訪,並且雖然不完全贊同,最終還是理解了他的決定。

案例導出議題

- 艾爾原本有沒有機會排除護佐對不餵食的反對,而留在家中(居家安寧)呢?他的家人以及其他的關係人是不是應該更積極一點,把護佐換成會支持他選擇的其他人,好讓他能留在自己的家裡呢?是不是應該更強烈的鼓勵他的護佐們放下自己的道德反彈,接受他的自主斷食呢?他們的道德反對是出於專業嗎?還是純屬個人的呢?

- 如果艾爾沒有得到那麼好的緩和照顧的話,事態將會怎麼發展呢?

- 自主斷食是否類同於撤除維生治療的做法?還是它們並不一樣,因為前者牽涉到的是「基本」照顧,而非「醫療」照顧呢?

- 艾爾在家中原本就受到極佳的照顧,如果換成另外一位照顧條件沒有那麼理想的病患,是否會影響到自主斷食的決定呢?

案例 1.2 - 比爾（Bill）

（乳癌）：偏好醫助死亡

「他們憑什麼決定我該怎麼死？」

提摩西・奎爾

　　比爾是位罹患了乳癌的五十五歲男性，他是個非常獨立的人，自己經營一個成功的小生意，已婚，沒有小孩，擁有許多的嗜好跟興趣，而且很有主見，生活美滿而充實。他的家族有很強的乳癌家族史，許多位女性親戚都得到了，但他卻是第一位罹患的男性成員。他曾經親眼在好幾位罹患乳癌的親族身上，見證到很痛苦的死亡過程，所以他自己早就加入了「毒芹協會」（譯者按：Hemlock Society，美國一個倡導死亡權和協助自殺的組織），以保證他自己在終末到來時，能夠控制自己死亡的時間與方式。他並不怕死，但絕對不想因為身體問題依賴他人，當然更不願意體驗可能發生的強烈痛苦。

　　比爾在確定診斷之後，就接受了兩側乳房切除手術，隨即開始賀爾蒙治療。病情惡化之後，他也試了不舒服的化學治療，接下來病情似乎穩定了一段時間。他主動要求他的腫瘤科主治醫師就緩和照顧的目的指名照會我，因為我過去一直都公開的倡導醫助死亡，他希望若是將來真需要的話，能夠有機會走這條路。諷刺的是，當時正因為我的公開倡導立場，反而讓我個人更不容易提供達到他的目的所需要的藥物（以他的病況而論，如果在美國的任何一個醫助死亡合法的州申請，應該都符合資格，但在紐約州還是不合法的）。

比爾很生氣，因為將來他的疾病到了末期時，將得不到他想要的選項。他對其他的終末選項，比如「自主斷食」很不喜歡，因為他覺得自主斷食「野蠻又不成熟」。他跟毒芹協會聯繫也得不到滿意的結果，因為巴比妥類藥物（barbiturates）的管制越來越嚴，而其他可能致死的藥物組合，效果似乎又沒有那麼可靠。

在接下來的六個月當中，他的轉移性癌症慢慢惡化，但沒有發生過什麼危機，直到比爾的右側股骨（大腿的長骨）跑出了病理性骨折。他住進了醫院，然後幾乎馬上又發生了左側肱骨（上臂）的骨折。現在他變成只能躺床，大小便跟移動都要靠別人，但還沒有發生任何重要器官的病變好讓他自然死亡，他開始體驗他最可怕的惡夢了。他只要保持不動就不怎麼痛，但稍稍動一下，就可能痛到受不了。

他再次私下找我詢問醫助死亡的可能，雖然心裡明白我可能還是幫不上忙。他依舊對我哀嘆他承受的境遇是多麼的不公平：「他們憑什麼決定我該怎麼死？」在住院期間，比爾參與了一些教學討論會，當場講出他的願望與價值觀，希望能影響未來醫療體系對這些選項的想法。他甚至還跟我一起就這個議題錄製了一部會談影片，作為系列文章的一部分，刊載在《紐約時報》（*the New York Times*）網路版。

雖然比爾明確的想要、並且準備好要死亡，但他並沒有任何維生治療（例如呼吸器或腎衰竭用的透析機）可以合法撤除，以達到他的目的。他動作時的痛苦症狀雖然很嚴重，但似乎又沒有嚴重到可以合理的用鎮靜劑讓他昏迷的程度。因為他有時候會大發雷霆，我們擔心那可能會扭曲他的理智判斷，所以照會了精神科醫師，請他們鑑定他會不會是因為臨床的憂鬱而影響到思考。不過他的精神科醫師依舊發現，他的情緒跟他的要求都是起源於他長期以來的人格特質、看法，以及價值觀，跟任何精神疾病導致的思考扭曲都扯不上關係。

　　我仔細地想了一下是否要再度提出自主斷食的可能，他之前對此完全不能接受。在我看來，以他的病情來說，在紐約州這應該是他唯一的可能選項了。當我終於再度向他提出這個可能性時，他的當下反應依舊是勃然大怒加上唉聲嘆氣，但我們也討論到，如果他認真要尋求死亡出口的話，自主斷食可能是唯一的「非暴力」選項了（他很明白用槍自殺百分百會成功，但一旦成功，他的太太會因此崩潰的）。

　　在接下來的24小時內，比爾接受了自主斷食，並希望馬上開始。我請他接受精神科以及醫學倫理的諮商，他也同意了（他覺得那比較是為了我，而不是為了他自己）。兩邊都發現他有自主決定的能力，並且他的選擇也符合他長期一貫的看法、價值觀，以及個性。比爾很明顯是一位極看重掌控自己的生命自己的狀況的人，而自主斷食把他放回了他自己生與死的「駕駛座」上。我們的同仁自比爾住進緩和照顧中心之後，慢慢了解了這個人，所以都支持他的選擇，認為這很符合他的作風。

　　一旦開始了自主斷食，比爾就沒有動搖過。在他的要求下，我們停止給他任何飲食，就連我們用來給他濕潤口腔的小量人工唾液，他都很堅忍的避免吞下去。他還是繼續怨嘆，為什麼得不到他覺得比較合理、人道，並且迅捷的醫助死亡選項。不過他也承認，比起最終不可避免的完全依賴他人照顧，失去對自己身體與心靈控制的苟延殘喘，自主斷食要好得太多了。自主斷食開始後的12天，比爾相當安詳的死去，那不是他原本想要的死亡方式，但卻是所有選項當中「最不壞」的一個。

案例主要特色

- 比爾從一開始就清楚，自己迫切想要的不僅只是避免受罪，他也想要避免身體仰賴他人。
- 他因為自己無法得到醫助死亡而憤怒。
- 他一開始排斥自主斷食，認為它「野蠻又不成熟」，但在後來發現，以他的情況，那是唯一可行的非暴力逃離手段後，就毅然地實行，再不動搖。
- 他同意在實行自主斷食前先接受精神科評估，不過他的動機很可能是為了尊重自己的主治醫師，而不是為了保護自己。
- 他在整個過程中都受到悉心的照顧，在12天後安詳地死去。

案例導出議題

- 病人自己沒有詢問自主斷食的話，我們應該主動的提出這個選項嗎？這個話題是否應該只在病患探詢加速死亡的方法時才提出來呢？還是應該跟所有的末期病患都提出來討論呢？
- 絕大多數司法管轄區的知情同意，都要求醫師跟病人討論到所有明智的病人應該知道的重要選項，那麼醫師必須對哪些病人談到自主斷食呢？
- 如果比爾的動機僅只是為了逃避身體依賴他人，而不是為了逃避其他形式的身體痛苦，我們還應該一樣尊重他的決定嗎？
- 所有認真考慮自主斷食的病人都必須經過精神科評估嗎？還是只在有缺乏自主決定能力或存在精神疾病的疑慮時才需要？

案例1.3－H太太

（早期阿茲海默症Alzheimer's Disease）：如何挑選自主斷食的最佳時機

「有一天，羅比，有一天……」

羅伯特・霍洛維茲

　　我八十五歲的母親用自主斷食的方法結束了自己的生命，好阻止她失智症的惡化。我記錄了一些我們之間針對自主斷食的討論，媽媽完全贊成我將它們公開，包括以下一些對白，好讓我們的這場經歷顯得更為生動有味。

　　媽媽是從一個認識的人那兒聽到自主斷食的，那人有一位成年的兒子「L」，得了一種進行性肌肉萎縮的疾病。我是L的緩和照顧主治醫師，照顧他度過疾病的最後幾年，陪伴他直到自主斷食死亡。媽媽深深地被他面對自己悲劇時的主動與堅決所感動，然後就來問我，想知道更多關於自主斷食的事。因為她覺得那「比起住在那種什麼……照顧中心要好太多了……我可絕對不要淪落到那種地方去……所以我才來問你，因為我還能去問誰呢？」當我詳細向她解釋了整個過程以及面臨的挑戰後，媽媽微笑了，她的眼睛亮起來，接著點了一下頭，搖了一下手指，對我預告：「有一天，羅比，有一天……」

　　媽媽的失智症，是在爸爸過世因而未能再與她互動後的一年才變明顯的。本來律己甚嚴，永遠要求自己待人接物謹守規範，大方得體的媽媽，開始收到漏繳款項的帳單，在熟悉的路上開車會迷路，並且變得不愛跟人接觸，疑心病重，還有愛挑剔。她的內科醫師下了失智症的診斷，接著很快的被一位失智症專家以及一位老年精神科醫師所證實。這個消息對媽媽來說不啻晴天霹靂，她過去常常說，失智症對她來說是個「惡夢」，因為她自己的媽媽四十年前就因為失智症而虛弱、混亂，並且孤獨的死在照顧中心。

我們四個孩子鼓勵她考慮住到有看護的中心，對這個建議，我們這位一向得體的媽媽噴了一句：「他媽的別想！」因為媽媽堅持要生死以之的住在她跟爸爸攜手打造的家中，我們只好僱了一位二十四小時護佐，她對這個外人的入侵憤怒不已。她勉強試了一些抗憂鬱劑以及抗失智藥物、會談，以及物理治療。幾個月的持續惡化之後，我們不得不沒收她的車鑰匙，關掉瓦斯管路，還裝設了一部自動給藥機。這部機器對她來說成了一個吵鬧又惱人的象徵，代表她的獨立性岌岌可危，以及我們對她的進一步剝奪。

媽媽不斷的抱怨必須忍受我們對她的好意侵犯，直到有一天又發生了一件讓她覺得被侮辱的事件，她終於舊話重提「我們上次說過的那個什麼」自主斷食。「我沒辦法再這樣下去了，親愛的……我的記憶一天天變差……一點一點的，然後我失去了太多表達自己的能力……我沒有車，連走路也走不好……很傷心，你知道嗎？」在她被正式診斷失智症的一年後，她所害怕而又預期的「有一天」真的到來了。

一位可靠的醫師同事同意接我們的案子，先從家庭訪視開始。媽媽很開心，幾個月以來第一次那麼輕鬆，因為她現在相信她所深深恐懼的命運終於有幾會改變了。在跟我們家族會談之後，醫師單獨的跟媽媽談。一個小時之後他們出來，他宣布了兩件事。第一，儘管失智症一直惡化，媽媽仍然擁有充分的決定自主斷食的能力，而且跟她長期並公然表達的情感態度是一致的。第二，她「真的想要自主斷食，但還沒有準備好」，她其實還想多活一段時間。

媽媽的延期讓人鬆一口氣——更多可以用來品味、記住、互動的時光！但同時也讓人苦惱，因為現在她面臨的是一段長度未知的尚有能力決定自主斷食的期間，這當中說不定何時失智症就會惡化到剝奪了這個機會。接下來的三個月充滿著歡愉與壓力、美妙的互動，以及痛苦的道別。當中醫師又造訪了兩次，在他們最後一次的單獨會談結束時，他宣布「她現在準備好了」。我的心一沉又一揚，哀傷而又解脫。媽媽盡責的翻開行事曆，選了五個星期後的一天，因為那個日期不會干擾到任何一個她仔細記載下來的家人生日，週年紀念，或其他的慶祝活動。

接著媽媽回頭來開解我們的哀傷與害怕，她說：「這事嚇不著我，也不讓我難過。」針對一些朋友對她求死的決定的抗議，她說了對自主斷食的想法：「我不覺得那算自殺，不過該死的，它就是。」我們終於發現，所謂的「極端獨立」這個形容詞用在我媽媽身上並非陳腔濫調也絕無誇大，根本就是如實描述。睥睨失智症這個強敵，她是個野蠻兇猛的戰士，寧願死，不屈服。

在與醫師首度討論自主斷食的三個半月後，「首日」的前一個星期天，媽媽與家人共享了最後一頓外帶晚餐，有漢堡、薯條、灑滿配料的聖代冰淇淋。星期一她就簽署了居家安寧。這一次在她開心的允准下，我們僱了幾位經驗豐富的安寧護理師，盡可能不干擾她，但有需要時也能發揮作用。開頭四天，媽媽穿著毛衣、休閒褲，戴著珠珠項鍊，當她的女主人，與特定的一些朋友跟家人共同回憶過去並道別，讀她最愛的推理小說，在躺椅上休息。她覺得有點口乾，可以用咬著灑了漱口水、冰過的橡皮環來緩解，後來變得更難受，吃一點蘿拉西泮（lorazepam）也會舒服些。小量的鴉片類止痛劑解決了她原本就有、現在變嚴重的骨骼肌肉疼痛。她倒是一直沒有為飢餓感所苦，因為她一輩子都是個節食狂，所以早就很習慣了忍受飢餓。當她看到自己長期以來的腿部水腫越來越消退時，得意又開心地咯咯笑。

從第五天開始，家人與專業看護開始照顧媽媽。她穿絨睡衣，大多躺在床上。她變得比較安靜，反應比較慢，覺得「昏沉嗜睡但挺不錯」。時而與人親吻，擁抱，親密交談。她一直不覺得擔心或害怕。第八天是她清醒的最後一天，我把她抱在懷裡，談了最後一次話，互相說了「我愛你」。然後她摸摸自己的肚皮，喃喃地說：「減了五十磅。」我被她的誇大逗笑了，但承認她的勝利。第九天她的呼吸變得紊亂，她的手臂變冷，她的「親愛的人們」圍繞在家中她的床邊，混雜著害怕與渴望、悲傷與解脫的情緒，回想並感嘆的看著她的每一次呼吸，然後她慢慢地吐出了最後一口氣。

案例主要特色

- H 太太本來就知道自主斷食，所以照顧者就不用面臨要不要告訴她，或該什麼時候告訴她的兩難。
- 針對一位一心不想活到失智症晚期、尚有決定能力的病人來說，自主斷食應該不失為一個很可行的解脫之道。
- 到底什麼時候該啟動是個很困難的決定。這位病人的決心以及家人的支持都有受到反覆的評估。那段長時間的延後對家人來說滿受罪，卻也提供了分享與道別的時間。
- H 太太拒絕住進照顧中心，居家安寧與自主斷食同時開始進行（開始自主斷食使得她的身體狀況惡化到符合安寧照顧的資格），這解決了病人的舒適問題。

案例導出議題

- 該何時啟動為避免晚期失智症而進行的預防性自主斷食，是個微妙而困難的決定。一個人怎麼能有把握自己沒有行動得太早（錯失與家人朋友的珍貴相處時間），或太晚（拖到失去了自主斷食的自主決定能力）呢？
- 病人對自主斷食的「準備」以及對重大生死問題的決定能力，需不需要由專業照顧者定期評估呢？
- 如果自主斷食是「自殺」的話，這個行為對病人本人以及家人會有什麼影響呢？
- 一位並非末期疾病（正常病程預估餘命小於六個月）的病人，可以單單藉著開始自主斷食而獲得安寧照顧的資格嗎？

案例 1.4－G.W.

（肺癌）：家屬與醫護人員的衝突

「……出於同情的背叛」

泰・馬卡姆與瑪格麗特・巴汀

泰・馬卡姆的敘述：

G.W.蘭姆二世（我爸爸）是一位被公認為「男人中的男人」的已退休會計師，意思是說他有辦法，並且也真的會去掌控幾乎所有的狀況。當他七十六歲那年，在德州郊外牧場家中面臨自己的死亡威脅時，表現得堅忍而果決。他接受了腦部手術，來移除一顆來自肺部的轉移性小細胞癌，但最終沒能阻止癌症蔓延到他的大腦枕葉視覺皮質。爸爸一直注意「惡兆」的出現，而當他的視野變窄變模糊時，他更是心裡有數。所以當最後一次的嘗試——六個星期的放射治療——未能見效時，他並不覺得意外。他的腫瘤科醫師建議居家安寧，他當時十分沮喪，但「像個男子漢一樣」的接受了這個壞消息，並且僅在稍稍遲疑之後，在我、媽媽，以及安寧護理師的見證下簽署了一份「自主斷食協議」。以一位接近七十八歲生日的老人來說，他依然神智清晰，表達清楚。他每天都還看政治跟經濟新聞，直到他的意識變得時好時壞為止。當他不再對著每晚六點的新聞破口大罵時，我們都知道他的時日已近了。

　　至於七十五歲的媽媽，已經表現出失智症的早期徵兆，正快速的失去她所知生活的一點一滴，並且長久以來慢慢的喪失獨力處理事情的自信心。在這個恐慌邊緣之下，她就以對自主斷食細節的強迫性執著來作補償。她非常嚴肅的看待關於在病人要求水或食物時，要能「忍住」給他的衝動。我確信她的理解是正確的，因為那是為了要避免延長他的痛苦。我們每次輪班幾個小時坐在爸爸的醫院病床邊，我親眼看見每次當她拒絕給爸爸啜一小口水時，他是如何的翻起白眼呻吟。這個回憶一直到今天都還讓我心碎。

　　輪到我值班時，我沒辦法做到那樣。我看過的一部紀錄片一直在我腦中揮之不去——當中有一個男人在沙漠中生存了許多天，解釋沒有水喝到瀕死是什麼樣的感覺，那被認為是最痛苦的死法。爸爸那麼明顯的在受罪，我看著又是那麼的心痛，所以我就一直的用小海綿浸了水讓他啜飲。即使他已經非常虛弱，他還是會抬起手臂，試圖抓著我的手留在原處，不要把海綿拿開，直到他吸乾當中所有的水。

有一次我媽媽瞥見了我在做這樣的事，就大聲激烈的喝斥我（當著爸爸的面），說：「那是他們特別叫妳**不可以**做的事！」我知道她絕望而又害怕，但當時爸爸聽到那句話時流露出的痛苦表情，卻讓我傷心不已。後來我對著他的耳朵悄悄說，不管怎樣我還是會繼續這麼做的。他轉過頭來，慢慢吐出了「謝謝」兩個字。在接下來越來越衰弱的幾天裡，爸爸又幾度企圖表達他對那些水的感激（但似乎一直沒想要食物），而後終於在開始自主斷食的兩週後陷入昏迷並死亡。

我永遠不會忘記，那些因為我不肯遵從自主斷食的「規定」而跟媽媽發生的激烈爭吵。她的用意良好而真誠，但我又何嘗不是。而且我永遠也不會後悔我那出於憐憫的背叛，讓我父親在受苦的最後幾天中還能得到片段的寬慰。

瑪格麗特・巴汀的敘述：

我不認識泰・馬卡姆的父親，但我認識泰她本人。當我與她會談——在我南猶他州（Utah）的小木屋，當時天色已晚，主要靠燭光照明，談話有用我的手機錄音，我能夠看到一些深刻真實的東西：一種因為自己摯愛的人的自主斷食死亡進行得不平順而受到的煎熬。這個案例——由泰親手所寫，未經刪節——留下了許多有待回答的問題。泰的父親在「稍稍遲疑之後」簽下的「協議」是打哪兒來的？有人編出來的嗎？假使是由安寧所提供的話，那麼自主斷食是他們的生命終末照顧項目清單當中的正常選項嗎？因為在標準的安寧照顧當中，其實既沒有自主斷食也沒有那種協議。泰的父親有沒有了解自己還有其他的選項,還是他覺得自己被別人期待要這麼做——像個「男人中的男人」該做的那樣?當她的父親簽下那個文件時,泰坐在隔幾呎遠的椅子,一直都沒看到文件的內容。

後來當被進一步詳細問到有關她父親的那份自主斷食協議時,泰寫道:「我只記得有人口頭向我父親說明那個表單,她(安寧護理師)對他解釋安寧照顧會盡可能的讓他舒適,但他如果想要的話,在死亡過程開始(器官開始衰竭)時,他也可以選擇不吃不喝好加速那個過程。他低頭擺出一張苦臉,輕輕搖頭好像在說我不喜歡這個,但確實同意了那個計畫並且簽了文件。我當下對那個選擇並沒有什麼立即反應,直到後來我親眼看到他死亡過程中受到的折磨。」

泰接著寫:「如果安寧護理師能夠預先警告我們可能面臨的兩難的話,應該會好得多。比方先說類似這樣的話:『他到了某個階段可能會開始因口渴得太不舒服而激動起來,要求人家給他立即的緩解,到時候你們就要權衡一下,給他立即的緩解但延長這個過程有沒有比較好。這個困難決定也可能造成家人間的衝突,如果這種情況發生,我們可以這樣幫忙……』(並也許建議我們可以找護理師來給點鎮靜劑之類的)。」

這個案例的重要之處,在於它進行得並不怎麼理想。當時顯然沒有充分的知情同意。女兒與媽媽間並沒有就如何進行充分的互相理解,並且隨著父親的死亡過程進行,她們的衝突越演越烈。一個偏遠地區的地方安寧照顧,不論它的用意多麼的良善,也沒有證據顯示它能懂得適切的口乾護理,或是知道用一點水的噴霧同樣可以有效減輕不適,卻不會像沾水海綿那樣提供足以延長生命與痛苦的水量。這個案例顯示出大眾對口渴而死的痛苦感

同身受——比方透過看一部人在沙漠中生存好多天的紀錄片而來
——但卻不知道該如何有效的解決。

　　該安寧機構對自主斷食病人的標準緩和照顧了解得清楚嗎？
有什麼方法可以解決那對母女對安寧指示的不同反應呢？真有什
麼方法，能讓全家人都明白他們將面臨的是什麼，或在該情境下
進行得更好嗎？我們也許最好將此一案例視為一個前車之鑑，提
醒我們在一個充分資訊、精確知情同意，以及有效緩和照顧都不
足的所在，輕率的建議自主斷食可能會有什麼後果。畢竟這世界
上許多有人身處在偏遠或不太偏遠的地區，面對的差不多都是同
樣的情境。

案例主要特色

- 這位病人以及他的家人也許並沒有被充分的告知自主斷食
  可能遇到的困難，應該要事先跟病人及照顧者們好好討論
  針對這些困難的緩和照顧方法。
- 這位病人所在郊區的居家安寧單位，對自主斷食的緩和照
  顧支持缺乏經驗。
- 自主斷食開始之後，病人與妻子之間，還有妻子與女兒之
  間的衝突常常很尖銳。
- 病人的女兒不能接受口渴給他帶來的痛苦，病人本人則因
  為事先並不明瞭可能的副作用，所以就沒有留下有關它們
  發生時他希望如何處置的清楚指示。

案例導出議題

- 在自主斷食開始之前，充分告知病人以及所有相關家庭成
  員它的可能性以及相關挑戰是非常重要的。

- 若是自主斷食開始之後家人發生了重大衝突，就應該馬上舉辦家屬與安寧團隊間的家庭會議，考慮要繼續還是要停止自主斷食的過程。
- 沒有稱職的緩和照顧支持時，自主斷食只應該用在很罕見的情況，而在這些罕見的情況中，精明、一致，並且認知充分的家人的支持不可或缺。
- 病人與照顧的家屬事先應該要清楚而準確的認知，自主斷食開始之後從安寧團隊以及專業照顧者那兒能得到什麼。事先應該跟病人與家屬討論，若是病人先前清楚的選擇自主斷食，事後卻又要求給水以緩解口渴的話該怎麼辦。
- 病人有決定能力時的自主斷食「書面同意」是必要或比較明智的嗎？這種同意書當中該包括哪些問題與條件呢？
- 接下來的章節，會深入探討獨立於上述各案例之外的自主斷食的臨床、倫理、法律，以及機構面向，不過其中許多地方也會引用這些案例的具體內容。

第 2 章

臨床議題

提摩西・奎爾、茱蒂絲・史瓦茲，與佩里亞科伊爾

自主斷食是一個人因當下或未來的重病，選擇完全停止吃喝來加速自身死亡的做法（Quill et al. 2018, Horowitz, Sussman, and Quill 2016）。該情境通常都是罹患一種嚴重的進行性疾病，它可能是末期也可能不是，但在病人的自身標準來說卻已經造成了不能接受的生活品質。自主斷食有時候也可能是出於預期將來會發生不可忍受的痛苦，怕到時自己已經失去了啟動或繼續這過程的認知能力。自主斷食是出自一位具有完全決定能力的病人的自主選擇，因此跟一般快要死亡時喪失了胃口也沒辦法喝水的「自然」過程大不相同。求死就是自主斷食的目的，而若是能堅決不喝水的話，死亡通常發生在兩週之內。

2.1. 背景議題——緩和與安寧照顧

對所有重病的病人，不論他們有沒有在接受積極的疾病導向治療，或是不是已經接近生命的結束，緩和照顧都應當構成標準照顧的一部分。緩和照顧包含了對重病病人的生物、心理、社

會，以及靈性的照顧。正接受著緩和照顧的病人，可能也有著以下多種的疾病導向治療哲學：（1）他們想要接受任何可能有效的疾病導向治療，也許包括像化學治療、心臟手術、器官移植，以及心肺復甦術等積極療法。（2）他們可能設定部分的限制（不要心肺復甦，不要氣管內插管），但還是要接受其他所有可能有效的疾病導向治療。（3）可能設定更多的限制，比方仍然治療一些像感染或脫水等容易矯治的問題，必要時接受住院，但不進加護病房之類。（4）可能想只接受讓他們舒適的治療（像是安寧的做法）。

若緩和照顧是由病人的主治醫師所提供的，有時稱為「初級緩和照顧」。比較複雜一些的緩和照顧問題（例如難處理的症狀或協助死亡的要求）則可能需要受過正規訓練的緩和照顧專家來參與，這個做法有時就稱為「專業緩和照顧」（Quill and Abernethy 2013）。

安寧則是為了那些已經接受自己是疾病末期，很可能活不過六個月的病人所設計的正式計畫，它是隸屬於比較大的緩和照顧傘下的一個特殊子群。轉向安寧對許多病人以及家屬來說是很困難的決定，因為他們必須接受疾病導向治療對他們已經不再有效和／或有意義，接下來的所有治療，都只為了舒適與支持（Casarett and Quill 2007）。儘管如此，許多下決定轉向安寧的人，事後都為他們所受到的照顧非常的感激，並且回想他們當初應該早一點就這麼做。

緩和照顧基本上是個類似心臟科照會或腫瘤科照會那樣的醫療照會服務，安寧也能得到美國聯邦醫療補助（Medicaid），聯邦醫療保險（Medicare），以及其他許多保險業者的醫療保險給付。對安寧可能提供的給付範圍包括：（1）視需要在病人自己家中每日二到四小時內的醫療照顧助手人力，（2）每週一位專業護理師及社工的訪視，（3）所有緩和照顧所需的藥物及輔助用品（例如便盆椅、沐浴椅……），（4）日夜的電話諮詢支援系統，以及（5）病人死亡後額外對家屬喪親之痛的慰藉關懷。安寧照顧的醫學面向，可以由病人的初級照顧醫護人員或治療他的次專科專家，或是緩和照顧專家或特定安寧醫護人員提供並監督，通常一位主治的醫護人員就從安寧計畫一開始直到病人死亡擔任這個角色。

雖然安寧照顧通常都能讓病人與家屬非常的滿意，但它也有著相當的局限。比方說，大多的居家安寧很依賴家族成員跟朋友們提供的身體照顧（大小便、洗澡、餵食等等），但不是所有人都能擁有這麼一個照顧網。除此之外，最少在美國來說，安寧的醫療保險給付規定病人要有很大可能在六個月之內死亡，因此就沒辦法涵蓋到比方早期失智症的病人。他們可能也需要安寧哲學的照顧（只求舒適），但在正常病程下卻可能還能活幾年而非幾個月之久。不論如何，安寧對許多接受自己將要死亡的病人來說是最標準的照顧方式，可以充分的解決近乎所有生命終末的痛苦。

2.2. 背景議題——不可忍受的痛苦與惡化

儘管緩和照顧與安寧可能可以解決大多數生命終末的痛苦，有些病人還是會擔心，自己的情況進展下去，將來可能發生不可接受的痛苦或惡化。尤其是那些曾經親眼見過自己的家人或朋友死前承受殘酷的痛苦或極端的惡化的人，或是那些珍視對自己的心智、身體，與生活的控制的早期失智症患者，對此更是憂心忡忡，不想要有一天必須承受自己的疾病帶來的命運。

有些病人夠膽大，敢提出未來自己需要時能有什麼加速死亡的選項的問題。另外有些病人則可能比較謹慎，等待他們的醫護人員來為自己打開討論這種事的途徑。詢問有關病人家族成員過去是如何死亡的家族史，可以是開始此一討論的不錯切入點，因為可以藉機問病人類似他們對自己的未來「想要」什麼，又「害怕」什麼的問題（Quill 2000）。醫護人員也許會不太想問這類問題，因為問了之後，可能接著就會被要求做一些不合法或超出自己個人道德底線的事情（Meier, Back, and Morrison 2001）。但是有的病人早就已經在考慮這些問題了，其中有些迫切地想要找到一個可以安心傾訴的對象，能幫助他們知道自己未來的狀況變得不可接受時還能怎麼辦。

此一關於未來的「控制下死亡」選項的假設性討論，對本書開始幾章中提出的每一位病人都非常的有價值，包括下面這三個例子：

羅比的母親（案例 1.3）被保證過自主斷食可以是她慢慢惡化的心智損害的逃出口，但她並不確定需要等多久。如果她過早地啟動這個過程，可能就會錯過她仍然很享受的與家人、朋友的有意義的時光，但若是等太久的話，她可能會失去完成過程所必須的那些壓制自己吃喝本能的心智控制力。不論如何，她因為知道了可以事先逃離而感到安心。

艾爾，肌萎縮性脊髓側索硬化症的那位摩托車騎士（案例 1.1），感謝自己家中的照顧團隊提供的愛心照顧，但最終還是決定那日益嚴重的虛弱無力造成的依賴性超出了他願意承受的程度。如果他住在奧瑞岡州或其他醫助死亡合法的司法管轄區的話，他應該會比較想要醫助死亡。但就算可以合法得到醫助死亡，到時候他也很可能已經無力到沒辦法自己拿藥來吃了。因此，自主斷食給了他一種不那麼被自己的病困住，能掌握自己命運的掌控感。

比爾，廣泛轉移性乳癌的那位男士（案例1.2），若是生活在醫助死亡合法的司法管轄區的話，一定會對將來能在自己選擇的時機接受醫助死亡而感到非常安心，但是他卻生活在一個醫助死亡非法的州。他覺得憤怒，並且為了缺乏選擇而深受折磨。在一開始考慮自主斷食的時候，他覺得它殘忍又不人道，但不久之後重新考量自己的選項而進行了自主斷食。

其他有些病人，尤其是那些在過去因為貧窮或其他社會因素而沒能享受到常規醫療的人們，則可能對這類關於加速自身死亡的最後選項的話題完全不感興趣。事實上，他們可能會覺得有這種選項挺嚇人的。此時醫護人員要是貿然開啟這個話題，可能就會破壞了這類病人原本就對醫療體系很脆弱的信任。這些病人傾向於對任何可能延長自己生命的方法「什麼都要」，就算它會引起很大的痛苦也是一樣（Quill, Arnold, and Back 2009）。

對知曉加速自己死亡選項有興趣的病人，可能會在自己選定的適當時機來詢問獲得死亡的可能性。許多人會因為知道了有合法的選項而非常安心，雖然其中大多數只要有足夠的緩和照顧的話，根本也用不著這個選項（Ganzini, Goy, and Dobscha 2009; Ganzini et al. 2006; Schwarz 2007）。不過也有少數一些病人，會因為已經不能忍受現況，而到達了「當下」就準備好要死的階段。這激發點有時候是因為難處理的症狀造成的痛苦，有時候是因為疾病持續惡化造成不能接受的失能及依賴，有時候是因為怕將來喪失了付諸行動所需的心智能力。

絕大多數這些病人，都生活在醫助死亡並不合法的地區，其中有許多就算醫助死亡合法，臨床狀況的預後也不會符合申請的資格。對這些病人來說，自主斷食也許是最好的，又或許像前面的比爾所經歷的那樣「最不壞的」的選項了。生命終末的人當中，到底有多大比例實施了自主斷食並不太清楚。在奧瑞岡州一項抽樣調查中，有40%的安寧護理師見過一個自主斷食的個案（Ganzini et al. 2003）。而在荷蘭，則有報告稱它占所有死亡的2.1%（Ivanovic, Buche, and Fringer 2014; see also Appendix C）。這些估計數字也許有些保守，因為有些病人很可能會不經由他們的醫師、護理師，或其他醫療專業人員的協助（甚至准許或察覺）而自行私下實施，因為害怕得不到他們的支持，甚或受到阻礙（Stangle, Schnepp, and Fringer 2019）。

2.3. 評估自主斷食的要求

　　對於任何形式的協助死亡，包括但不限於自主斷食的要求，都應該先從一場對話開始，當中包括對「為什麼是現在」的小心評估（Quill 1993; Quill and Battin 2020）。針對包括生物的、心理的、社會的、靈性的，以及宗教的各個層面的有關病人的痛苦以及生活品質的所有面向，都要好好的探討。**為什麼要在這個特定時機提出這個要求？到底是什麼狀況那麼的不可接受，讓你寧願死不想活？**

　　要小心的評估病人是否有著任何可能扭曲他對當下狀況認知的精神問題，包括焦慮症、憂鬱症、認知問題，以及飲食障礙症。如果在這些領域有著或曾經有過相當的不確定性的話，就該讓病人接受有經驗的心理師或精神科醫師的評估（Ganzini, Goy, and Dobscha 2008; Ganzini et al. 1994）。反過來說，評估的醫護人員也應該找出並探討病人過去曾體驗過的希望、愛、交流，以及意義，包括哪些還在，而哪些已經蕩然無存（Byock 2014）。也應該跟家中的近親成員會談，好從他們的觀點來了解病人這個要求的意義以及時機。如果有重要的家庭成員不知道有這個討論的話，就一定要小心探討他們為什麼會被排除在外。主治這位病人的醫護人員理應跟他最有討論的共同基礎，但若有任何不確定的話，就應該依據情況考慮照會其他照顧他的專科醫護人員、緩和照顧、精神科，和／或倫理委員會。

除了要徹底解答病人的要求「為什麼是現在」的問題之外，醫護人員也應當對所有可能可以解決病人臨床狀況的「最後出路」選項都有一些了解（Quill, Lo, and Brock 1997; Quill, Lee, and Nunn 2000）。這些加速死亡的潛在方法在簡介中都有定義以及說明，並在表 I.2 與 I.3（I.2.節）中總結。自主斷食即是其中一個我們現在要更深入探討的選項。

2.4. 自主斷食——需要預先考慮的實際問題

自主斷食最重要並且最獨特的一個面向，就是它大部分是由病人自己發動並自己控制的（如果他知道自主斷食的話）。理論上，自主斷食可以在沒有任何醫護人員的參與或幫助之下完成。雖然能獨立完成自主斷食也許表示病人的動機夠強，似乎不是壞事，但我們要強烈的主張，完全排除醫護人員在外十分的不智，因為那會少了：（1）確認完全的知情同意，（2）確定病人發動自主斷食前已經有得到最好的症狀治療，（3）過程進行中對病人及家屬提供的額外支持與諮詢，（4）在自主斷食後期病人開始譫妄時，幫助解答如何因應，（5）病人死亡時對家屬的哀痛給予慰藉。

若是在自主斷食已經開始，遇到危機時才第一次尋求醫護人員的參與，對各方來說都是很麻煩的事，因為很可能大家對讓病人做出那個決定的情境並沒有共同的了解。像對 H 太太，羅比的母親，那樣的早期失智症病人來說，時機是個很關鍵的因素，需要醫護人員、病人，以及家屬間的公開討論甚至討價還價。太早啟動自主斷食，可能讓病人與家人錯失一段活著享受的有意義的珍貴時光。而反過來說，要是她等得太久，可能就會錯過那段神智尚屬清明，記得她為何要不吃不喝的「機會之窗」，忘了自己的初衷，很渴很餓時會不知所措。由於這些原因，只要有任何的可能，在自主斷食啟動前就應該至少有一位主治的醫護人員參與，並且全程都清楚正在發生什麼事。

此外，除非病人明令禁止聯絡某些人，否則就應該要徵詢或至少要通知到所有的核心家庭成員。若是真的排除了某些家庭成員，也應該要把這個不足好好的探討了解一下，最好能取得某種相互諒解，以期降低某些家庭成員因而受到心理創傷的風險，同時也要做好心理準備，計畫好過程啟動後若是發生家族衝突時應當如何因應。我們當中的一位（提摩西・奎爾）第一次會見 H 太太的時候，很確定她跟她兒子早已討論過自主斷食，都認同它是個合理的未來選項，但卻不太清楚她的女兒們對此一過程的接受度如何。後來她們在被充分的告知解釋後，最終完全理解並接受了她們媽媽的決定。接下來她們也因為在 H 太太開始自主斷食前就參與了討論，使得後來的喪親之痛得以稍解。

2.5. 具有決定能力的病人啟動自主斷食的條件

啟動自主斷食的條件理想中包括下面幾項：

- 一位願意在整個自主斷食的過程擔當醫療指揮的主治醫護人員，應當與病人、醫療委任代理人，以及家屬探討以下這些問題：

◇ 為什麼要在這個當下提出自主斷食？

◇ 關於病人目前的決定能力有沒有疑慮？

◇ 他們有沒有討論過，若是在過程當中病人喪失了決定能力的話，該當如何處理？

◇ 有沒有考慮過或已完成下一節中列出的全部四項預設照顧計畫文件？

◇ 關於該過程有無任何其他獨特的個人考量？

◇ 病人及所有照顧者是否完全了解自主斷食進行時將會遇到的身體以及心理問題？

● 病人目前有沒有對重大生死問題的決定能力？很多時候病人已經考慮過這些選項很長的時間，並且這決定也符合他一貫的價值觀。這種情況下，病人也許只需要經過他的主治醫護人員的評估，再加上一位緩和照顧專家或有經驗的安寧醫護人員（醫師、專科護理師、醫師助理、護理師，或醫療社工，依人員編制與經驗而定）提供第二意見即可。如果他們一致同意這決定在病人的健康狀況及個人價值觀下是合理的，那麼就有理由往前推進。

● 主治醫護人員是否完全清楚病人決定啟動自主斷食的「為什麼是現在」問題？驅使他下這個決定的不可忍受的症狀或對未來的擔心是什麼？好一點的症狀治療有沒有可能改變他的主意？是什麼原因讓未來那麼的不可接受，以至於非要「現在」不可，而不能把決定延後一段特定或不特定的時間？

● 對病人下重大醫療決定的心智能力有疑慮時，應該要取得正式的精神科評估，以確保病人有足夠下這麼大的決定的能力。

Box 2.1　需要在開始自主斷食前有正式精神科評估的情況

- 目前有譫妄、失智，或重大精神疾病
- 過去有重度憂鬱、雙極性情感疾患，或精神病病史
- 病人過去的生平、價值觀，或宗教信仰與自主斷食有明顯的不相符處
- 家人互動如何影響自主斷食決定的不確定性
- 對是否要進行或何時開始進行舉棋不定

2.6. 正式的預設照顧計畫

　　由於在過程的後期會有因脫水或電解質異常引起譫妄的風險，所有認真考慮自主斷食的病人，都應該在事前跟家人以及主治醫護人員討論那種情況發生時希望怎麼處理。開始自主斷食前，他們應該考慮立下以下全部四項**預設照顧計畫文件**，以明確聲明未來開始自主斷食後若是失去了決定能力的話，自己的希望是什麼。前面三項要到真正失去了決定能力後才會生效（在那之前病人自己應該與醫護人員跟家庭成員做出即時決定），第四項則在完成並簽署後就開始指引當時以及未來的全部治療。

　　1. **醫療委任代理人（Health Care Proxy）**（又名持久醫療照顧授權 Durable Power of Attorney for Health Care, DPAHC），指示讓病人能夠正式指定一個人，在未來若是他自己喪失決定能力時代理他決定。醫療委任代理人的工作，就是根據所知的病人本人的觀念與偏好，做出他本人若有能力時應該會做出的決定，這個叫作替代判斷（substituted judgment）。所以這位醫療委任代理人一定要清楚自己的責任，並且也要確認自己明白病人針對將來可能發生的臨床狀況的觀點與價值觀。基於此種認知，如果病人發生譫妄時，醫療委任代理人就可以替已然喪失能力的病人下是否

要繼續進行斷食的決定。

2. **指示性預立醫療指示（Advance Instructional Directive）**（又稱生前預囑 Living Will 或僅稱預立醫療指示 Advance Directive），這個也是在病人還有決定能力時，針對他將來喪失醫療決定能力時想要以及不想要的治療所寫的。生前預囑可以提供包羅萬象的指示，一個人可能想「只要讓人舒服的治療」，而另一個持著很不同的看法及價值觀的人則可能想「只要有任何機會讓我活久一點，包括心肺復甦術在內，不管多積極的治療我全都要」，再另外一個人則可能介於其間，想「不要心肺復甦，不要呼吸器，不要加護病房，但若是能在不太難受的情況下幫我活久一點的話，我想要像抗生素、輸液，和住院那些相對簡單的治療」。而就個人計畫要啟動自主斷食的特殊情況，他應該要在自己的生前預囑中明確指出，如果他在過程的晚期喪失了決定能力，因而用言語或非言語的方式表現出想被餵食的欲望的話，希望怎麼處理餵食的問題。舉個例子：「**如果我在斷食過程的晚期意識變混亂了，用言語或非言語的方式表現出想要食物或飲水的欲望的話，請只給我能維持我舒適的最小量就好。**」病人也可以寫下明確指示，言明如果他在意識混亂的時候提出跟他原本的選擇不相符的要水的要求時，要給他除水之外的積極舒適治療，例如相稱的緩和鎮靜。總之，這裡的精神就是要讓醫療照顧團隊以及代理決定者清楚，若是在啟動自主斷食後病人失去了決定能力的話，他真正的意願是什麼（參考第8章第8.1節，以及附錄A針對預立醫療指示面向的更詳盡資料）。

3. **預立醫療指示錄影**，這個已漸被普遍使用，以便能在病人將來喪失決定能力時實際聽到他的發言。這些影片讓病人的家人以及未來的照顧者和醫護人員在病人已經沒有參與討論的能力時，直接看到聽到病人過去用自己的聲音表達的意見。經過慎重準備的錄影是個有力的方法，可以保證病人自己的看法及價值觀能被認真的結合在生命這個階段的醫療照顧中，尤其在指引負責大量床邊照顧的家人或私聘護佐方面特別的有用（In My Own Words 2020）。

下一項文件涵蓋了病人**當前以及將來**關於心肺復甦術、呼吸器，以及其他可能延長生命的治療（亦即抗生素、靜脈輸液……）的希望。跟前述三項**預立醫療指示**不同，前三項都只在病人喪失了自己決定的能力時才生效。下面這項文件提到是否給或不給延長生命治療的決定，則在當下以及未來的所有狀況下都有效。

4. **維生治療醫囑（Practitioner Orders for Life Sustaining Therapy, POLST）**，**表單**是一個人**當下**指定若有需要時他要或不要哪些特定治療的文件。在某種意義上，維生治療醫囑文件同時擔任當前治療指示以及預設治療指示，是指引病人當前以及未來治療的醫囑。除了言明心肺復甦術、呼吸器，以及加護病房治療之外，維生治療醫囑文件也可以指示在需求發生時要不要住院或要不要用抗生素、靜脈輸液、人工給水，以及營養，還有也許提供如同安寧那樣的「僅限舒適導向治療」（維生治療醫囑表單範例見 https://polst.org/national-form/for a representative POLST form）。如果一位病人將來喪失了決定能力，他的醫護人員就會查看所有他完成過的預立醫療指示，看其中有沒有提供在當前的新狀況下，病人想要還是不想要哪些治療的指示，以及他的維生治療醫囑是否需要更新。如果病人希望未來限制經口進食的話，這個決定就必須加進關於舒適導向治療的那一節中。如果某個人被病人指定為醫療委任代理人的話，這個人就要擔當關於維生治

療醫囑以及其他重大醫療決定的主要家屬代表，雖然如果有助於
釐清病人本人的看法及價值觀的話，其他家庭成員或親近朋友的
看法及價值觀也會列入考量。[1]

　　建議在所有考慮自主斷食的病人，如果有安寧照顧可用的
話，都應該做**安寧轉介**。如果一位剛啟動自主斷食的早期失智症
病人因為當時的預後還不確定，而不符合安寧資格的話，可以先
開始一個緩和照顧或是「安寧前」的評估，以備自主斷食進行當
中隨時可以開始居家安寧服務。這類病人在聯絡安寧做正式的收
案評估前，可能需要停掉幾天的水分看看，如果這位病人在放棄
飲食的願望跟能力上表現出極大的決心，那麼通常就會被安寧無
保留的收案，因為可以預期該病人在約兩週內就會死亡。如果是
一位已經被收案的安寧病人考慮自主斷食的話，那麼應先跟他的
主治安寧醫護人員，以及安寧單位的醫療主管和行政主管，接著
也跟病人的主護跟看護好好討論一下這個方案，會很有幫助。有
些安寧單位現在已經有著其成員對自主斷食的要求該如何應對的
官方立場，這立場也許跟他們對醫助死亡要求的立場是一致的，
但也可能不一致，後者在有些地方是合法的。由安寧所提供的支
援服務以及附帶支持，顯然會對自主斷食開始後的家中照顧及支
持品質有極大的幫助，但想要真正的成功，來自家庭成員以及其
他照顧者的支持也不可或缺。

　　如果並沒有安寧服務，或是安寧不接受做自主斷食的病人的
話，那麼就要另作安排，去找一些其他的居家服務來提供額外的

1　其他州可能有類似的表格，例如維生治療醫療指示（Medical Orders for Life-Sustaining
　　Therapies, MOLST），因此感興趣的患者或家庭成員應與醫療照顧提供者討論適合其
　　州的最佳表格。

支援。病人、家屬，以及主治醫師應該共同合作，來找出當前限制下能得到的最佳支援服務，也許包括住進醫院內的安寧或緩和照顧單位。

這就是艾爾，那位患了肌萎縮性脊髓側索硬化症的摩托車騎士（第 1 章案例 1.1）的情況。他因為在家中有全天候的居家護佐照顧，所以比較想要在自己的家裡執行自主斷食。他的居家安寧醫師在仔細探討他的「為什麼是現在」的問題之後，支持了他的決定，但他的居家護佐們卻不能接受。因為他們已經跟艾爾有了很深的感情，所以很不願意用這種方法「幫助他自行了斷」。而艾爾的全部身體照顧，包括大小便、皮膚口腔護理，以及翻身移位都完全依賴這些居家護佐。所以在徵得醫院的管理以及法律團隊的首肯之後，最終住進了院內的緩和照顧單位，他在那兒執行自主斷食的過程得到了極佳的支持與照顧。

2.7. 自主斷食開始後的症狀及併發症處理

自主斷食一旦開始，就會出現一些預料之中的症狀治療問題：

餓與渴：飢餓感通常在 24-48 小時內會消失，因為病人自己的代謝系統會製造酮體（預期會造成一種「水果味」呼吸）來試圖產生熱量。渴或者口非常乾的感覺則會持續，而且治療起來有挑戰性得多，因為這感覺會產生強烈的喝水欲望，必須有極強的意志力才能克服。選擇並能完成自主斷食的病人通常都有很強的意志力，包括本書中列出的那些案例。

口腔護理：提供極佳的口腔護理也是關鍵的環節，通常包括反覆抹唇膏，牙齒刷乾淨，用漱口水漱洗口腔然後吐出來不要喝下去。安寧常會提供可以沾少量水的棉花棒，或是沾濕冰凍過的毛巾給病人使用。要經常使用冷水跟人工唾液漱洗然後吐掉，好讓口腔的粘膜感到濕潤，噴灑小量的水霧到口中也可以緩解口乾的感覺。這些做法在停止飲食之後的一週裡最有幫助，因為通常病人都能配合這些舒適治療。到了第二週，大多數病人都會睡比較長的時間，而且可能會不記得應該忍住不吞下那些用來濕潤的液體。自主斷食的病人要是總喝下可觀量的液體的話，可能會把死亡過程拖長到好幾週或幾個月之久。

譫妄：可能在自主斷食的晚期發生，並且也許會伴隨一些病人想要喝東西的行為表現，他已經忘記了自己之前想要用自主斷食加速死亡的願望。事前就應該跟病人以及家屬討論這個可能性，而後達成家屬和照顧者應當如何對應的共識。病人對這一方面的願望應該清楚的記載在正式的**預立醫療指示**當中，並先行與他們的指定醫療委任代理人詳細討論（見上節**預設照顧計畫**）。這種情形真的發生時，首先要溫和的提醒病人他之前不再喝水的決定，以及這個決定的理由，如果他還是繼續要水，就要用上前面提過的那些舒適治療，先從那些不直接給病人水的方法開始，因為他到時極可能已經喪失了判斷力。如果還是繼續要水，就該給他少量。此外，也應該使用能緩解病人任何焦慮或疼痛的藥物。這樣通常病人可以安靜下來，並再度睡著。在比較罕見的情況，病人也許會自己補充水分，甚至開始進食，那此時整個的自主斷食過程就該重新評估了（對這類有挑戰性狀況的預期以及因應策略會在第8章8.4及8.5節探討）。**嚴重躁動型譫妄**若是在自主斷食當中發生，通常會造成病人跟家屬極大的痛苦，可能會需要用到相稱的緩和鎮靜。這個在後期出現嚴重譫妄的可能性，也應當在擬訂預設照顧計畫的過程中與病人及家屬討論，以免發生時措手不及。

其他症狀治療：安寧人員由於有過照顧其他瀕死病人的經驗，所以對自主斷食中的其他症狀治療問題（虛弱，無力，呼吸不順，以及最終的意識衰退）相當的熟悉。就算病人之前還能自己下床，在不吃不喝幾天之後，也很可能就會因為虛弱及低血壓而變成臥床不起。一旦臥床不起，就一定要有二十四小時不間斷的貼身照顧，避免跌倒，處理包括意識混亂的各種症狀，並讓照顧的家人不要在體力上及情感上崩潰。在自主斷食的末期，由於身體主要器官以及調節機制開始衰竭，有時會出現譫妄或躁動，此時就要馬上通知安寧醫護人員，在居家安寧的「緊急包」中，通常會有幫助緩解此類惱人症狀的適當藥物。

2.8. 文化對自主斷食的衝擊

食物是一種主要的文化表現。傳統料理代代相傳，許多深具文化意義的節日，都會有相關的儀式以及獨特食物作為標誌。進食是個社交行為，而給人食物是一種表達愛與關心的方式。

英文字的「挨餓」（starve）源於古英文「steorfan」，意思就是「死去」。世界衛生組織估計在2017年世界上有八億兩千一百萬人承受飢餓之苦（World Health Organization 2018），世界全人口當中有12%的人恆常處於食物短缺的情況，因為負擔不起穩定而營養充分的食物在掙扎。食物短缺不成比例地衝擊少數族裔，因飢餓而死亡的情況在一些亞洲、太平洋地區、撒哈拉以南的非洲、拉丁美洲，以及加勒比海的國家很常見。食物短缺也不成比例地衝擊居住在「食物沙漠（Food Desert）」（Munger et al. 2015; Olsen 1999; Hill et al. 2011; Kaiser et al. 2003; Ahluwalia, Dodds, and Baligh 1998; Alaya, Baquero, and Klinger 2008; Chilton and Booth 2007），或是沒有經濟能力購買足夠維持健康的食物的少數族裔，因此少數族裔的病人以及他們的家人可能對營養在促進健康長壽的角色上特別的敏感，反對人家建議將來自主斷食的可能，更別說自己去啟動了。

讓這事情更複雜的是，大多數重病的病人在疾病極晚期會自然地喪失餓與渴的感覺。一旦病人不能吃喝，家屬可能就會要求人工給予養分，以免病人「餓死」。一個病人若是在死前的幾天停止了吃喝，親人可能就會誤以為缺食缺水就是他死亡的原因，感覺當初要是人工給食給水，應該就能避免他的死亡。

信仰與宗教也深深地影響到病人及家屬對生命終末時食物跟飲水角色的看法。有些宗教教義縱容餓死的行為，耆那教（Jainism）允許甚至讚揚薩萊克哈那（sallekhana），一種自行斷食至死的做法（Braun 2008）。耆那教領袖們並不把薩萊克哈那視為自殺，因為它是一種值得讚揚的放下欲望的做法，並不是一種暴力行為或罪惡。

另方面來說，在許多其他的傳統裡，決定要進行自主斷食的病人也許會被視為自殺，而自殺是個被大多數宗教反對的行為。不提供病人食物跟飲水，就算是基於病人的明確要求，也可能被親人當作是犯下了餓死他的罪行。另外，自主斷食也可能被視為病人「扮演上帝」，決定自己的命運與死亡時刻的褻瀆行為。

有些傳統裡，食物還有著關於來世的深層文化意涵。佛教傳說講六道：（1）天道，（2）阿修羅道，（3）地獄道，（4）餓鬼道，（5）畜生道，以及（6）人道。人死時若是餓著肚子，就會成為餓鬼，一種永遠遊蕩，飢不可忍渴求食物的生物（Teiser 1996）（譯者按：原作者對佛教六道的理解有誤，入餓鬼道並非因為死時餓著肚子，不過此處照譯）。亞洲的陰曆七月會慶祝餓鬼節（Hungry Ghost festivals）（譯者按：即中元節，佛教的盂蘭盆節，此處照原文譯），當天各家族會向自己可能已經成為餓鬼的祖先獻上食物祭品（*China Daily* 2004）。

相信餓鬼的病人和家屬，也許會對空著肚子死去的想法非常的焦慮。如果一個病人在死亡過程中自然的失去了餓或渴的感覺，他們可能會要求給予刺激食慾的藥物來增加食慾，或是要求給予人工餵食以增加熱量攝取。另一方面，一個病人若是能吃能喝，但在經過詳細討論與知情同意後選擇自主斷食，那麼這個病人日後若是變成意識混亂，要食物要水的話，親人可能就會深覺有義務要給他飲食，不顧當初包括病人自己在內的所有人都是同意過整個自主斷食過程的。

在某些文化以及醫療狀況中，自主斷食則可以有著不太一樣的正面角色。自主斷食的這個可能，甚至在病人最終選擇不執行它的時候，仍然可以減輕病人的痛苦。請看下面這個案例（為保護病人及家屬，部分細節經過潤飾）。

Z先生，一位韓裔美籍的末期胰臟癌患者

Z先生是一位韓裔美籍患有轉移性胰臟腺癌的病人。他與患有失智症的妻子住在自己家中，是她的主要照顧者。他們有三位成年子女：兩個兒子一個女兒。他的大兒子住在別州，女兒住在附近，並且很投入的照顧他。他的小兒子也住在附近，但有慢性的精神疾病，與病人形同陌路。

Z先生在最初診斷後，已經做過吉西他濱（Gemcitabine）的化學治療。他化療的主要副作用是嚴重的噁心，因為化療而沒有胃口這件事讓他非常的苦惱，不想因繼續化療而再體驗一次那種痛苦。但就算停掉化療幾個月之後，他的胃口還是沒有完全恢復。當Z先生決定要放棄進一步化療時，他的腫瘤科醫師將他轉

介紹給一個緩和照顧診所，他由女兒陪伴一起去緩和照顧的門診。他幾乎沒有疼痛或其他的身體症狀，在女兒的鼓勵之下，他嘗試了各種刺激食慾的藥物，但效果很有限。

他的生活重點之一，是每週日去韓裔美國人基督教堂。他會自己開車去，在那裡度過幾乎一整天，在那裡他是「教堂的老大」。他喜歡在那裡社交和吃飯，與他的「教會家人」共度美好時光。

隨著Z先生病情的惡化，身體功能漸漸的衰退。雖然有人開車送他上教堂，他最後還是沒有力氣坐在座位上。他沒辦法吃，因為沒胃口。他一旦沒辦法上教堂後，就表明他已經準備好要死了，並且參加了居家安寧計畫。他因為沒有胃口、缺乏味覺，以及嚴重的虛弱而極度的苦惱。Z先生經常說他「厭煩了只是坐在那兒等死」，他想要加速死亡，但沒有力氣去完成申請醫助死亡的法律程序（醫助死亡在他生活的那個州是合法的）。聽了他這方面的陳述之後，他的緩和團隊告訴他還有自主斷食的選擇。因為他已經極度的厭食（每天只吃幾口），因此他很熱衷的想要知道更多，並且很詳細的與他的緩和團隊討論。他還抱著能與視同陌路的那個兒子和解的一線希望，雖然到最後死亡時他並沒能達成那個和解，但作為一種可行的選擇來討論自主斷食本身，就給了他一種掌控感，有助於減輕他深深的苦惱。

Z先生的例子，展現了一些經常被人忽略的自主斷食作為生命終末選項的正面效益。無論有沒有機會得到合法醫助死亡的重症病人，也許都會歡迎其他可能的加速死亡選項。就算在醫助死亡合法的地區，相關步驟也非常的繁瑣，有許多病人因為他們的病情還不夠末期而無法符合醫助死亡的資格，另外有些病人因為太虛弱而沒辦法完成法律要求的文件以及評估，像Z先生那樣。

此外，醫助死亡就算合法，病人在道德上也可能無法接受，但也許比較能接受例如自主斷食的其他最終選項。大多數的宗教，包括Z先生的（基督教），並不寬恕自殺（還不清楚他的宗教會不會把自主斷食視為一種自殺，Z先生在考慮自主斷食的選項時，也沒有去徵詢他的宗教領袖這方面的觀點）。不論如何，自主斷食為一些處於巨大的生存痛苦，想要獲得死亡的重症病人提供了一個法律允許並且道德上可接受的途徑。就算病人沒有真正停止吃喝，就算最後沒有真的執行，單單以一種沒有法律疑慮而僅有少許宗教疑慮，在他們自身控制下的可行選項來討論自主斷食，就可能幫助他們減輕痛苦。

2.9. 自主斷食作為獲得死亡的選項的優點

在病人能夠堅持整個過程的前提下，自主斷食有著為期10-14天的明確開始、中間，以及結束。這個時程某種程度上取決於一開始時體內水分有多充足，以及病情有多嚴重，但最大的變數還在於他們不喝水的決心有多強。如果病人遵照整個過程的要求，他們通常大部分時間還能保持清醒。不過呢，所有認真考慮在近期內實施自主斷食的病人，都應該對晚期會發生譫妄的可能抱有心理準備，並且事前好好與他們的醫療提供者與家人討論處理的方式，詳盡的寫在正式預立醫療指示當中。那麼如果譫妄真的發生，就比較不會破壞到程序的進行。

自主斷食這種一旦開始後就相對可預測的時程，比起其他非自主斷食的那些終點不定、有時似乎遙遙無期的緩慢死亡大不相同。通常家人們可以團聚一堂，共度一段有意義的時光，道別並處理生命終末的事務。

自主斷食比起其他最終選項來說，是更直接由病人本身啟動並控制的，並且病人在啟動前不需要先經歷一些無法緩解並難以忍受的症狀。事實上，病人並不需要罹患某些一般認為迫在眉睫的「末期疾病」，因此自主斷食可能適用於那些患有早期到中期失智症，仍有足夠的決定能力，但很擔憂將來可能的漫長失能的病人（像是H太太）。

醫護人員對自主斷食的感覺，通常比對醫助死亡要來得舒服些。他們認為自主斷食是病人本身啟動並控制的，他們自己在加速病人死亡這件事上的角色是支持者而非工具。理論上，自主斷食可以在沒有任何醫護人員的介入下完成，而在醫助死亡，醫護人員作為協助處方者，難免就成了過程中的關鍵同夥。

大多（但不是所有的）安寧計畫都支持自主斷食，尤其是當病人原本已經進入安寧，或是因末期疾病有資格進入安寧時。其他的安寧團隊則有可能要等自主斷食開始後病況變得「末期」時，才接受那些原本預後較不確定的病人，此時他們的角色就是幫助醫護人員及家庭成員治療症狀，並讓死亡過程盡量變得更親切而舒適。有些附屬在宗教團體的安寧單位可能不會接受啟動自主斷食的病人，因為他們把它視為自殺，當然這也不能一概而論。從過去經驗的案例來看，年齡超過八十歲的，疾病帶來負擔特別大的，已經依賴他人而自覺生活品質差的，希望死在家中的，還有希望自己能掌控死亡的那些病人，比較能成功的啟動並完成自主斷食（Bolt et al. 2015; Ganzini et al. 2003）。

2.10. 自主斷食作為獲得死亡的選項的缺點與挑戰

第一，對正在承受急性、極端、立即的身體痛苦的病患，自主斷食的過程可能太慢了一點。在嚴重的痛苦之下，十天到兩個禮拜就像一輩子那麼長。而其他更為積極的症狀治療方法，包括鎮靜劑，也許要適合得多。（不過要得到醫助死亡的致死藥物通常要等兩個禮拜的時間，所以若是病人等到症狀很嚴重又沒法處理時才去申請，也是一樣來不及。）

第二，自主斷食只對那些有決心、自律、有辦法控制自己的基本身體本能，並且沒有極端嚴重的身體痛苦的病人才算是個實際的選項。它所需的決心、控制，以及自律的程度之大，可能會迫使那些惡化中但還不太嚴重的失智症病人不得不過早的啟動，因為害怕晚了就會失去啟動並維持此一難度較高的過程的能力。一個病人開始時投入的決心如果不是特別強的話，那在後期出現越來越厲害的虛弱、持續的口渴，以及可能的譫妄時，決心就更會減弱了。

第三，自主斷食也需要照顧者相當大的投入與支持。不管病人在開始自主斷食的衰弱程度如何，開始後都會變得越來越衰弱，很快就會需要每天24小時的在場及支持。照顧者必須也要完全接受病人停止吃喝的決定，並且努力的不要破壞病人的決心或讓他在過程中看到或聞到食物。這個阻絕食物飲水的工作，在病人變成譫妄並忘了自己當初的決定、要吃要喝的時候會變得更為困難。

第四，開始自主斷食的病人當中，有很大比例會在之後的某個時候喪失了決定能力。理想的狀況是他們對這個可能有所準備，完成過自主斷食的預立醫療指示，言明要繼續不給吃喝。但要是病人要食要水的表現太堅決的話，原先的指示可能就會變得比較難執行。第8章中將會更深入的列出在這種情況下的因應策略。

這些情況下的照顧者，可能會在病人開始時的願望，與譫妄遺忘之後想要喝水的要求之間掙扎，因此需要有相當的耐心、堅持力，以及韌性。其實所有進入這個過程的病人，可能或多或少都有一點這方面的矛盾，只是譫妄的人會感到要喝水的原始生存本能，這種矛盾會更放大。照顧者不只要應付來自病人的矛盾心理，自己也可能為此產生複雜的感受與矛盾。尤其當該過程因為渴卻不能喝水，或想要更快結束卻不能，因而變得更困難更具衝突性的時候。除此之外，有關照顧費用和照顧者時間心力耗費的利益衝突，在某種程度上是不可避免的。更不用提各種情況下人際關係的複雜性，很可能會在這些情境下加強並放大了。

2.11. 回來看看開頭的案例

案例1.1 艾爾：肌萎縮性脊髓側索硬化症的摩托車騎士

　　艾爾已經準備好要死，並且完全接受自主斷食是他唯一的可行選項。他的症狀不算太嚴重，所以沒有需要加強症狀治療，也用不著緩和鎮靜。除了協助進食之外，他沒有使用任何可以停掉的維生治療。他比較想要在自己的家中死亡，但他的居家護佐們對照顧他卻又不准餵他感到不舒服，他們覺得那等於是幫助他自殺。因此他被安排住進了一個醫院的緩和照顧中心，在那兒，經過照會獨立的緩和照顧專家以及倫理團隊後，他主動要求停止了照顧者的餵食及給水（他很無力沒法自己進食）。他的症狀被處理得很好，並且在他最後的兩週中，不斷的有老朋友來看他，講故事、回憶，與道別。他的症狀相對容易處理，而在持續兩個禮拜的整個過程中，他都維持著清醒。他的居家護佐們定期的來看他，給予支持，並且大多最終也在某種程度上接受了他的決定。

重點結論

- 自主斷食對罹患許多不同疾病因而覺得自己死得不夠快的病人來說，都是個可接受的逃離方法。
- 自主斷食需要有投入的、堅定的、願意支持這個過程的照顧者們。
- 有時候啟動並執行自主斷食必須要住到醫院內，那裡的工作人員則必須要學習此一過程。

案例1.2：罹患廣泛轉移乳癌的比爾

比爾想要得到醫助死亡，但卻為了沒有合法的管道而感到憤怒與挫折，因為他住在紐約，在那兒醫助死亡是不合法的。他探討了包括自主斷食在內的其他合法的最終出路選項。他也試圖尋求過一些地下的，比較直接的醫助死亡選項，但沒辦法落實。在疾病的後期，他的幾根長骨發生了自發性骨折，結果他就住進了我們醫院的緩和照顧中心。他只要不動的話，疼痛就控制得很好，所以用不上緩和鎮靜。我們再度提到自主斷食，因為這也許是他剩下唯一實際的加速死亡選項了，他隨即就啟動了自主斷食並執行到底。他的症狀被處理得很好，並且他確實與家人度過了一些有意義的時光，不過他還是一直生氣，因為沒能如願控制自己的死法。他在啟動自主斷食後十天死亡。

重點結論

- 對某些想要醫助死亡或安樂死那類比較斷然的措施的病人來說，自主斷食有時只能是個讓人失望的第二選擇而已。
- 另一方面來說，自主斷食可以提供重病卻沒有其他更好合法選項的病人想要的死亡逃離。

案例1.3：罹患進行性失智症的H太太

　　一位專家醫師在六個月的時間裡，與H太太和她的家人會談了數次，探討自主斷食選項的可能。她越來越擔心自己會失去決定的能力，以至於沒辦法生活並死在自己的家中，所以最後她自己挑了個日期。她與那位醫師又額外會談了一次，以確保她的決定依然明確，也確保她的家人對這個決定依然接受並支持。她在一個慶祝餐會後開始了自主斷食，她的口乾以及虛弱症狀相對容易處理，她的家人和她在接下來的兩週裡得以有意義的慶賀她的生命。之後她如願在自己的家中、自己的床上安詳地死亡。

重點結論

- 對那些罹患輕到中度失智症，害怕因重度失智而延長死亡的病人來說，自主斷食可以提供一個有意義的逃離方法。
- 對那些輕中度失智症，仍然享受著大部分生活的病人來說，很難決定該何時啟動自主斷食。因為太早的話，有損失珍貴時間的風險，而太晚的話，則有失去啟動並執行該過程的能力的風險。

案例1.4：肺癌的G.W.

　　G.W.的最後時光充滿了家族衝突。在自主斷食進行當中，他的決定能力變得很差。他腦部手術之前的「過去的我」比較清楚的想要自主斷食，但他的「現在的我」則變得對該計畫比較不明確不堅持。他的妻子覺得不給他飲食是尊重他之前表達的願望，但他的女兒則覺得應該要尊重他當下的願望，他當時想要的話就該給他飲食。病人、妻子，與女兒之間的爭執一直持續到他死亡。

重點結論

- 一個病人之前認為自己以後想要什麼樣的逃離，跟到時這個人真的想要什麼之間，有時有極大的落差，尤其是在決定能力減退了以後。

- 在自主斷食進行當中，如果病人失去了決定能力，可能會觸發厲害的衝突。而家屬之間，醫療提供者之間，或是家屬與醫療提供者之間對於如何尊重病人之前的指示以及他們當下的要求，可能都會持有迥然相異的看法。（在本書的第二部，我們會探討對那些在開始之前已經失去了決定能力的病人來說，斷食是否或如何可以成為一個選項。）

那位韓裔美籍牧師

本章的最後一個案例（2.8節）是一位罹患進行性末期疾病的韓裔美籍牧師，他的兒子有精神疾病。這位牧師只要還能上教堂，他的生活品質就還算可以接受，而一旦這個寄託沒了，他就覺得他的生命失去了意義，而他的症狀與失能就變成不可忍受。他開始尋找所有的最後出路選項，甚至開始了一段短期的自主斷食試驗，後來因為不明原因很快地放棄。他最後沒有使用任何加速死亡選項，於安寧照顧下死亡。

重點結論

- 自主斷食在概念上可能看似是一個很合理的選項，但卻可能非常困難去執行並堅持到底，除非當事人事先已經考慮得很清楚並且非常的堅決。

- 因為自主斷食需要長達二週甚至更長的時間，並分成幾個時期，分別有著不同的臨床挑戰，所以比起啟動很多其他的重大醫療決定來說，它的知情同意可能需要更複雜，更多層面，更嚴謹一些。
- 由於給食與進食具有深層的、複雜的文化意義，執行自主斷食可能會遇到相當大的阻礙。

第 3 章

倫理議題

保羅・蒙則爾

3.1. 簡介

　　對自主斷食的法律與倫理評估引發了兩種問題：病人、醫療提供者，或家人的何種行為是可以容許的？他們有義務要做或不做什麼？這些問題的法律層面比較實是求是：法律**實際上**允許做什麼？相較之下，倫理層面則是規範式的：病人、家庭成員，或醫療提供者**應該**要被允許做什麼？當然，倫理與法律的考量常常是密切相關的，法律的允准與要求可能大大的影響到道德的判斷。在本章中，我們通常直接探索倫理的問題，而不去尋求一些可能要依賴法律事實的答案。儘管如此，倫理與法律的原則也常常是一致的。

　　倫理問題本身至少分為兩大基本類別：

　　1. **什麼是該做的正確的事？**比方說，當我們想知道對艾爾（肌萎縮性脊髓側索硬化症的摩托車騎士）來說，自主斷食是一個還說得過去的做法，還是一個道德上錯誤的做法時，就會問到這樣的問題。

2. **什麼是被允許做的事？**當我們從整體的實務角度來評估自主斷食時，就會問到這樣的問題。倫理上可以容許病人加速死亡嗎？可以容許醫療提供者及家人支持它嗎？倫理的容許包括了針對行為的是非判斷，但焦點不僅只在病人本身的行動，還包含了其他人對之相應的行動：他們若是干預並試圖阻止那個行動的話，在道德上是錯誤的嗎？若說自主斷食是一種倫理上可容許的選擇，就等於說對之干預是錯誤的，其他人應該要尊重這個選擇。這自然會導向權利的說法：如果自主斷食是可允許的，那麼病人就有道德上的權利去實行它——一種「道德自由」上的權利，免於受到干預或譴責的道德保障。

本章中所探討的問題通常屬於第二類：自主斷食是否是一種道德上可允許的加速死亡方法？各個不同參與者的行動都會落入此一評估的範圍：（a）病人的自主斷食行動，（b）來自醫療提供者與家屬對此行動的支持，（c）照顧者告知或不告知自主斷食選項的選擇。三者都會被詳細的審視。

全部的討論都會基於三個假設：（1）尋求自主斷食的病人具有決定能力，（2）此病人被充分告知過關於自主斷食，它的其他代替方案，它的典型過程及可能併發症等事項，（3）病人了解自己的診斷，與在治療以及不治療情況下的預後。還有（4）任何追尋自主斷食的決定都純屬自發，沒有任何的強迫、施壓，或操弄。因此本章的焦點在於，沒有被這幾方面的缺陷所污染的「乾淨的」自主斷食是否在倫理上可以被容許。

從倫理面評估自主斷食，不可避免的就會牽涉到與其他生命終末選項的比較，尤其是拒絕維生治療。有決定能力的病人拒絕治療（即使是救命所需）的道德權利是如此的深植於我們的信仰，因此可以把它當作此一討論中的「準繩」權利。我們越是把拒絕維生治療與自主斷食視為類似的東西，我們就越可能認為自主斷食是可以允許的。如果醫療提供者在病人拒絕維生治療時可以（甚至有義務）提供緩和照顧的話，那麼對自主斷食的病人也應當可以（甚至有義務）提供緩和照顧。

另一個與醫助死亡的比較也很重要。由於醫助死亡受到的倫理質疑要比拒絕維生治療多得多，批評自主斷食的人們傾向把自主斷食看作更類同於醫助死亡而非拒絕維生治療。一旦自主斷食被類比於醫助死亡的話，自主斷食受到的倫理質疑就會變得比較多。

除了探討自主斷食、拒絕維生治療，與醫助死亡之間的道德一致性之外，重點也會放在基於**病人自主**原則的分析。該原則的標準構想之一，是要求我們「尊重個人選擇自己認為好的生活，而依此行動的能力」，並且「依循病人自身思考、選擇，與作為的權力」（Steinbock, London, and Arras 2013, 36 and 45）。道德自主反映著**自決**，要求其他人尊重病人對自己生命的抉擇。

為什麼自主原則該要有這麼高的道德權重？如果我們單從偏好方面來理解的話，就很難看懂為什麼。因為就算是一個很有能力的人，他的偏好與心之所欲，都可能是易變、脆弱，並且膚淺的，是人類與他們的環境裡種種偶發與不明因素的產物。事實上，像顧客的喜好一樣的所謂的「偏好」，只不過是一種誤導人的自主的假象而已（O'Neill 2002, 47-48）。比較好的理解方式應該更聚焦在「尊重人」上面，這種尊重所要求的兩件最重要的事，就是避免欺騙與減少強迫。如果欺騙總被當成是正當的話，人們怎麼有辦法把其他人當成是有思想、有決定能力的個體（人的範例），而非可以加以操控的對象呢？而如果強迫總被當成是正當的話，那麼做一個能夠思想，形成價值觀，抱持信念，且能下決定的人還有什麼意義呢？

　　我們的自主從**所有權**的概念那兒得到了額外的力量。病人對醫療提供者所說的「這是我的生命，不是你的」的那句話顯然真實不虛。意識的本身，最少就自我意識而言，必定就帶著擁有的意思。「我的生命」指的是擁有**我的**身體、**我的**心靈的生命，因此我自然對我的身體與心靈有著優先使用權。比方當我用它們來勞動、工作，和創造時所產生的成果，至少有部分該歸屬於我──所以才說不被奴役是基本的人權。其他人不可避免的會影響我的心靈跟身體，但除非我為害到其他人，他們不可以不經我的同意而控制我的心靈跟身體。電影《生殺大權》（*Whose Life Is It Anyway?*）的英文片名準確地抓住了此一自我所有權的概念（Badham 1981）。這對於人類，一個能夠把他們的身體**視為他們自己的**的物種來說，是最最基本的。此處涉及的所有權因為極度近似我們身分的本質而更為有力──我們「擁有」我們的心靈與身體，是因為我們**就是**我們的心靈與身體。

3.2 拒絕維生治療

　　這些有關自我決定、尊重人，以及自我所有權的論點的最有力表現之一，就是一個病人有拒絕醫療的權利──這權利穩固到可以作為讓自主斷食在倫理上相對照的「準繩權利」。[1]

　　法律在規範這個權利時的用語很有啟發性。未經一個有能力的人的知情同意而對他施加醫療是一種「暴行」──對人體不正當的傷害或冒犯性的侵入或接觸。為什麼連那些單有「冒犯性」而沒有傷害性的治療都必須阻卻，就算有充分理由認定那治療是

1　本節所取材的很多重要部分在 Menzel 2017, 636-639 有所論述。

有幫助的呢？有兩個最顯著的原因（Cantor 2006, 106）。

　　第一，身體的完整性：治療基本上算是對身體的侵犯。人要是有權控制任何東西的話，自己的身體應該就是。[2]在此，自主原則中的自我所有權要素就發揮了作用。第二，病人的決定能力：如果病人能被問並且能回答的話，就應該問他們。此處展現的是一個極度基本的道德判斷：當人有同意的能力時，就應該問他們，並且對他們的自主選擇要尊重。如果我們不問，我們就沒有把他們當成人——一個有主體跟能力的個體——來對待和尊重。並且要是被問的人的回答不被重視的話，那提問就不是真心的。知情同意的權利一定要包含拒絕的權利。

　　因此，拒絕治療的權利有很強的道德根據，而且它不光是個法律的權利而已。不只如此，在美國1970年代末到1980年代間，這個權利變成也包括了拒絕救命（或維生）的治療，最少在疾病末期並且痛苦的情況下是這樣。[3]不過雖然維生治療被穩穩的包含在這個拒絕治療的範圍之內，但此一權利也遇到了其他一些問題，其答案對自主斷食的範圍也有著重要的意涵。其中最重要的問題之一是，如果一個病人的疾病不是那麼的「末期」的話，此一拒絕治療的權利應否延伸到拒絕維生治療。

非末期疾病

　　在患有末期疾病並持續受苦的情況之下，拒絕維生治療的根

2　Justice Cardozo in *Schloendorff* 1914, 129: "Every human being of adult years and sound mind has a right to determine what shall be done with his own body."

3　Pope 2013; Meisel, Cerminara, and Pope 2020, para. 7.06[A-3] and 6.03[F]. See also *Satz* 1978, discussed in Meisel, Cerminara, and Pope 2020, para. 12.02[C-4], and *In re Browning* 1990, discussed in Meisel, Cerminara, and Pope 2020, para. 5.01[A].

據非常明確：比起正在經歷那段時間的病人本身來說，誰還更有資格來判斷餘命的價值呢？但當病人不是處於疾病的末期時，這個問題的力道會產生什麼樣的變化呢？

從某方面來說，沒多大變化。[4]非末期疾病要承受的痛苦可能更久，是以更糟。此外，一個疾病也許只是不符合六個月內死亡的「末期」定義，生命卻還是不斷的在走下坡，讓病人失去那些讓他覺得算是活著的東西（比方惡化中的失智症的例子）。從另一方面來說，若是拒絕治療發生在完全不算末期的疾病或傷害的話怎麼辦？舉例來說，一位二十五歲的意外傷者，在初期狀況穩定後拒絕接受為了救命所必須做的截肢手術的話，此時我們該強加治療嗎？

有兩個因素會影響我們是否在非末期狀況依舊維護拒絕的權利：侵害身體的程度，以及日後回溯同意的可能。一顆無味的藥片或食品添加，跟外科手術或管灌飲食是完全不同的事，絕大多數的救命治療都是侵入性的，因此有理由反對將之強加於拒絕的人，畢竟會被侵入的是病人自己的身體。

回溯同意的預期可能也很重要。比方說，如果醫療提供者有很好的理由相信，一位燒傷的病人在最後復原以後，會說當初違背他因太怕痛而拒絕維生治療的意思而給他維生治療是正確的，我們就會認為，在他當時的拒絕下仍然給他維生治療是正當的。[5]這個正當性並不是說為了病人的利益就可以凌駕病人的自主

4　In re Browning 568 So. 2d 4.10（Fla. 1990）：病人「不論病況如何」都有拒絕治療的權利。這一個以及其他一些發生在二十世紀後半，包括前幾段中提到的大多數有關拒絕治療權利的法律發展，在Norman Cantor引人的回憶錄（2020, 101-123）中有很棒的概述。

5　幾位治療Dax Cowart的醫師的論點（Burton 1989; Cowart and Burt 1998）。Dax Cowart

那麼簡單，其理由是基於病人最終的同意，所以依然反映了對自主性的尊重。此外，這個說法會受到自然檢驗：病人事後是否真的讚許當初自己的選擇被凌駕。

儘管非末期的疾病，低度的身體侵入，以及高度的回溯同意可能性的狀況有時會正當化強加的治療，讓拒絕維生治療的決定受到更多挑戰，但拒絕的權利依然是公認的規則。想要治療病人的人必須負舉證責任，說服大家身體侵入的程度低，回溯同意的可能性高。整體來說，拒絕維生治療的權利在非末期疾病的情況與在末期疾病的情況一樣的適用。[6]

與自主斷食的比較

我們現在該比較一下拒絕維生治療與自主斷食了。兩者有時都會被非末期狀況的病人使用，一如末期狀況的病人。在兩者當中，當事人都拒絕了某些直接作用在身體、對生存絕對必要的東西。當然，拒絕維生治療與自主斷食之間有些事實上的差異，但這些差異的道德重要性是不明確的。

拒絕維生治療的病人決定別人可以對他的身體做些什麼，而自主斷食的病人拒絕自己對自己做些什麼。那麼，這哪有什麼不同呢？憑什麼自我所有權與身體完整性在你能對自己做些什麼上，比起別人能對你做些什麼上就不重要呢？如果別人因強迫治

之後並不曾同意（Pope 2005, 694-695）。

6　此一權利可能還有其他的例外情形，比方說可能包括需要額外營養的厭食症患者，治療無效的憂鬱症病人，以及一些只因為「厭倦了生命」而想加速死亡的人。當中也可能涉及沒有決定能力的個人，有些不真的構成拒絕維生治療權利的例外情形，有些卻真的應該要是例外。自主斷食的權利也許會有更多的例外。不論如何，我們知道此一權利會因為某些案例而受到局限，但並不能因此而否定那些典型的、非例外情境中病人的權利。

療而侵犯你的身體是錯的話，憑什麼他們就可以強加食物給你呢？**這個問題的論證不在於食物跟水屬於醫療，而在於強迫灌食也同樣是對病人身體的侵犯**。我們也應當注意，對一個決心不吃的病人來說，強迫灌食只能經由強加餵食管或靜脈注射來達成。因此剝奪病人自主斷食的權利，就含有未經同意強加治療的意思。[7]

第二個比較常被引述的描述性差異是拒絕維生治療未必會加速死亡——病人沒有治療還是可能活著——而嚴格執行的自主斷食一定會導致死亡。實行拒絕維生治療權利的人會被說成是**允許死亡到來**，而非**造成死亡**，原本的疾病才是致死原因。而在自主斷食，是病人的行動造成死亡。

但此一差異的道德重要性同樣很不明確。在拒絕維生治療時，死亡原因是多重的：原本的疾病狀況鋪墊了拒絕維生治療的決定。如果說原本的疾病是唯一的死因的話，沒辦法解釋為什麼這個死亡來得那麼快並以這種形式發生。同樣的，在典型的自主斷食，死因也是多重的：拒絕吃喝，以及讓病人想要實施自主斷食的原先病情。

至於意圖的部分，就算是在被容許的拒絕治療情況，病人的意圖也有可能是加速死亡。比方說拒絕用抗生素來治療肺炎，也許就單單是為了這個意圖。有時甚至有證據——比方拒絕了治療

7　這裡說說構成要件。就算沒有強加治療，還是有些方法可以不嚴格阻卻但實質破壞這個權利：比方不提供自主斷食病人所需要的緩和照顧支持，或是不告知病人自主斷食的選項。見下面「提供協助」跟「資訊」的次分項。此外還有一些比較特殊的方法：引誘已經開始自主斷食的病人吃東西（把食物拿在他跟前，說「你不想吃點你最愛的嗎？」），用言詞煩病人，或威脅他不給他珍惜的東西（比方多看一次自己的孫子）。

卻沒死成時，病人明顯地表示失望。

　　有人也許會爭論說，自主斷食與拒絕維生治療之間還是有著主動與被動的區別，不治療是被動的不作為，而治療是主動，至於自主斷食則絕不是被動，它是主動的強讓自己抗拒進食的欲望。然而這個所謂的自主斷食與拒絕維生治療之間的主動／被動的區別，也是被過度的簡單化了。即使在拒絕維生治療當中，拒絕的本身也是個主動要素。它固然是決定**不要**什麼，但決定拒絕卻經常是病人非常果斷的行動。不僅如此，拒絕治療還必須有賴其他種種主動的步驟才有辦法完成，特別是要停掉治療的時候。自主斷食中我們同樣可以看見這種主動與被動要素的混合，自主斷食除了不吃以外，也同樣是果斷拒絕去吃的行動。所以就算主動／被動的區別具有道德重要性，[8]也很難用這個來區分自主斷食與拒絕維生治療。

　　末期疾病時對容許拒絕治療的權利僅有少許的限制，那該對自主斷食的權利限制比較多嗎？同樣的，很難理直氣壯的對自主斷食大小眼。身體的完整性以及自我所有權，在自主斷食跟在拒絕維生治療中都一樣的有被侵害的危險，如果此兩者就是保護拒絕治療權利的道德支柱的話（即使在非末期的狀況），有什麼理由它們不能同樣的保護自主斷食的權利呢？一個醫護人員若是不告知自主斷食的選項，或不支持它的話，有可能可以勸退想要自主斷食的病人，但說到底，想要阻止一個有決心的人用自主斷食來加速死亡，就只有醫療上強加營養與水分一途，這就違反了病

8　這個區別的道德重要性，通常被敘述為實施傷害與容許傷害間的區別，曾經引發當代哲學中的大量評論文章，其高品質的評述可見於 Woollard and Howard-Snyder 2016。生物倫理學中有關這個區別的正反面文章集錦可見於 Steinbock and Norcross 1999。

人拒絕治療的權利。

我們曾經在一些不尋常的情況，至少在不算末期疾病的情況下，看過回溯同意的可能正當化了不准病人拒絕維生治療。理論上，這種回溯同意也可能可以正當化否決病人自主斷食的選擇。不過，就現實情境下的自主斷食來說，這個推論甚至要比在拒絕維生治療的情況還要有問題。自主斷食需要病人很大的堅忍與堅持，所以先天上就讓他們有很多時間來反悔。[9]因此，自主斷食的病人絕大機會都不會有那種事後回溯同意不准他們斷食的可能，通常不需要考慮回溯同意這件事。

拿H太太，那位有明確阿茲海默症症狀的病人（第1章案例1.3）來說，她並非傳統意義上餘命少於六個月的末期疾病患者，但有許多其他的因素排除了她未來會感謝家人或醫療提供者阻止她完成自主斷食的可能：（1）她對自己母親後期阿茲海默症的第一手經驗，（2）她對入住長期照顧中心的堅決反對，（3）她表示她會知道該啟動自主斷食的適當時機，（4）她開始自主斷食時就果斷的加入了居家安寧計畫。

與拒絕維生治療的權利兩相比較，自主斷食相當站得住腳。尊重病人選擇自主斷食的道德根據，跟尊重病人拒絕救命治療的道德根據非常類似，因此自主斷食的合理涵蓋範圍也應該不僅限於末期疾病才對。

9　此外，救命的治療從病人的眼光看來可能很嚇人或很麻煩，造成病人太在意所造成的不舒服，反而看不見它的潛在好處，這就是為什麼我們有時候有把握病人事後會同意我們當初不讓他拒絕。相比之下，一位想要做自主斷食的病人如果繼續接受食物——正常吃喝——的話，既不嚇人也不麻煩，不會誤導病人。恰恰相反，有時反而是不吃不喝的困難會誤導病人。

3.3. 自殺

我們還沒有討論到可能是針對自主斷食的最重大道德反對：它是一種形式的自殺，在這個面向上與拒絕維生治療有基本上的不同。[10] 自殺是一個人故意以自己的死亡為目標，並直接的造成它。而在典型的自主斷食，一個人同樣的想要死，並直接的造成死亡。因此就描述性的事實來說，自主斷食就是一種自殺。（記得在前言以及第 1 章中自主斷食的操作定義：它不包括因吃喝太痛苦或太麻煩而不能吃喝，或胃口自然降低的狀況。）

在這一點會被當成反對理由的道德框架中，故意造成任何無辜之人（自己或他人）的死亡，在倫理上是絕不容許的。在傳統羅馬天主教道德神學架構中占優勢的自然法版本當中，人不被允許故意毀掉任何人類存在中的自然之善，其中之一就是肉體的生命本身。

此一反對的重點不在於主動殺死跟因忽略致死間的區別，它的重點在於**故意造成死亡**。拒絕治療的典型目的是「讓病人免於承受效果不彰或是麻煩到離譜的某種治療步驟」，那麼忽略掉治療，即使是醫療給予的食物及液體，就不是一種要殺死的決定，也就不能與自殺畫上等號了（U.S. Bishops' Pro-Life Committee 1992, 393）。不過呢，在其他一些時候：

> 嚴酷的事實是……撤除營養及水分……直接意圖造成病人的死亡……不論是經口還是醫療輔助……[食物與水分]被撤除不是因為病人會死，而恰恰是因為病人不會死（或死得

10　本節中許多重要內容在 Menzel 2017, 638 有述及。

不夠快）……（U.S. Bishops' Pro-Life Committee 1992, 393, emphasis added）

　　他們的觀點很清楚：當人故意的想造成自己死亡並確知那會造成死亡（像自主斷食）時，就是犯了自殺的禁忌。[11]

　　能不能用**雙重效應原則（Principle of Double Effect, PDE）**來支持自主斷食呢？自主斷食是否類同於引用此一原則的經典醫療案例——嗎啡的使用呢？從傳統天主教的觀點，給予嗎啡是正當的，因為那行為的本身是為了止痛，所以沒有什麼不對。而它後來可能造成的死亡，雖可以預見，卻也不算故意，因為原先的目的是為了止痛。此外，疼痛的解除是由嗎啡，而不是它導致的死亡所造成的。這恰恰是使用可能致死劑量的嗎啡與自主斷食之間的區別。尋求自主斷食的人就是為了要加速死亡，也確定會引起死亡，並且是死亡本身，而非停止吃喝的行為達成了病人的目標。[12]所以雙重效應原則沒法為自主斷食開脫。

　　有些人可能試圖反對這一觀點而為自主斷食辯護，聲稱只有行動，而非忽略，能夠因造成死亡而構成自殺，因此既然自主斷

11　有些人爭論，教條羅馬天主教的立場不該達成這種結論。約翰・帕里斯（John Paris）論述過各種古典天主教常常不把拒絕或撤除食物與水（包括經口）當成是自殺禁忌的理由。天主教道德神學當中提供這種對自主斷食相對自由派立場的理由要素，包括更全面的了解非強制性的「出乎常情」的治療是屬於帶來「不成比例的」或「過多的」負擔的治療，強調延長生命有時會危害到「恩惠的希望」以及「與上帝的友誼」的終極之善，還有提醒不要對故意這個多變的觀念賦予太單一的理解。這些天主教道德傳統中的重要論述請見 Paris 1992 以及 O'Rourke 2005。

12　關於雙重效應與自主斷食的更廣泛討論見 Menzel 2017，ftn 26。關於雙重效應的詳細應用以及禁止自主斷食自殺見 Jansen and Sulmasy 2002，特別是 846，848。關於雙重效應與禁止故意、直接造成的死亡間的錯綜複雜的關係見 Boyle 2017，特別是 262，272。關於雙重效應原則的深入評論分析見 Sumner 2011，56-71。

食只是忽略食物及飲水，它就不算是死亡原因，不能算自殺。但這個辯解是行不通的。忽略，尤其是有意的忽略，還是可以是死因（O'Rourke 2005, 540）。就算它只不過是忽略，自主斷食依然造成了死亡。也許可以稱它為「忽略性自殺」，「被動自殺」，或一種「獨特形式」的自殺，但它還是自殺（Birnbacher 2015; Jox et al. 2017, 187）。

然而，當我們跳脫開一個視任何故意殺死無辜之人的行為必然永遠是錯的的倫理框架後，「自主斷食屬於一種形式的自殺」此一描述性與觀念性的事實就未必令人反感了。如果這個行動造成死亡早點來臨，比起忍受巨大的痛苦或後期失智症的嚴重惡化而活著是件好事的話，那為什麼**故意**加速死亡，**確保**死亡發生，並且作為死亡**主要原因**的行動會是錯的呢？自主斷食與死亡間關係的特徵──故意，確保，造成──也許會讓自主斷食與讓死亡到來，或像嗎啡那種重心在止痛的**雙重效應**案例有所不同，但憑什麼這樣它就是錯的呢？起碼，故意確保並造成一個好的結果，似乎要比無所作為的僅僅任由同樣的結果來臨要來得更好。不僅如此，只要斷食是病人自發而非被人強加的話，那就像拒絕維生治療一樣歸於他們自己的道德權利範圍。這兩者在某些特殊狀況都可能是愚蠢或錯誤的，但自由的權利本就包括做出愚蠢決定的自由。

提供協助

上面這些，對自主斷食因為是一種自殺所以先天就是錯誤的觀點，都是有力的反駁，但對自主斷食的法律與道德容許性最大的威脅，依然來自它的等同自殺狀態。在美國的法律中，雖然完成或企圖自殺都不是一種要被處罰的罪行，但其他人都可以阻止那個企圖，而且在大多的司法管轄區法律都不允許任何人去協助它，這對自主斷食造成了很清楚的難題。自主斷食如果要成為舒服的死亡之途的話，最好要有合併緩和照顧的醫療處置，但如果自主斷食是自殺的話，它就可能牽連到照顧者成為協助自殺者。這對那些不把正當自殺當成是錯事的人來說並不構成道德的難題，但卻可能會大大的衝擊一般的法律與道德狀況。

先假定自主斷食就是自殺好了。那在什麼情況下給予自主斷食病人緩和照顧算是協助自殺呢？喬克斯（Jox）等人主張，它有時候是取決於兩個條件：（1）當這個協助或協助的承諾是使死亡發生的手段，（2）當協助的人知道並起碼部分認同病人製造死亡的意圖（Jox et al. 2017, 188）。第一個是一種因果條件，一個必要而非充分條件的「要不是……」：要不是有緩和照顧或緩和照顧的承諾的話，病人就不會啟動或是完成自主斷食了。這個條件也許在某些狀況說得通，比方說，一個本來對自主斷食很猶豫的病人，一旦照顧者給他解釋並安排了緩和照顧後就馬上決定要執行，又或者一個要進行自主斷食的病人反覆的要求保證有緩和照顧。至於在其他的情況，應該很清楚緩和照顧不構成因果上的協助：當這些臨床支持早先並沒有承諾給病人，而在過程的後期才出現，或者病人看起來就很堅決，不論如何都要繼續自主斷食（Jox et al. 2017）。喬克斯等人要強調的，並不是說那些支持照顧構成自殺的助力，就一定是錯的，而是它確實是自殺的助力，所以要從這個角度來正當化它。

一旦照顧者看清了少有可行的替代方案後，務實的考量就提供了正當性。我們來從頭檢視一下倫理狀況。想要阻擋一位有決心的人用自主斷食來加速死亡，照顧者必須做出以下三件事之一：（1）壓抑自己對「強迫約束別人身體的反感」，強迫餵食人家（Cantor 2006, 112），（2）有點偽善的讓病人開始自主斷食，但等他們已經沒辦法再抗拒強給食物飲水時，把他們從死亡的最後階段拉回來，或（3）從一開始就不給針對虛弱跟口乾的緩和治療，不斷的用食物跟飲水來引誘他們。這當中每一個在道德上都是說不過去的，因為病人是在他自己的道德權利範圍內行動。在這種情境下，醫療提供者要是還不給適當的緩和照顧的話，真稱得上是冷酷無情。因此在實務上，**就算**（a）自主斷食是自殺，（b）支持它的醫療照顧真的算是協助自殺，並且（c）協助自殺一般不被允許，緩和照顧的協助依然是倫理上可允許的。[13]

　　因此針對自主斷食的緩和照顧的倫理正當性是很強的，基於三個很有說服力的論點。第一，自己決定的自主斷食行動本身就是個受道德保護的自由。第二，照顧者就算認為某個病人不該那樣做，也應該尊重這個自由。第三，當一個病人真的做下去時，照顧者應該為他病人的最佳利益服務——也就是說，給予緩和支持。

　　這結論很重要，因為要讓自主斷食成為可行的選項，支持治療是非常關鍵的。不過這麼強的倫理正當性，未必就禁止醫療提供者勸退自主斷食（見下面第四節）。這結論也容許醫療提供者本諸良心反對整個自主斷食，只要他們能把病人轉介給其他願意接受的醫療提供者。

---

13 與此不完全相同，但極類似的推論曾被南澳的最高法院，使用於 *H Ltd v J* 2010，以規避協助自主斷食就是犯協助自殺罪的結論。那位法官之前曾判定自主斷食不算自殺，但聲明就算它是自殺，「單單尊重有決定能力者的拒絕並不具備構成教唆協助所需的鼓勵要件」。見 White et al. 2014, at 382-384。引用文字是懷特（White）等人描述的法官的立場，並非法官的原話。

末期疾病與「自殺」

　　雖然自主斷食是名符其實的自殺，但在它的許多情境中，人們也許並不這麼看。「自殺」一詞，就算技術上必備的故意、確保，以及因果三大充分及必要條件俱在的情況下，也還是個彈性滿大的詞彙。比方艾倫・艾伯特（Alan Alberts）就用自主斷食來確保自己不用活到他的失智症不斷惡化的時候，這個目標在他的心中是如此的清楚，他的妻子菲莉絲・夏克特（Phyllis Shacter）寫道「我們兩個都從來不曾想過」艾倫的拒絕吃喝居然也算自殺，它明明就只是用比較好的方法來取代原本要惡劣得多的死亡之途而已（Shacter 2016, 95; Shacter 2017）」。

　　如果我們不把病人拒絕明明用來救命並且是非侵入性的治療（例如治療肺炎的簡單抗生素）當成自殺的話，我們為什麼要把拒絕飲食當成是自殺呢？有時病人拒絕維生治療的企圖就是要加速死亡，而不只是要停掉麻煩或無效的治療而已。當然，有許多人不把拒絕維生治療看成跟自主斷食的拒絕吃喝是一樣的「自殺」，僅僅因為維生治療是治療。但這不能回答如果企圖跟因果關係在兩者都一樣，並且兩者所造成的死亡都比活久一些要更好的話，這種不同還有什麼意義的關鍵疑問。

　　對「自殺」這個標籤的變化運用，不只可見於自主斷食的共識，也可以見於想把醫助死亡合法化的努力。醫助死亡合法化的倡導者常堅稱它不是「協助自殺」，這種它在稱謂上不是「自殺」的觀點，也被美國自殺協會（American Association of Suicidology 2017）所認同。立法者跟選民是否有機會贊成它合法化，似乎很受到標籤的影響。把醫助死亡稱作「醫助死亡」而非「醫助自殺」，未必單純是鑽文字漏洞而已。當加速死亡僅限定用在「末期」病人（如同在許多醫助死亡已經合法化的司法管轄區那樣）時，把它稱作「協助死亡」是正確的——因為病人本來就**正在**死亡。然而在同時，既然具有企圖死亡、確保死亡，以及直接造成死亡這三大特徵，病人使用醫助死亡的行動也是自殺。所以，這行動在描述性上同時有兩種屬性。

也許在自主斷食方面對「自殺」的認知也反映了類似的觀察。就算自主斷食加速了原本還可以撐六個月以上的病人的死亡——比方說為了避免失智症惡化到了喪失定能力——這情況還是可以被合法的視為「末期」。不斷惡化的失智，就算速度不快，在當事人自己的感受仍然可以很「末期」。它跟正常的年老完全不同，因為當事人真的越來越喪失自己的心智。因此以對人的重要性而言，它就是個末期狀況（Menzel 2013, 342-343）。

在道德專制主義者的架構之外，自殺所發生的情境是重要的。人們一般看待自殺的角度是，一個**不正在邁向死亡**的人故意的殺死自己是悲劇或是錯的。因此，發生在人們視為末期狀況的自主斷食就常常不被視為自殺。自主斷食實際上就是自殺，但在既不悲劇又不禁忌的情況下，許多人不會把它視作自殺。這樣一來，「自殺」就成了規範性詞彙：當它錯的時候就叫「自殺」，當它不是錯的時候就叫「協助死亡」。[14]

---

14 有些作者用甚至更實務的規範性角度來討論自主斷食是否是自殺的問題：因為自主斷食與協助自主斷食事實上都是法律允許的，因此就不該用「自殺」的標籤。見 Schwarz 2011。不過我們要記得，若是把自殺的標籤從醫助死亡與自主斷食拿開，而僅保留那些悲劇的，據稱病態的，並常常是暴力的，我們毫不猶疑地稱之為「自殺」的行動的話，可能帶來一種危險。Phoebe Friesen 用許多詳盡的證據來申論說，畫出這樣強的一條分界線，會把那些企圖自殺的人污名化為精神有病，但其實並不一定是那樣。如此就沒有依他們的個別情況來尊重那些人，也妨礙了適當的治療。因此，畫出這種區別是個雙面刃：它對醫助死亡與自主斷食是有好處的，但會用道德貶抑的標籤不正當的污名化那些「自殺」的人（Friesen 2020, especially 34-35）。

綜上所述，正當化自主斷食的道德權利的理由也許跟支持拒絕維生治療的理由不完全一樣，但兩者滿接近的。額外所需的考量也很充分：（a）真正自主自願的自殺並非先天就是錯的，（b）如果自主斷食並不是自殺，或（c）即使如果自主斷食實際上就是自殺，協助它還是可以允許的。只要拒絕經口飲食是出於病人自願而非被迫——我們為拒絕維生治療設下的同樣限制——那麼自主斷食就是病人的道德特權。兩者都反映了自我決心、對人的尊重，以及自我身體的所有權。

3.4. 一個不同的比較：醫助死亡

拒絕維生治療的道德權利的許多要素也可以適用在自主斷食，但比較少能適用在醫助死亡，這讓醫助死亡比起自主斷食更難正當化。但不論如何，自主斷食還是有一些跟醫助死亡一樣的描述性特徵，讓它受到道德上的挑戰。

就跟拒絕治療一樣，自主斷食說到底就是拒絕別人對自己的身體做某些事（強迫餵食，管子灌食）。醫助死亡則不同：一位病人要求別人對自己的身體做某些事（或至少為他做某些事，好讓他能對自己的身體做某些事）。醫助死亡不像自主斷食那樣，是阻卻別人做一些他們可能想要做的事（強迫餵食）。其結果是，任何加速死亡的權利的最基本面向——病人自己控制自己的身體——清楚的保障了自主斷食一如保障了拒絕治療，然而在醫助死亡就沒辦法說得那麼篤定。

當然，這種拒絕別人做某些想做的事，與為達到同一目的而要求別人做某些事之間的區別滿值得懷疑的。強調為病人好的人士，可能會覺得這區別微不足道，認定醫助死亡、拒絕治療，與自主斷食都是道德上相同的避免受苦與避免活得太久的選項。至於其他一些不那麼強調效果，而比較強調病人基本權利的人士，則會傾向於在意當中的區別，視拒絕治療為最受到保障，自主斷食緊追第二，而醫助死亡就比較難說。

這些區別雖然還有爭論餘地，但確實可以解釋我們為什麼賦予拒絕治療與自主斷食比起醫助死亡不同的認同度。可允許的自主斷食，就如同拒絕治療，並不限於末期疾病，然而在許多醫助死亡合法的司法管轄區，都會為醫助死亡設下末期疾病的限制。我們尊重病人拒絕治療以及選擇停止飲食決定的中心要素——身體完整性以及自我所有權，在醫助死亡這邊就不那麼顯而易見。試想一下我們對醫助死亡的憂慮：它可能會創造一種文化：人只要變成「負擔」時就該死了，或僅僅因為他們厭倦了活著就馬上被允許自我了斷。也許我們應該，並且確實也會，對拒絕治療與自主斷食抱有同樣的憂慮。但在這兩種情況，這種憂慮很容易就會被個人控制對自己的身體做什麼的強大權利所排除。至於在醫助死亡，此一最強的道德理由沒有那麼站得住腳。因此，把醫助死亡設限在末期疾病或嚴重的病況，會比拒絕治療或自主斷食的情況要容易說得過去。

然而，在一個很顯著的面向，自主斷食確實比起像拒絕治療要更像醫助死亡——自殺。在自主斷食與醫助死亡中，病人都想要尋死，並且有自信可以造成死亡。如果自殺是一種絕對（或幾乎絕對）不正當的行為的話，自主斷食就跟醫助死亡一樣很難正當化，但這個「如果」太沒根據了。如同之前提過的，人不能單單只憑自主斷食可以被精準的描述為「自殺」，就硬以倫理來反對它。用明確的企圖與確保達標的手段來加速死亡，並不見得比沒有這樣的企圖與確保而同樣加速死亡要來得糟。

最後分析起來，自主斷食與拒絕治療之間的神似，給了它不少道德上的保障。但自主斷食因為跟醫助死亡也有不少相似之處，讓它面臨了一些醫助死亡也面臨的倫理挑戰。

3.5. 資訊，鼓勵，說服

如果前述的分析是正確的，一位有決定能力的病人自主斷食是道德上可容許的：該選擇在倫理上受到保障，並且理應受到尊重。那麼醫療提供者供給自主斷食病人有效的緩和照顧就也是可容許的，就算這種支持被視為協助自殺也是一樣，醫療提供者甚至可能有義務要提供這種照顧。然而，這些結論尚沒有解決圍繞著自主斷食實務的全部問題。當一位病人沒有問到關於自主斷食的選項時，我們該主動告訴他嗎？該不該不僅告訴，還正面的鼓勵任何一位病人採行自主斷食呢？該不該勸退任何一位想要自主斷食的病人呢？

資訊

有些人聲稱醫療提供者沒必要告知任何病人關於自主斷食的事（Jansen and Sulmasy 2002; Quill et al. 2018, 125）。一個更強烈的版本聲稱，就算病人有問到加速死亡的選項，不把自主斷食的選項包括進去也是可以的。一個甚至更強烈的版本還加上，不僅倫理上允許不告知，醫療提供者甚至根本不應該告知。詹森與薩瑪西（Jansen and Sulmasy）就採取這樣的立場。首先，他們認為實行自主斷食的選項不是生命終末病人標準照顧的一部分，因此沒有義務要告知病人（Jansen 2004, 72）。此外，醫師根本不應該對病人提到這回事，因為只要提了，病人就有可能因受到引誘或影響而選擇了它。這樣的話，這位醫師就等於建議、協助，或引誘他人（病人）做一件錯事（Jansen and Sulmasy 2002, 848）。進一步設想同謀可能的話，甚至可以聲稱醫師除了自己不告知之外，也沒有義務轉介病人給別人。

就算對一位因自己個人的觀點或倫理背景而強烈的反對自主斷食的醫療提供者來說，這種立場也難稱正當。如果病人拒絕食物跟飲水在道德與法律上都是被允許的（雖然在某些個別案例中這未必是正確的決定），剝奪他們所需的訊息怎麼會是適當的呢？專業的照顧者通常是最有能力告訴病人有關自主斷食的正確資訊，以及進行時會發生什麼事的人。

相反的，另一個極端也未必更正當：告訴所有病人關於自主斷食的選項，包括那些既沒詢問過它，也沒有任何跡象顯示可能有興趣的病人。生病的人常常傾向把自己看成不只是自己的、也是他人的負擔，所以任何人，尤其是那些在病人心中擁有特別權威的醫療提供者們，都不可以助長那種催促不真那麼想死的人早點死的風氣。醫療提供者們必須謹慎從事，審度情況來判斷權衡，折衝兩種可能的風險──一是不把一個病人可能想要（並且完全有權利要）的可行選項告訴他，二是告訴得太多，太突然，或使用的語氣讓病人覺得被迫要選擇它。這兩種風險都應當盡可能減少。理論上說，這兩者並沒有哪一個比另一個糟得多，好讓我們選哪一個比較不會犯錯。藉著不告知病人他們完全有權利知道的關於加速死亡的事，而強使他們身陷在有理由不想繼續下去的生命當中，是非同小可的干預妨礙。

在這兩個極端之間，有一個在倫理上比較明智的中庸立場：就是認可人一般都有知道可被允許的選項的權利，**並且**任何人都不該做出任何可能逼他們加速死亡的事。而後，試圖找出最能尊重個別病人的那種用語與資訊的平衡。像這樣的辨別，是個很不容易的責任，但有時卻是專業倫理判斷之所必須。比爾，那位嚴重乳癌的患者，也許就是個好例子。他迫切的尋求能逃離難以忍受的身體狀況的方法，而只有自主斷食是唯一合法的選項。第一次被告知時他沒有興趣，認為它沒有尊嚴又太困難。當他的病況持續惡化，他的醫療提供者面臨了該不該再度向他提出自主斷食的兩難，最後決定還是要說，而比爾果斷的做了下去。他們的判斷也許有些風險，但最終證明是有智慧的。

接下來是個不可避免的問題：盡到資訊方面的責任。在病人很可能有興趣加速死亡的情境中工作的照顧者們，該不該擁有自主斷食的基本臨床知識呢？最起碼，安寧團隊以及緩和照顧的醫師與護理師們應該要有相關的知識。正如同我們該向所有考慮拒絕維生治療的病人提供緩和照顧，我們想說自主斷食的資訊也應當一樣的普遍。所有照顧瀕死病人的醫護人員，都應當最少要知道還有自主斷食這個可能的最終選項，即使他們個人並不贊同它。

鼓勵，勸阻，說服

不只告知，還鼓勵病人自主斷食能算正當嗎？勸阻它能算正當嗎？[15]

對兩個問題都回答「不正當」好像很誘人，這可能是最安全的倫理立場。因為勸阻實質上構成了一種對病人理應擁有選項的阻卻，而超出充足無偏見的資訊程度的鼓勵則有施壓病人加速死亡之嫌。不過不論如何，有些特殊情況確實需要超出資訊之外的建議。

---

15 Beauchamp and Childress（2001, 93-98）列出了對病人影響的範圍，從資訊到說服到操縱跟逼迫。

　　舉例說，一位護理師或醫師可能會遇見一位反覆詢問（甚至要求）加速死亡方法的病人，但他被告知自主斷食的資訊時，卻沒能完全理解——尤其是有好的緩和照顧支持，自主斷食的死亡通常不會不舒服的那部分。他不只一次說：「我應該做不到。」那麼提供者可不可以再度耐心地對他解釋一次自主斷食的典型過程，加上一點稍稍鼓勵的話語，比方「如果你真的不想在你的狀況活下去……我覺得你應該做得到，我們會盡全力讓你舒服」。這算不算一種不當施壓，還是算一種有智慧有眼光的助力，讓病人符合自己的價值觀，而且最終能得到這個鼓勵的好處呢？

　　同樣的，從反方面來說，一個提供者可能會感受到一位即將實施自主斷食的病人恐怕無法真的有辦法堅持到最後，或他可能會因自主斷食而錯過了復原或改善生活品質的機會。提供者在告知病人有關選擇此一死亡方式的重要事實後，也許會向病人探詢他到底有多大的決心。對此比較適當的說法可能不是「勸阻」，而只是很坦誠的分享雙方的想法，以病人的疾病狀況還有性格來說，自主斷食是不是個聰明的選擇。不過就算它可以算溫和的勸阻，又有何不可呢？

　　與此相當不同而不可接受的，則是一種自以為是的勸阻方式：比方在病人說他考慮自主斷食時斷然的說：「喔，你不會想要那個的。」或用一種譴責的語氣說：「那是自殺喔，你知道。」當然，在某些倫理框架中自主斷食確實可能是錯的，因為它是自殺，但那並不是用來評價自主斷食的唯一框架。同樣的，有些鼓勵行為即使出自好意也不太妥當：比方對一位已經從照顧者那兒聽過它是合法可行的選項，卻沒表示任何興趣的病人說：「你知道，有好多跟你一樣情況的病人都有做（自主斷食）喔。」把病人推向其中任一方向的最糟最不適當的方式，就是直接企圖說服病人接受提供者自己的道德觀。但一位醫護人員還是可以因為在道德上不贊同病人想要做的自主斷食行為，而基於良心反對，將病人轉介給其他能接受的醫護人員後退出。正因為病人擁有自主斷食的道德權利，所以那位醫護人員即使是出於道德良心而反對，也該轉介給他人。

3.6. 結論

1. 雖然某些特定的人與特定的倫理傳統在道德上反對自主斷食也有他們的道理，但因此否決病人經由自主斷食加速死亡的自由是不合理的。他人不應妨礙這個決定，並且也不該譴責實行的病人。對自主斷食的容許，是奠基在與拒絕維生治療的道德權利一樣的要素之上的：身體的完整性與自我所有權、自發的決心，以及對人的尊重。任何覺得拒絕維生治療應受到道德保障的社會，也應當將同一保障延伸到自主斷食。

2. 自主斷食的臨床支持——特別是安寧與緩和照顧——就算並非義務，最少也該被允許。這種照顧並非協助自殺，就算自主斷食是自殺，甚至就算這種照顧是不可或缺的協助。既然病人本諸他們自己的道德權利停止吃喝，提供者就可以根據病人接下來的最佳利益提供所有需要的照顧。基於正常對病人的職業忠誠，照顧者除非將病人轉介給他人，否則甚至可能有義務要提供這種照顧。

3. 拒絕告知任何病人自主斷食的選項，或是告知所有的病人這個選項，在倫理上都是不正當的。病人通常有權利知道適合他們臨床狀況的可容許選項，對某個病人可能很重要的資訊，就不應該被保留，然而任何人都不可做出具有逼迫病人加速死亡意味的行為。明智並技巧的選擇要把什麼傳達給不同的病人，是照顧者無法避免的責任。

4. 除了提供正確的訊息之外，提供者通常不該明確的鼓勵或
勸阻自主斷食。不過，在偶爾有些病人難以理解自主斷食的難易
的狀況之下，提供者可以善解人意的鼓勵或勸阻病人將做的決
定，但絕不可演變成企圖說服病人接受提供者自己的道德觀。

3.7. 前面案例的倫理議題探討

案例1.1 艾爾：肌萎縮性脊髓側索硬化症的摩托騎士

在與惡性腦瘤搏鬥十年之後被確診肌萎縮性脊髓側索硬化
症，艾爾很快的就惡化到臥床不起、沒辦法自己進食的程度，必
須全天候的由認真負責的護佐們照顧。在他要求的一次醫師居家
探訪當中，他解釋了他對他的獨立自主與個人隱私是多麼的重
視，並直接詢問了不再延長生命的選項。他被非常詳細的告知了
自主斷食的選項，並且很快的決定要付諸實施。當他準備好要啟
動自主斷食的時候，他有管道可以住到醫院內的緩和照顧單位。

艾爾很想要留在自己家中，但他的護佐們以及他們的派遣單
位決定他們不能支持他做自主斷食。結果他就住進了醫院內的緩
和照顧單位，入院24小時之內他就完全停止了吃喝。不斷的有
摩托騎士朋友來探視他，而許多之前家中的護佐們也來了，和善
的試著接受他的決定。由於他之前已經承受過病情的巨大折磨，
所以覺得自主斷食並不困難，他的常識觀點就是那是唯一可行的
選項。十二天之後，他安詳的死亡。

重點結論

- 艾爾在被告知自主斷食前，就已經詢問過加速死亡的選項
了，所以提供者無需面對是否該或何時該告知的困難處

境。

- 醫師確認他有決定能力，並且對自己的決定表達得很清楚有決心，這種「乾淨」的決定避開了有些其他案例所面臨的倫理兩難。

- 艾爾的居家護佐強烈的反對停止餵食，有幾位認為他們若幫忙就是「協助自殺」。他不同意但接受他們的決定，接下來住院。住院時許多居家護佐都來探望他，雙方的和善態度讓人際與倫理的緊張感大大的降低。

案例1.2：罹患頑強癌症的比爾

比爾很生氣不能合法的得到醫助死亡。第一次聽說自主斷食的時候，他覺得它「不成熟又野蠻」。他的癌症轉移造成了腿跟手臂的病理性骨折，因此只能臥床，而且一動就痛得受不了。他覺得沒有醫助死亡這個選項真是太不公平了。

他考慮過用槍自殺，但知道就算能成功，也會讓他的妻子過於悲慟。他的醫師決定再一次提出自主斷食作為唯一的非暴力選項，比爾在一天之內就接受了。由於他已經住在了醫院內的緩和照顧單位，工作人員都已經跟他很熟，清楚他堅持「死亡權利」的態度，都堅定的支持他的選擇。他立即開始了自主斷食，沒有片刻動搖，而在十二天後相對安詳的死亡。

重點結論

- 比爾在沒有其他可行選項下的自主斷食決定，符合他長久一貫的獨立自主與對「死亡權利」的價值觀。

- 在第一次討論時，他很生氣的說自主斷食很「野蠻」。比爾的醫師們判斷，在他的價值觀框架之中，自主斷食是唯一可行的選項，所以鼓起勇氣再度提出來。他們的決定，事後因比爾很快的選擇它並從未動搖過而證明是正確的。

案例1.3：早期阿茲海默症的 H 太太

H太太因為一位認識的人成功的使用自主斷食而得知自主斷食，並且被那個人的自主與決心所感動。當她的進行性失智症的診斷確定之後，她一直很堅決的要留在自己的家中。數年後，她提出了自主斷食的可能。經過她與醫師長時間的會談之後，醫師告訴她的家人，她「對自主斷食很認真，但還沒有準備好」。接下來經過了幾個月的歡樂與緊張，下一次的會談產生了不同的結論：「她現在準備好了。」哀傷與解脫感相攜而至，她要用立即的行動來制止失智症的未來災難。

不久之後她就開始了居家安寧與自主斷食，接著連續幾天，她都當著朋友與家人們的親切主人。她的口腔舒適問題被專業處理得很好，八天後她陷入無意識狀態，並且在一天後死亡，身邊圍繞著自己的至親。

重點結論

- H太太與一位信任的醫師針對失智症、自主斷食，以及她想要的時機的私下諮商造成了延期，還有隨之而至的苦惱與壓力，但也因此得以確認，她最終所做的自主斷食是她真心想要的。

- 為了預防將來的嚴重失智而預先實施自主斷食，難免要面臨該何時啟動自主斷食的困難問題。

- 病人和家屬面臨著雙重現實：感到在仍有剩下珍貴時間時加速死亡的悲傷，同時卻也有著戰勝了心目中未來嚴重的失智惡夢的滿足。

- H太太承認自主斷食被視為「自殺」的現實，雖然她自己並不這麼看待自己的最終路途。

案例1.4：罹患肺癌的G.W.

在G.W.七十八歲時，針對他的轉移性癌的所有治療都失敗了，他以一輩子一貫的果決、負責、堅忍的性格接受了這個消息。他安排了腫瘤科醫師所建議的居家安寧，並且神智清楚的簽署了「自主斷食協議」。他的妻子已經有早期失智的徵象，對安寧的細節強迫性地遵守，包括將來丈夫若是請求水或食物時要忍住不給他。他的妻子跟女兒在自主斷食進行時幾乎全程陪同。

G.W.在妻子拒絕給他水時常常會翻白眼、呻吟。女兒忍不住會給他一點水啜飲，他會緩緩的說「謝謝」。G.W.的妻子會斥責他的要求還有女兒的屈從，女兒與妻子為此發生過激烈爭吵。他的女兒一直不清楚病人與安寧團隊間所謂的協議，顯然安寧護理師並沒有事先警告他們可能會遇到的困難。

重點結論

- 對考慮自主斷食的病人，應當詳細告知它的過程，包括各種困難以及應對方式。提供者必須有能力供給充分的緩和照顧支持。
- 提供者應當就自主斷食會為病人做些什麼，與他們達成口頭或書面的清楚同意，此一同意應當也給予代理人以及近親，並且最好也先跟他們討論。
- 到底什麼才是同情可以很複雜。女兒內心也懂，給她父親要求的水未必是唯一的同情之舉，拒絕那要求以免延長那辛苦的過程可能也同樣是同情。

- 為了解決這種病人喪失決定能力後經常會出現的兩難，在開始自主斷食前，應當要慎重考慮寫份接下來過程中的斷食預立醫療指示。

第 4 章

法律議題

塔迪烏斯・波普

4.1 簡介

在第 2 以及第 3 章中，我們看到對一些為了避開當下或未來的不可忍受的狀況而想要加速自己死亡的病人來說，自主斷食可以是一種醫學上與倫理上都合理的「逃離選項」。不過呢，病人、家人，以及醫護人員若是害怕它所帶來的諸如刑事起訴、民事責任，或紀律調查等法律副作用的話，就會不想參與其中了。因此在本章中我們致力於釐清自主斷食的法律面，以減少這種不安與恐懼。

我們一開始會立論醫護人員以及醫學團體廣泛的認為自主斷食是合法的。雖然如我們將在第五章中看到的那樣，特別是在長期照顧機構（Long Term Care Facility）當中，變化一直都有，但法律上的不確定性通常不構成太大的阻礙。事實上，一位病人實行自主斷食的權利是被廣泛認知並被廣泛接受的，就算在那些法院及立法機關並未提及自主斷食的司法管轄區我們也可以這麼認為，因為自主斷食穩穩地落在病人拒絕治療與照顧的權利範圍當中。

在確立了自主斷食的權利以及醫護人員對這個權利的接受之後，我們會繼續討論更加具體的法律考量。第一，照顧者對自主斷食的支持可能並不構成協助自殺的罪行。第二，自主斷食可能並不構成對弱勢成人的虐待或忽視。第三，自主斷食通常對人壽保險並無影響。第四，醫護人員也許有義務要討論自主斷食。第五，醫護人員有權利基於良心拒絕參與。

最後請注意，雖然在第2以及第3章中，臨床以及倫理的論點適用範圍很廣，但法律的分析卻是因司法管轄區而異的。接下來的討論主要集中在一般主要的司法管轄區：澳洲、紐西蘭、英國，以及美國（Atiyah and Summers 1987）。此外，在像加拿大、澳洲，以及美國這樣的聯邦制系統中，醫療照顧大多是由州級或省級管理的，因此就算同一國之內的不同州和不同省之間也會有實質的差異（Meisel, Cerminara, and Pope 2020; Trowse 2020）。

4.2 自主斷食被廣泛的認為合法

想要讓有意願的病人、家屬，以及醫護人員參與，建立自主斷食的合法性是必須的，但這樣還不夠，同樣重要的是這些人如何去看待這個合法性。畢竟，醫護人員與病人們有時會誤以為某些終止生命的醫療介入可能是被禁止的（Goldstein 2012; Meisel 1995; Sherazi 2008）。這種認知雖然錯誤，影響卻很大。醫護人員若是認為某些介入是違法的話，就不太可能去提供它們（Johnson 2009; Johnson 2012）。因此不只要討論自主斷食的實際合法性，也必須討論醫療照顧專業人員認知到的合法性以及接受度（Pope and Anderson 2011）。

在過去的十年中，自主斷食越來越被認識到是一種合法且適當的生命終末選項（Pope and Anderson 2011）。舉個例子，夏威夷立法機關在它2018年醫助死亡合法化的法規序言中評述：「自主斷食⋯⋯是當前夏威夷末期病人的一種可行選項。」（Hawaii 2018）[1]同樣的，西澳的一項議會報告結論說：「一位有決定能力的人士拒絕吃喝的絕對權利在法律上是很清楚的。」（Western Australia 2018）儘管如此，像這麼清楚的宣示並不那麼常見，更常見的情況是，生命終末法律悄悄地變革而默認自主斷食的合法性。其結果就是，自主斷食的本身幾乎從來都不是立法或行政法規的主題。

　　儘管針對自主斷食的正面立法或管理授權相當罕見，但自主斷食被大多的專業健康照顧組織「視為合法」。舉例來說，在美國，美國女性醫學從業人員協會（American Medical Women's Association），美國護士協會（American Nurses Association），以及急性後期及長期照顧醫學會（Society for Post-Acute and Long-Term Care）（ANA 2017; AMWA 2007; Wright et al. 2019）都曾發表過支持自主斷食作為臨床與倫理上的適當選項的官方立場。在歐洲，奧地利緩和照顧學會（Austrian Palliative Society），荷蘭醫學會（Dutch Medical Association），歐洲臨床營養及代謝學會（European Society for Clinical Nutrition and Metabolism），德國緩和醫學會（German Society of Palliative Medicine），國際安寧暨緩和照顧協會（International Association for Hospice and Palliative Care），瑞士醫學會（Swiss Medical Association），以及世界醫學會（World Medical Association）都曾發表過官方的支持指引（De Lima et al. 2017; Druml et al. 2016; Feichtner, Weixler, and Birklbauer

---

1　一項加州（California）提出的法案建議，醫師應有義務與末期病人討論自主斷食，因此也同樣認可了自主斷食的合法性（California 2009）。

2018; KNMG 2011; Nauk, Ostgathe, and Radbruch 2014; Swiss Academy of Medical Sciences 2018; World Medical Association 2016）。

　　值得注意的是，自主斷食不僅僅被上述這些專業學會，也同樣被一些最重要的安寧與緩和照顧醫療人員「視為合法」。舉例來說，像是艾拉・碧阿克（Ira Byock），戴安・梅耶爾（Diane Meier），以及提摩西・奎爾這幾位權威全都認可自主斷食的合法性（Byock 1995; Quill and Byock 2000; Miller and Meier 1998）。領導群倫的醫學倫理學家們，像是詹姆斯・伯爾納特（James Bernat），朱利安・薩武列斯庫（Julian Savulescu），以及羅伯・楚奧格（Robert Truog）也都是一樣（Baumgartner 2006; Cochrane and Truog 2005; Bernat, Gert, and Mogielnicki 1993; Savulescu 2014）。更廣泛的審視數十年來的同儕審閱醫學文獻，可以發現這幾乎是個一致的立場（Eddy 1994; Eddy 2005; Harvath et al. 2004; Montgomery 1996; Sullivan 1993）。[2]一項研究發現，高達 90% 的醫療照顧專業人員把自主斷食歸類為自然死亡或拒絕維生治療（Stangle et al. 2021）。

　　對自主斷食的認可與接受的最佳證據，也許不僅來自於政策宣示與期刊文章，而是來自於它實際上的廣泛運用。自主斷食在許多國家都有著可觀的實行率，第 1 章中的那些案例，只不過是在美國的許許多多案例（儘管實際數字不清楚）當中具代表性的

2　必須承認，有些傑出的醫護人員以及生物倫理學家主張自主斷食並非合法的生命終末選項（Jansen and Sulmasy 2002）。另外有些雖支持自主斷食，但敦促需要有更多的相關研究（Bolt 2020; Ivanović et al. 2014）。在一項研究中，有 12% 的受訪者覺得人不應該有拒絕食物或飲水的權利，而另外有 17% 不確定（Alzheimer's Australia 2014）。

一小部分而已（Ganzini et al. 2003）。[3]至於其他地方，研究顯示自主斷食占荷蘭的長期照顧機構中的死因的將近2%，而在瑞士則佔將近1%（Chabot 2007; Ivanović, Büche, and Fringer 2014; Onwuteaka-Philipsen et al. 2012; Stangle et al. 2020; Stangle et al. 2021; Van der Heide et al. 2012）。同儕審閱醫學文獻顯示，自主斷食在日本與德國也都有被廣泛的運用（Hoekstra, Strack, and Simonet 2015; Shinjo et al. 2017）。

最後，認知、實行，以及合法性這三者並非彼此獨立的，他們互有關聯並且互相依存。自主斷食被公開並廣泛的實行這個事實，不僅對它的可行性，同時也對它的合法性很重要。法律對醫療專業是很尊敬的，並且給予它相當大的自律自主性（Dobbs et al. 2020）。因此，如果醫療專業認為某個方式（比方自主斷食）是合法的，那麼法律很可能也就會認定它是合法的。

4.3. 病人自主斷食的權利是已定法

一個病人拒絕治療的權利，從1970年代開始就早經確立是一般法理（Meisel, Cerminara, and Pope 2020）。有決定能力的病人可以執行這個權利，即使拒絕治療意味著導致他們的死亡，這個原則在邏輯上和觀念上都一直涵蓋了自主斷食。畢竟，如果一個人可以拒絕「任何」處置，那麼當然也可以拒絕「這個」處置。因此，法庭會明確的把「拒絕的權利」原則延展到自主斷食自然不足為奇。

在以下的這些法庭案例當中，病人想要自主斷食，但照顧者要不然以為那是不可以的，要不然想要有更清楚的原則可循。在

3　我們在本書末尾的附錄E當中蒐集了另外數十個個人故事。

每一個案例，法庭都判決病人可以自主斷食，而醫護人員應當尊重那個決定。這些案例來自澳洲、加拿大、英國，以及美國的法院裁定。

澳洲

一個最清楚並且最具深思熟慮的案例來自南澳（*H Ltd v J* 2010）。J，一位住在長照機構的七十四歲女性，罹患了肌肉萎縮性疾病，造成她行動會痛。經過長時間的考慮之後，J宣布她想藉由自主斷食來結束自己的生命的計畫。機構並不反對J的計畫，但管理者不確定自己是否被容許或有義務去遵從J的計畫。所以機構把這事送上法庭以取得宣告，好釐清機構在法律上可以或必須配合的程度。

2010年，南澳最高法院判定，機構不僅可以，而且是必須尊重J自主斷食的決定。有鑑於J已經拒絕，機構既無義務亦無法律的正當性再給她飲水。法院提供了四個理由：第一，普通法並無要求在住民拒絕時還必須提供飲食的義務（*H Ltd v. J* 2010, 36）。第二，自主斷食並非自殺，因為人沒有進食的義務。「把餓死自己當成自殺是有疑問的。」（*H Ltd v. J* 2010, 56-65）。第三，該機構尊重J的決定並不算協助自殺，因為它本來就沒有義務去防止（*H Ltd v. J* 2010, 67-68）。第四，儘管正常情況下該機構有提供其病人食物的義務，但在一個有決定能力的病人拒絕時，該義務就沒有了。任何提供照顧的義務，在當事人撤除合作時就不復存在（*H Ltd v. J* 2010, 73-74）。

在達成這些結論的過程中，南澳法院發現過去大多數（如果不是所有的）拒絕飲食的法律案例，牽涉到的是「人工」營養及給水（比方經皮內視鏡造口腸道餵食管、鼻胃管，或全靜脈營養）。法院注意到 J 的案例與之不同，因為食物不是醫藥，而用手餵食（Hand Feeding）不是「醫療給予」。儘管如此，法院認定此種差別無關緊要，不足以據之區分自殺與自決（*H Ltd v. J* 2010, 64）。[4] 個人有權利做出影響自己生命的決定，而在住民理性自主的拒絕食物飲水時，醫護人員就沒有責任去提供它們（*H Ltd v. J* 2010, 86-88）。

加拿大

一個英屬哥倫比亞的法庭在 2014 年進行了區別人工餵食與經口餵食的類似分析，該法庭認定經口的營養與水分（用湯匙或杯子來促成）是「人身」照顧而非「醫療」照顧（*Bentley* 2014, 84）。但就像南澳的法庭一樣，加拿大法庭也認定此一區別無關緊要。醫護人員在沒有病人的同意下，不應給予任何服務（醫療照顧或人身照顧）（*Bentley* 2014, 46）。

成年人受一般法律保障的同意或拒絕權利不限於醫療照顧，也包括人身照顧（*Bentley* 2014, 84）。雖然幾乎所有關於拒絕權利的案例，都是在醫療情境下決定的，但此一權利的應用範圍卻不止醫療情境，拒絕的權利是奠基於一種更廣的個人自主性以及身體完整性的權利。簡而言之，有決定能力的成人擁有拒絕人身照顧或基本照顧的一般法權利（*Bentley* 2014, 46, 121）。

與南澳法庭不同，該英屬哥倫比亞法庭並未宣布一些把拒絕人工給水的權利也延伸到經口給水的新規定或新政策。取而代之，英屬哥倫比亞法庭評述自主斷食的權利已然確立。其他一些

4　法院指出，提供者義務的消除取決於患者拒絕的持續運作。如果患者撤銷他的指示，那麼提供者的義務將再次生效（*H v J* 2010, 62, 91）。最近的一份議會報告得出的結論是，同樣的規則也適用於澳大利亞其他州（Western Australia 2018）。

加拿大法庭過去已經認定，一位成人只要具有決定的心智能力，就可以拒絕吃喝而死於脫水（*Bentley* 2014, 140）。該英屬哥倫比亞法庭引用了一個魁北克的羅伯特·柯貝爾（Robert Corbeil）的案例，他是一位在越野車意外之後四肢癱瘓的男士。

柯貝爾要求醫護人員尊重他停止進食的決定（Manoir de la Pointe Bleue 1992）。魁北克的高等法庭同意了，結論是它不能否決病人自主斷食的意願，正如它不能規定一個病人必須接受化學治療或血液透析。與上面提到的南澳與哥倫比亞法庭不同，魁北克法庭認定「餵食是一種醫療，而柯貝爾先生有權利拒絕它」。不過這一點對該判決並不是必要的，魁北克法庭也注意到，加拿大法律改革委員會已經明確表達過不只有拒絕「治療」，也有拒絕「照顧」的權利。因此，不管食物和飲水是被視為醫療照顧還是人身／基本照顧，其結果都會是一樣的。

英屬哥倫比亞法庭與魁北克的法庭並非特例，其他的加拿大案例也佐證了病人自主斷食的權利（Astraforoff 1983; Truchon 2019）。事實上，加拿大對自主斷食的接受度是如此扎實，以至於最近一個省級醫事委員會同意一個病人用自主斷食來讓死亡成為「合理的可預期」，好讓她能取得醫助死亡的資格（College 2018）。[5]

總結來說，加拿大有著充分並恆定的前例來支持成年人自主斷食的權利。除此之外，幾個近期的法律學術研究審視了這些案例以及它們所根據的原則後，也都提供了進一步的確認。它們一致的結論是，自主斷食在整個加拿大都是合法的（Downie and Bowes 2019; Mader and Apold 2020）。

5　一個法庭後來去除病人的死亡必須是「合理的可預期」的法律先決條件，因為那要比加拿大最高法院所認定的憲法權利來得有限制性。

英國

並不只有澳洲與加拿大的司法系統宣告過實施自主斷食的權利。2012年，一位七十四歲的英國女性蒙妮卡・庫克（Monica Cooke）患有多發性硬化症，讓她失去了移動能力、味覺，以及嗅覺。庫克決定自主斷食，並在開始後八天死亡（Evans 2012）。薩默塞特（Somerset）郡的驗屍官舉行了死因調查，結論說通常情況下他會判定那是自殺，但在這類不尋常的情境，他改採一種敘事性的判決，記下這樁死亡的相關環境因素，而不把死因歸因於個人（Chief Coroner 2016）。

同一年裡，一位三十二歲的有神經性厭食症的英國女性向保護法院尋求停止吃喝的權利。雖然該法院駁回了她的要求，但此一案例有兩大理由與典型的自主斷食案例大不相同。第一，法庭認定那位女性缺乏決定能力。法庭說如果她有決定能力的話，就會尊重她的決定。「有決定能力的人有權利為自己做出決定，包括他們要不要吃東西，就算他們的決定會導致自己的死亡。」（A v. E 2012）

第二，在使用為失能病患設計的決定能力測驗時，該法庭認定自主斷食不符合她的「最佳利益」（我們會在第10章中試圖解答失能病人斷食的合法性的難題）。她有很大的機會復原，並且過上相對正常的生活。與之相對的，一個典型的自主斷食病人（像是第1章中那些脊髓側索硬化症、癌症，或失智症的不可逆，無法治癒，並且持續惡化的病例）並沒有這樣的復原機會。因此，該法庭用以駁回那位神經性厭食症患者的同樣規條與理由，適足以支持一位典型的自主斷食病人的決定。

近些時，英國醫學總會（General Medical Council）提出了針對自主斷食的指引，英國醫學總會是負責核發英國三十萬名以上

醫師的執照的主管機構。在一份2015年的指引文件中，醫學總
會提出，並沒有什麼禁止措施能夠不讓一位醫師「同意在病人有
症狀治療的需求時預先緩解他的痛苦與不適」（General Medical
Council 2015）。醫學總會接下來證實，症狀治療涵蓋了自主斷食
從開始到病人死亡所產生的那些症狀。「醫師可以預先同意他們
的病人，在需求發生時提供緩解疼痛或其他難忍症狀的藥物或治
療」（General Medical Council 2018）。值得注意的是，在英國頗
有一些高調的自主斷食死亡例子，卻從沒發生過對之究責或懲處
的事情（Culzac 2014; Savulescu 2014）。[6]

美國

　　美國是個比澳洲、加拿大，以及英國要大得多的國家，因此
不意外的有著更多的判例法。此處共有來自加州的兩個，來自紐
約的兩個，以及來自德拉威爾州（Delaware）、喬治亞州
（Georgia），以及佛羅里達州（Florida）的各一個值得注意的案
例。

　　加州最出名，並在生物倫理學以及法學領域最被廣泛討論的
案例之一是伊麗莎白・波維亞（Elizabeth Bouvia）（Bouvia
1986）。波維亞是一位有腦性麻痺以及嚴重退化性關節炎的四肢
癱瘓病人，她能夠（在幫助下）用口進食，但因為波維亞想要加
速死亡，她就拒絕了湯匙餵食。而當波維亞住進的那家公立醫院
拒絕尊重那個決定時，波維亞告上了法院。1986年，加州上訴
法院認定波維亞雖然並非末期診斷，但也有權拒絕湯匙餵食。該

6　英國兩位最具影響力的死亡權鼓吹者，黛比・珀迪（Debbie Purdy）與湯尼・尼克林
　　森（Tony Nicklinson），在輸掉他們高調的請求醫助死亡的法庭官司後，都採用自主
　　斷食死亡。

法院是根據州以及聯邦憲法來認定此一權利，並且進一步認定波維亞的拒絕並不等同於自殺。

　　幾年後的1993年，加州最高法院認同了一位病人自主斷食的權利。霍華·安德魯斯（Howard Andrews）是一位四肢癱瘓的監獄囚犯，他能夠用口進食，但他拒絕這樣做（Thor 1993），一位獄醫請求允許他強迫餵食的法院命令。法院拒絕了這個申請，判定安德魯斯本身的拒絕就豁免了任何治療的義務。更進一步，該法院認定司法機關一致否定「默許放棄維生治療的決定可能讓醫師被追究協助自殺或鼓勵自殺的責任」的論點。[7]

　　雖然一個人自主斷食的權利，在加州已然經過最高法院確認，但在紐約則僅曾被無判決先例的地方法院所承認（Brooks 1987; Cantor and Thomas 2000）。有兩個案例值得在此提出。第一個案例，該法庭判決機構沒有義務也沒有權力餵食拒絕進食的住民（Gallagher 1984; Goodman 1984; Margolick 1984）。G·羅斯·漢寧格（G. Ross Henninger）是一位八十五歲的退休學院院長，在一次腦中風之後，他認為他沒辦法再參與那些讓他的生命有意義的活動，於是就停止了進食。漢寧格住的護理之家訴諸法庭，提出「該病人有無選擇餓死自己的權利」的問題（Plaza Health 1984）。

　　該法庭首先確認了漢寧格在選擇停止進食時是具有決定能力的，並且他是在自主與自決的情況下做的決定。雖然乍看之下，

7　該法庭注意到，「一個承受著危及生命的嚴重疾病或失能性傷害而拒絕僅能延長卻不能治癒該狀況的醫療介入的人士，與一位故意採行以自身死亡為目的的行動，並企圖尋求他人協助的人士之間，有著明顯的區別」（Thor 1993）。該法庭解釋，在前一情況中，該人士的態度或動機「可被認為並非自殺」，因此那些協助此類人士的人就沒有協助與教唆自殺，並且「在此基礎上沒有干涉的義務」（Thor 1993）。

該機構有提供住民營養的責任，但該責任在漢寧格拒絕時就已然免除。該法庭認定該機構「無義務也無責任」在這種情形下餵食他。該法庭在總結它的判決時說：「我不會違背他的意願，命令這人以任何方式被強迫餵食，或在他剩下的自然生命中約束他。」（Plaza Health 1984）

　　第二個在紐約的案例，是一個四肢癱瘓的病人，申請法院命令一間醫院要尊重他拒絕營養的決定。該法庭判決此一行動過早，因為這位病人其實尚未入院，所以此時並無真正爭議。儘管如此，該法庭聲明如果此一狀況的真實案例與爭議發生時，它還是會尊重此一要求（A.B. 1984）。

　　在加州與紐約之外，也有其他的美國各州法庭承認自主斷食。[8] 舉個例子，九十六歲的安娜·葛蒂（Anna Gordy）是德拉威爾州一間醫院的病人，在 1990 年代早期她被診斷有阿茲海默症（Gordy 1994）。她並沒有完全停止吃喝，但她決定「我不想吃」，以及「我只吃我想吃的」。葛蒂的醫護人員們認為，除非（用灌食管）解決她的營養缺乏問題，否則她將在幾週之內死亡。德拉威爾法院判定葛蒂「做了合理的決定……應該要被尊重」。此外，為了支持此一結論，該法院認定缺水而死並不殘忍痛苦。

　　在醫療照顧的情境之外，也有一些涉及飢餓示威的監獄犯人的案例。舉個例子，泰德·安東尼·普利維特（Ted Anthony Prevatte）是一個喬治亞州的監獄囚犯，他發動了一場要喚起監獄官員注意的飢餓示威，該監獄尋求灌食普利維特的司法准許。

8　應該還有更多自主斷食的法院案例，但在地方法院的層級，並沒有系統性尋得相關法院判決的方法。

但喬治亞州最高法院判定監獄「沒有權力⋯⋯用灌食防止他死亡，如果那是他想要的話」。基於他的隱私權，普利維特「可以拒絕對他的個體侵犯，就算這侵犯是為了維護他的生命」（Silver 2005; Zant 1982）。普利維特後來自己停止了他的飢餓示威（Atlanta Constitution 1983）。

　　跟普利維特類似，麥可・柯斯提羅（Michael Costello）也是一個能夠進食但拒絕進食的監獄囚犯。他尋求允許他「免於非自願醫療介入，繼續他的斷食」的公開判決。換句話說，柯斯提要求責成監獄「不可施與非自願的醫療介入或干擾妨害（他的）斷食」（*Singletary* 1996）。該法院判定，「國家利益並不能凌駕於柯斯提羅拒絕醫療介入的隱私權之上」。[9]

總結

　　總結來說，有相當多的法庭權威支持（1）個人自主斷食的權利，（2）由此導出醫護人員不干涉的義務，（3）任何介入義務的免除（Pope 2018）。雖然這些案例來自各個不同的司法管轄區，它們彼此會互相強化，因為它們是基於普通法的共通原則所做出的判決（*Clarkson* 1976; *Pictaroia* 2000）。此外，這些案例一致並且連貫，並不曾有過負面的前例。[10] 有決定能力的病人尋求自主斷食的權利，從未被駁回過。更有甚者，儘管自主斷食的實

9　雖然這些監獄案例看似對大多病人來說不太適用，但它們很能反映事實。法律上來說，想治療非自願的囚犯非常困難（Winnebago County 2020），那麼要治療非自願的、享有更大自由度的非囚犯的一般人就更加困難了。

10　曾經有過一些法院授權強迫灌食飢餓示威囚犯的案例（Caulk 1984; Kallinger 1990; Von Holden 1982），但這些案例比較獨特。首先，這些囚犯並沒有尋求加速自己的死亡，他們只是為了抗議監獄的條件。其次，針對監獄囚犯，政府有時會把安全的考量置於個人權力之上（Meisel, Cerminara, and Pope 2020 § 5.04[F]）。

行日益普遍，卻從來沒有任何一位參與自主斷食的醫護人員或家
屬被懲罰、控告，或起訴過。

4.4. 拒絕的權利包括自主斷食的權利

目前為止，我們已經闡明了醫學社群與醫學文獻都認定自主
斷食的合法性，我們也展示了十來個承認自主斷食的合法性的法
院判決。但這也許還不足以解除所有對法律不確定性的擔憂，尤
其是在面對第3章中所整理出的一些反對性的道德論點時。

首先，不是所有的司法管轄區都會有這樣的判決（即使大多
數都有關於人工或醫助營養及給水的判決）。舉例來說，雖然南
澳的判決相當的清楚，澳洲的其他州或地區的前例卻並不一致。
同樣的，儘管有加州、德拉威爾州、紐約、喬治亞州，以及佛羅
里達州的榜樣，美國其他州或地區的前例也並不一致。

其次，就算是在那些有過自主斷食判決的司法管轄區，仍然
有不確定性的存在。判例法總是在實際個案的個別情境下決定
的，某個法庭雖然可能解決某個案例中當事人面臨的狀況，卻不
保證會同樣應用到其他不盡相同的案例上（Hart 1961）。比方
說，有些人可能會認為，就算某個法院判定一位末期癌症病人可
以自主斷食，並不表示同一法庭會判定一位早期失智病人也可以
自主斷食。

幸運的是，雖然有些醫護人員、機構，以及家屬可能比較喜
歡完美判例的明確標準，但此種明確性卻不是絕對必要的。自主
斷食的權利，很安穩地落在更廣的既定權利範圍之內。從1970
年代開始，病人就擁有普通法以及憲法保障的拒絕醫療介入的權
利，就算該醫療介入是為了救命或延長生命也一樣。「在病人不
同意某些維持生命必須的侵入性醫療時，不應該還讓醫師擔著維

持他生命的責任」（Airedale 1993）。

　　這種拒絕的權利，過去經常出現於一些比較典型的醫療介入，比方呼吸器、輸血，以及透析的情境。雖然自主斷食並不算很契合「醫療照顧」的範疇，但它還是落在病人的拒絕權利當中。第一，經口飲食可能也算醫療照顧，第二，病人不只有權利拒絕醫療照顧，也有權利拒絕基本或人身照顧。

拒絕醫療照顧包括自主斷食

　　「醫療照顧」的法律定義通常相當的廣。在美國的許多州，此一詞彙包括了「維持、診斷，或以其他方式影響一個人的身體或心理狀況的所有照顧、治療、服務，或程序」（Minnesota § 145C.01（4））。飲水當然也算，因為它會影響一個人的身體狀況。

　　再靠近一點檢視自主斷食，就更會發現它很符合。第一，如同第2章中所描述的，它幾乎總是在有照的醫療照顧專業人員的監管下進行（Cantor 2020; Pope and Anderson 2011），許多這樣的病人，早就已經依賴著特殊的人員、訓練，以及器具。第二，許多病人都是在醫療照顧機構當中進行自主斷食，如第1章中提到的幾個案例。第三，自主斷食被醫療照顧的專業人員視為醫療照顧，還為它發展了指引以及政策宣示。我們在本書末的附錄D中蒐集了許多以供額外參考。

　　最後，前面提到的那些公開法院案例，顯示自主斷食很妥當的落在拒絕「醫療照顧」當中。這些案例中有許多並沒有聚焦在該個人拒絕飲食的本身，而是聚焦在該病人拒絕反制介入（例如強迫餵食或放置餵食管）的權利。換句話說，自主斷食的權利是由拒絕醫療照顧的權利衍生出來的。

拒絕基本照顧包括自主斷食

有些法律評論者被經口飲食到底算「醫療照顧」還是「人身」或「基本」照顧的過度狹隘焦點轉移了注意力（Jotkowitz 2009）。但對此一定義問題的過度執著是沒必要的，經口飲食到底是不是「醫療照顧」或「治療」根本就無關緊要。

病人有權利拒絕所有介入（Pope and Anderson 2011）。他們不只可以拒絕醫療照顧，也可以拒絕人身或基本照顧，此介入的常規性或人工性並不造成區別（Cochrane and Truog 2005; Cochrane and Truog 2006）。法院長久以來都否定區分「常規」與「非常規」治療的意義（Meisel 2016）。美國前首席法官瑞基斯特（Rehnquist）抓到了這個重點，生動的陳述說，一個人的身體完整性被「往你嘴裡塞一根湯匙」冒犯的程度，跟「往你手臂上扎一根針」是一樣的（Oyez 1997）。

首席法官瑞基斯特是對的。任何人都有拒絕不想要的接觸的權利，用經口或經管強加給水來破壞一位有決定能力病人的自主斷食無異是一種「暴行」（Pope and Anderson 2011; Pope 2013）。拒絕任何介入，就算是出於好意並且對身體有好處的介入的權利，早在1900年代就已經確立。違背病人的指示給予餵食是一種暴行（Morton 2007）。就如同歐康納（O'Connor）法官在同一個美國最高法院案例中所說的：「不論把食物跟飲水放到病人消化道中的種種技術稱不稱為『醫療照顧』，它們顯然都含有某些程度的束縛與侵入。」（Cruzan 1990）

4.5. 協助自殺的法律通常並不適用

到現在為止，本章都聚焦在建立自主斷食的權利上面。但就算病人本身擁有自主斷食的權利，有些人還是會擔心某些其他的責任或約束會與此一權利相衝突。最明顯的，就是那些擔心自主斷食可能會落在刑事法禁止協助自殺的範圍內的醫護人員以及家屬們。協助自殺目前在美國的所有司法管轄區都仍然屬於犯罪（Pope 2018）。[11]所有幫助其他家族成員加速死亡（通常透過像槍枝那樣的暴力方式）的家人，都一律會被起訴並定罪。因此，如果參與自主斷食是協助自殺的話，參與自主斷食就是犯罪。

但這種擔心大多是不必要的。如同我們之前在本章中所看到，來自許多司法管轄區的法院案例都認定自主斷食不是自殺（Trowse 2020）。[12]法理學廣泛的認定，被動地拒絕那些防止或延緩死亡的行為，與主動地發動那些加速死亡的行為有著實質的不同，只有後者才會被與自殺做連結。如果一位拒絕飲食的重病患者在法律上不算是自殺，那麼支持這位患者的醫護人員與家屬就不能算是協助自殺。

更進一步說，就算參與自主斷食可能也被認定為協助自殺，它通常也會被此一禁令所豁免。雖然自主斷食並不像醫助死亡那樣有著明確的法定豁免地位，但刑事與醫療決策法規都已塑造了自主斷食的例外地位。[13]

不給或撤除治療不算是自殺

首先，一位依據合理的醫療原則不給或撤除治療的醫護人員

---

11 針對協助自殺的法律禁令並不能阻止醫助死亡，因為醫助死亡的法規定義它並不構成協助自殺。「依據此一部分所採取的行動，不論在任何情況下都不構成法律下的協助自殺、殺人，或凌虐老人」（California § 443.18）。

12 特別是當病人已經瀕臨死亡時更是如此。但有個來自印度的案例卻主張自主斷食是自殺（Joychen 2015）。

13 在蒙大拿州（Montana）此一例外情況更是明顯。自主斷食以跟醫助死亡相同的理由被豁免刑事起訴：病人的知情同意（Baxter 2009）。

並不會犯下協助自殺的重罪，大多數司法管轄區都有著明定拒絕照顧不構成自殺的醫療決策法規。舉例來說，加州法律敘述：「因不給或撤除醫療導致的死亡……任何情況下都不構成自殺」（California § 4656）。

除了採用這種醫療決策法規的定義方式之外，大多的州還會在它們的協助自殺法規裡採用一種豁免的方式。這些法律典型來說會把不給或撤除醫療排除在禁令範圍之外（Minnesota § 609.215（3）（b））。[14] 總而言之，如果自主斷食是不接受「醫療」，它就不是自殺，如果自主斷食不是自殺，支持它就不是協助自殺。不幸的是，我們不完全確定自主斷食算不算不接受「醫療」，因此我們不能完全確定任何對自主斷食的參與會被絕對的豁免。

只提供緩和照顧並非協助自殺

除了豁免不給或撤除治療外，大多的協助自殺法規也把緩和照顧豁免在禁止範圍之外，限於緩和性質的醫護行為落在很安全的避風港。舉例來說，明尼蘇達州（Minnesota）法規主張一位醫療提供者「給予，處方，或分發緩解他人的痛苦或不適的藥物或步驟……並不違背（協助自殺的禁令），除非該藥物或步驟是有意的為造成死亡而給予，處方，或分發」。該豁免進一步規定禁令內不可「禁止或排除一位醫師，有照護理師，有照助產士，或臨床專科護理師執行出於好意給予一個病人緩和照顧的職責」

---

14 其他州的法規也類似的規範禁令不得包括：（1）「禁止或影響維生治療，心肺復甦，或緩和照顧的使用或持續，或不給或撤除」，（2）「禁止或影響醫療照顧，維生治療，或緩和照顧的供給或不供給」，（3）「影響或限制一個人拒絕給予醫療照顧知情同意的權利」（Ohio § 3795.03）。

（Minnesota § 609.215（3）（b））。

　　醫護人員在醫助死亡跟自主斷食中所扮演的角色在根本上是不同的。在醫助死亡中，醫護人員提供病人造成自己死亡的手段。相對的，在自主斷食中，該手段本來就在病人的掌控中。醫護人員「給予，處方，或分發」的任何東西都沒有造成（或企圖造成）死亡。如同第2章所描述的，醫護人員的根本角色（與意圖）是緩和照顧。

　　當然，醫護人員也許會扮演著比單單在自主斷食開始後支持病人要更多的角色。比方該醫護人員可能在病人考慮加速死亡的不同方案時，向他建議自主斷食。但此一行為更不會構成協助自殺，因為純言論是受到憲法第一修正案所保障的。物質上的協助（比方開具毒藥處方）構成「協助」，但口頭與書面的溝通卻並不（也不能）構成協助（Melchert-Dinkel 2014）。

4.6. 虐待與忽略的法律通常並不適用

　　醫護人員與家屬不僅關切自主斷食是否夠構成協助自殺，也關切自主斷食也許會落在虐待與忽略的法律禁令範圍內。這些法律（通常明確而且具體）禁止容許一位老人或弱勢的成人脫水（Arizona; Colorado）。尤其在虐待殘障者或老人的行為盛行時，強調這些法律更形重要。

　　但這些虐待與忽略的法律在病人同意時並不適用。舉例來說，猶他州對「忽略」的定義是「一個照顧者在沒有該殘障者或老人的知情同意下剝奪食物飲水的行為」（Utah）。該定義本身，就把知情同意的剝奪食物飲水排除在忽略之外。就像我們在本章開始所討論到的那十幾個案例那樣，一個人只有在負有行動的先決義務時，才可能犯下忽略提供生命必須品的事，但當該病人拒絕食物跟飲水時，就根本沒有此一義務的存在了（*Taktak* 1988）。

　　值得注意的，就算是在一些特別為了保護社會中最弱勢的族群而頒布的聯邦醫療法律中，自主斷食也是被特定允許的。這些規定告訴醫院、照顧機構、安寧單位，以及其他醫護提供者說，不管他們有義務提供的其他照顧包括什麼，他們不需提供與病人本身的指示相衝突的照顧（Centers for Medicare and Medicaid Services 2020）。在解釋這些法規的指引當中，美國聯邦醫療保險和補助服務中心（The Centers for Medicare and Medicaid Services）說，「不提供維護健康的足夠營養及水分」會危害到病人，但若是在病人的同意下這樣做，則根本不值得啟動進一步的調查（Butler 2009; Centers for Medicare and Medicaid Services 2019; Pope and Anderson 2011; Windsor House 2003）。

　　儘管如此，就算自主斷食並不是虐待或忽略，它「看起來」還是像虐待或忽略。這一點很重要，因為家屬們要的不只是免於刑責而已，他們還希望避免來自成人保護服務機構（adult protective services APS）以及其他當局的調查與詢問。因為這些過程不僅壓力大，耗時間，並且花錢，它們還可能中斷病人的自主斷食（Shacter 2017）。

　　因此，就如同在本書通篇（特別是第二部以及附錄A）當中所討論的那樣，病人應當謹慎的以文件記錄下他的自主斷食意願。在病人開始自主斷食之後，他們可能變得意識不清或沒有決定能力，而看起來想要喝水。此時他們的家屬有明確的文件在手，就可以給成人保護服務或其他的機構看，證明病人是自願不喝水的，因而沒有任何虐待或忽略的法律問題。

4.7. 關於病人與家屬的其他議題——人壽保險

病人與家屬不僅擔心刑事或民事的責任，也擔心其他可能的副作用。其中最常被提到的一個就是對人壽保險的影響。如果一個病人因自主斷食而死，保險公司會不會拒絕理賠？這個問題會存在，是因為大多數保險契約都排除自殺。

但進一步審視那些契約文字，會發現該排除並不那麼的全面，它有個兩年的時間限制。就是說如果病人在買了人壽保險後超過兩年才自主斷食的話，自殺排除條款就不適用了（Goodman 2021）。具體來說，典型的人壽保險契約會寫「被保險人，不論神智清楚與否，若在立約日兩年之內因自殺而死，本公司的理賠責任僅限於之前已繳付之保費總額」（Arena 2019）。這些「自殺條款」是設計用來嚇阻一些想自殺的人購買保險的。

病人若在買保險後的兩年內自主斷食，情況就比較複雜一些。但就算是這種情形，也只有自主斷食算自殺的話該條款才適用。第3章（第3.3節）中討論過，這答案在觀念上比較不確定，但在法律上比較清楚。大多司法單位已經很明確地宣布，不給或撤除醫療照顧並不是自殺。若是沒有這樣的法規，那所有停止血液透析、撤除呼吸器，或關掉植入性心臟去顫器的病人都變成是自殺了。

典型的法規像這樣：「於本部門規範下因不給或撤除醫療照顧而死亡均不構成自殺或他殺，在法律上不使任何提供死亡給付之保險或年金契約失效，即使該契約中用語與此相左亦然。」（California § 4656）如果自主斷食是撤除「醫療照顧」的話，那麼它就落在任何人壽保險的排除自殺條款之外。退一步說，就算自主斷食不是撤除「醫療照顧」，本章開始的那些法庭案例也主張自主斷食並非自殺。

4.8. 其他的醫護人員相關議題——知情同意

目前為止，我們已然確認了（1）自主斷食是個合法的逃離選項，（2）它不構成虐待或忽略，（3）它可能不構成協助自殺，（4）它可能不影響到人壽保險。我們現在轉而觸及一些專屬於醫護人員的議題。我們從醫護人員「可以」做什麼，轉到他們「必須」做什麼的討論。具體來說，醫護人員有沒有對重病病人透露此一選項的義務呢？

是的，有時候醫護人員必須與他們的病人討論自主斷食。第一，醫護人員在倫理與法律上對病人的提問有誠實回答的義務。如果病人特別問到自主斷食，或是問到加速死亡的選項，那麼醫護人員首先該決定，這是出於真心的要求，或者其實是出於例如想要得到更好的症狀治療的其他要求。如果醫護人員判定該病人真的想要討論可以加速死亡的選項（特別是自主斷食），而且具有決定能力時，那麼該醫護人員就應該與該病人討論，或是給予他適當的轉介。此一討論應該涵蓋（1）自主斷食的性質與流程，（2）它可能的進行時間長度，（3）它的好處，（4）它的風險與負擔，以及（5）其他取代選項（Rozovsky 2020）。

如果病人自己沒有提出這問題，那麼觀點就會依不同司法管轄區而異。有些州（包括加州，紐約州，以及維蒙特州〔Vermont〕）有著特定的生命終末知的權利的法律。立法機構制定這些法律的原因，是因為許多證據顯示病人並不知道有這些選項（Meisel, Cerminara, and Pope 2020; Pope 2017）。紐約州法律明載：「當一位病人被診斷有末期的疾病或狀況時，這位病人的主治醫療人員應該要提供該病人……資訊與建議……有關生命終末的適當選項」（New York）。既然自主斷食可能經常是病人適用的生命終末選項，醫師最少有著主動提供關於自主斷食的資訊與建議的義務。

大多數其他的司法管轄區遵循以下兩種知情同意揭露標準的其中之一：失職標準或重大風險標準（Pope 2017）。舉例來說，在美國大約有二十五個州遵循失職標準，另外二十五個州遵循重大風險標準。失職標準僅要求醫師提供一位假想的足夠謹慎的醫師在同一情境下會披露給他的病人的訊息。而既然醫師們通常並不會與他們的病人討論自主斷食，所以在這些州裡面，醫師就沒有義務去討論自主斷食。

雖然失職標準是從醫師端定義的，重大風險標準卻是從病人端定義的。它要求醫師們提供所有一位假想的合理的病人會認為對治療決定很重要的訊息（Pope 2017）。此一披露義務比起失職標準要來得廣。畢竟，就算醫療專業人員通常不討論某些訊息，一位合理的病人還是可能認為這些訊息很重要。因為一位重病的病人可能認為有關自主斷食的訊息是重要的（就算他們最後選擇不去使用這訊息），所以在這些州裡面，醫師就有義務去討論它。

但醫師並不是在所有情況之下都有這個義務，有幾種例外可能會發生。首先，病人也許會放棄他們的知情同意權利，有些病人並不想要討論某些選項。其次，醫師可以在記載詳實的情況之下引用「治療特權」，避免討論自主斷食。此一例外傳統上允許醫師以家父長身分的態度不揭露某些訊息，因為完整地揭露也許會對病人的整體照顧與最佳利益造成嚴重傷害（Nishi 1970; Canterbury 1972）。雖然評論者們提醒不可無限制的使用治療特權，但它在此種情境之下可能是適當的。因為有些病人也許會被自主斷食嚇到，單是把它提出來就可能造成傷害，除非病人自己顯示出某些感興趣的跡象才可以。

4.9. 其他的醫護人員相關議題——基於良心的反對

自主斷食是合法並且被接受的選項，這並不表示個別的醫護人員或者醫療照顧機構都會參與。許多醫護人員會拒絕參與自主斷食，許多的醫院、安寧單位，以及其他機構也是一樣，尤其是附屬於天主教會的那些（Cavanagh 2014）。

這是他們的權利。大多數司法管轄區的法律，都允許個人或機構的醫療照顧提供者拒絕參與那些他們本著道德或良心反對的服務（Pope 2010; Wolfe and Pope 2020）。確實，生命終末治療當中經常會有個別的良心條款。舉例來說，加州法律規定：「一位醫療照顧提供者可以基於良心理由拒絕遵從……醫療照顧的決定」（California § 4734）。

儘管如此，一個醫療照顧提供者主張基於良心反對的權力也並非不受約束的。為了平衡提供者基於其自身價值觀與信仰的權力與病人得到合法的醫療照顧的權力，法律通常會要求個別與機構的醫療照顧提供者，在主張基於良心反對討論或主導自主斷食時採取幾個步驟（Pope 2010; Wolfe and Pope 2020）。第一，反對的那位提供者一定要馬上告知該病人。第二，反對的那位提供者一定要做出合理的努力，來幫助該病人轉到其他願意的醫療照顧提供者處。第三，反對的那位提供者在轉介順利完成之前一定要提供持續的照顧。

4.10. 回來看看開頭的案例

案例1.1 艾爾：那位肌萎縮性脊髓側索硬化症的摩托騎士

艾爾比較想要在自己的家中而不是在醫院進行自主斷食，但他的居家護佐們自身對自主斷食感覺不舒服。艾爾是經由直接詢問加速死亡的選項而得知關於自主斷食的資訊。

重點結論

- 在州以及聯邦法律之下，醫護人員都被允許基於他們宗教和個人價值觀的理由而反對參與某些照顧，但他們一定要將該病人轉介給其他的醫護人員。
- 想要自主斷食的病人應該要篩選安寧機構和其他提供者，確認它們有意願參與自主斷食。
- 關於一位醫師在沒有被直接詢問的情況下，到底該不該與重病病人討論自主斷食，這在不同的司法管轄區之間是有差異的。
- 當一個病人直接詢問他的最後出口選項時，法律以及倫理的義務都要求醫師討論自主斷食，或將該病人轉介到其他願意討論該選項的醫護人員處。
- 雖然醫院的管理者可能會擔心法律問題以及公眾的觀感，他們還是有義務去尊重病人拒絕的權利，除非他們有著基於良心的反對。
- 如果一個居家安寧單位無法得到足夠的支援，可以拒絕參與，但是它基於不可遺棄的義務必須促成將病人轉往適當的機構。

案例1.2 比爾：那位罹患轉移性乳癌的男士

比爾比較想要醫助死亡而不是自主斷食，但是因為在紐約州醫助死亡是不合法的，因此得不到這個選項。

重點結論

- 在法律上，自主斷食遠比起醫助死亡來得廣泛易得。
- 醫助死亡僅僅只在十一個美國司法管轄區以及其他八個國家是合法的，而自主斷食在全美司法管轄範圍以及大多西方國家都可以合法得到。
- 醫助死亡有時候在一些明確以法律禁止的州可以用一種「地下選項」的形式得到，在這些州使用醫助死亡對醫護人員以及家屬而言都要冒很大的風險。
- 病人有權利拒絕對他們身體的醫療與非醫療介入，而醫護人員對此一選擇有相對應的尊重義務。

案例1.3 H 太太：那位有失智症的母親

H 太太擔心會因為喪失了決定能力而沒有辦法進行自主斷食。

重點結論

- 自主斷食只適用於在開始斷食時依然有決定能力的那些病人。
- 除非有其他證據，否則都先認定病人是有決定能力的。如果對一位要求自主斷食的病人的決定能力不確定的話。為了臨床、倫理，以及法律的原因，應該要照會精神科、高齡科，和／或安寧照顧的專家。
- 由於很難確切的預估失智症病人何時會喪失決定能力，想要用自主斷食來避免後期失智症的病人們，可能會死得比他們所想要的時間更早。
- 像 H 太太這樣認知功能比較脆弱的病人，應該要先完成斷食預立醫療指示。如果在過程開始後喪失了決定能力的話，就可以用它來指引並在法律上保護家屬。

- 就算是一位認知能力正常的病人，在開始自主斷食時也應該先完成斷食預立醫療指示，因為他們可能在過程的後期喪失決定能力。

案例1.4 G.W.：患有肺癌的那位父親

針對如何處理他的自主斷食，發生過家族間的衝突。尤其是關於在他已經先行簽過自主斷食的「協議」後，該怎樣應對他明顯的想喝水的要求的問題。但並不清楚它到底給家屬提供了什麼指引。

重點結論

- 雖然病人在開始自主斷食時有決定能力，但他們通常在過程的後期會喪失掉決定能力。
- 病人應該要先謹慎地完成預立醫療指示，以備在自己已經無法表達時指引照顧者。
- 預立醫療指示對所有成年人都很重要，而對開始進行自主斷食的人更是特別重要。他們應該先完成斷食預立醫療指示，以防在過程中喪失了決定能力。
- 我們在本書的後半會探討斷食預立醫療指示，並在第10章特別探討它的法律做法。
- 我們在本書末的附錄A與B當中，蒐集了完成斷食預立醫療指示的所需工具。

第 5 章

機構議題

大衛・格魯尼瓦爾德

5.1. 簡介

在長期照顧機構當中發生的自主斷食,理應將之獨立於發生在其他所在的自主斷食之外分開討論。不只是因為它承受了更多的規範審查,也因為它蘊涵了比較多明確而獨特的臨床以及倫理挑戰。在本章中,我敘述到在長期照顧機構當中具有決定能力的病人實施自主斷食的現況,包括想要自主斷食的住民可能會面臨什麼障礙。我會討論到安寧照顧在調和長期照顧機構與想要自主斷食的住民間衝突上的重要角色。我會探討美國各州法律影響住民自主斷食權利的差異性。我最後會提出關於如何照顧想要自主斷食的長期照顧機構住民的建議,以及在這些機構當中可能會遇到的特定照顧議題。

5.2. 關於長期照顧機構內自主斷食經驗的刊登文獻

刊登文獻中能找到的有關長期照顧機構內自主斷食經驗的資料非常的少。有兩份來自荷蘭的系列案例涵蓋了長期照顧機構住民中相當大的比例（41%－47%）（Bolt et al. 2015; Chabot and Goedhart 2009）。其中一篇研究顯示，根據他們家庭醫師的報告，這些住民想要藉由自主斷食來加速死亡的常見動機，包括身體症狀例如疲倦、虛弱，以及身體狀況惡化；活著痛苦並失去意義；以及身體依賴他人（Bolt et al. 2015）。不過本研究並未說明長期照顧機構住民想要自主斷食的動機是否跟其他非機構的人們有所不同。一份來自瑞士優良照顧機構的研究估計，經由自主斷食而死的發生率大約是 1.7%（Stängle et al. 2020）。

在這些研究之外，就本作者所知，目前為止沒有其他有關社區居民住進安寧單位或熟練的照顧機構進行自主斷食的普遍性、背景原因，以及長期照顧機構中自主斷食死亡品質的刊登文獻。

5.3. 自主斷食的機構障礙

荷蘭皇家醫學會（Royal Dutch Medical Association）針對自主斷食病人的照顧指引雖然在很多方面來說都很詳細，但卻沒有討論到關於機構當中實施自主斷食的病人與在自家實施自主斷食病人之間經驗的差異（KNMG and V&VN 2014）。在北美，機構的住民有時候會被自己所住的機構阻止自主斷食，就算他們有著健全的決定能力也是一樣（Pope and Anderson 2011, 373）。

舉一個例子說明。2011 年，居住在新墨西哥州（New Mexico）一間老人養護中心的阿蒙與桃樂西・魯道夫（Armond and Dorothy Rudolph），在他們通知機構他們想要自主斷食之後，就被機構趕走了，僅給了一天的準備時間。他們後來在家屬以及安寧工作人員的照顧下，死在一間租來的住處（Pope and West 2014）。將之與荷蘭刊登文獻當中那兩個系列案例的大量在長期照顧機構進行自主斷食的住民數目放在一起看，不由讓人懷

疑，北美的機構對自主斷食這件事的文化抗拒比荷蘭大得多
（Bolt et al. 2015; Chabot and Goedhart 2009）。

　　有些因為嚴重的退化性或者末期疾病而忍受著巨大痛苦的
人，因為缺乏家人跟朋友的支持，而沒有辦法在家中進行自主斷
食。另外有一些有著相似疾病跟痛苦的人，則已經住在了照顧機
構當中。不管是其中哪一種情況，對這些人而言，唯一的選擇也
許就是接受機構的照顧。他們要嘛能在自主斷食時得到機構支
持，要嘛就只能代之以標準安寧或舒適導向照顧中「一般」的舒
適導向餵食（見第 8 章，8.1 節）。

　　就筆者所知，並沒有任何研究探討一個想要自主斷食的病人
在自己的家中是不是比在機構當中更容易達到目的（雖然這個可
能似乎不證自明）。如同在這本書的其他地方提過，沒有住在機
構的病人的自主斷食，通常是在家屬以及朋友的支持下自行啟動
的，不絕對需要醫療照顧提供者以及專業人員的參與（雖然高度
建議要有這樣的參與）。

　　相對的，對住在照顧機構的住民來說，醫療照顧提供者以及
專業人員的參與則是無法避免的。想要自主斷食的住民，必須與
成群的管理者、提供者，以及工作人員交涉以獲得允許。有些機
構除非被很有說服力並堅持的律師或醫療委任代理人阻止，一旦
知道了住民自主斷食的企圖，可能就會把他們趕走，就像發生在
新墨西哥州的阿蒙與桃樂西・魯道夫身上的那樣（Pope and West
2014）。有些住民為了要避開長期照顧機構對自主斷食自由的設
限，會提早離開機構，跑去一個短期的租屋，在那兒他們可以在
家屬和／或專業的居家照顧員的支持下進行自主斷食（Pope and
West 2014, 71）。

　　就算沒有被趕走，照顧機構住民的自主斷食要求也可能會因

各種原因（Box 5.1）被該機構的主管和／或醫護工作人員所阻撓（例如引誘他們吃喝，或者在他們開始自主斷食之後還一直拿食物飲料給他們）。住民的自主權利與機構的指示之間就可能產生矛盾。

　　機構的行政以及醫療主管想要維護自己住民的人身安全，是適當並且可以理解的。他們可能會害怕如果允許一個住民自主斷食的話，會讓這間機構冒上受督考、被吊照、被罰款，或甚至被以虐待或忽略罪名起訴的風險。舉例來說，住民的體重減輕、身體功能惡化，或者被貼上想要自殺的標籤，都可能引起主管機關的關切。單單是被調查的風險，包括時間的消耗與承受的壓力（就算最後這個機構被認定沒有過失），就足以讓一些機構的管理者不願去支持自主斷食。另外像擔心影響公眾形象，或者怕被一些反對自主斷食的激進分子盯上，都可能是額外的嚇阻力。

Box 5.1　自主斷食的機構障礙

- 有些長期照顧機構，包括那些有宗教附屬關係的，也許會禁止參與。
- 長期照顧機構的管理者以及工作人員，也許並不熟悉該如何應對包括自主斷食在內的加速死亡請求。
- 有關自主斷食的特定行政以及醫療顧慮，包括以下的風險：
  ◇ 因虐待或忽略的名義受到指責或調查
  ◇ 體重減輕、功能惡化，以及死亡所引發的照顧品質疑慮（尤其當病人還不是末期的時候）
  ◇ 讓機構成為自殺的共犯
  ◇ 自殺企圖必須要向上報告
- 工作人員也許會感受到道德的壓力或者良心的反對。
- 某些州的州法律規定，就算不給或撤除了維生治療或人工的營養水分供給，還是要提供經口的營養以及飲水。

5.4. 州法律關於機構住民權利的差異性

各州之間，關於如何平衡住民的自主權與機構的提供食物與飲水規定，以及州法律用多大力度來管理這些考量，具有相當大的差異性。有些州明確禁止不給或撤除經口的營養和水分。舉例來說，德拉威爾州（Delaware）跟奧克拉荷馬州（Oklahoma）的法律規定「就算不給或撤除了維生治療或人工營養及給水（Artificial Nutrition and Hydration, ANH），仍應提供病人減輕痛苦的藥物或其他治療，**並且要提供經口的食物和飲水**」（American Bar Association 2017; Oklahoma Statutes 2018）。不過，這些法律不可被解讀為要違背住民的意願強迫灌食給水。[1]

相對來說，其他的州認可居住在機構中的弱勢成人的加強權利，包括對自己的治療計畫以及如何過個人生活下決定。舉個例子，在華盛頓州（Washington），弱勢成人在所有的長期照顧機構，包括護理之家、老人養護中心，以及成人之家（adult family homes）、集體住宅（group homes）當中都擁有加強權利。這些權利包括「指示以及改變他自己的服務計畫。並且只要有明文記載於個人記錄中，都可以拒絕任何特定的服務」。住民也同樣有權利「依據個人需求與偏好，去合理要求得到機構提供的量身訂製服務，除非會危害到此人或者其他住民的健康或安全」（Washington 2008; Centers for Medicare and Medicaid Services 2019）。

華盛頓州的長照監察計畫（LTC Ombudsman Program）主張長期照顧機構中住民的權利，包括拒絕治療的權利。監察計畫特

1　紐約州律師大衛.霍夫曼（David Hoffman）援引 42 C.F.R. § 489.102（c）（1）, 10 NYCRR § 415.44, and 18 NYCRR §§ 487.8 & 488.8.以支持此一見解。這些法律只在該照顧不與病人本人的指示衝突時才要求提供飲食。

別注意長期照顧機構為尊重住民的權利，能因應他們的需求做出適度的調整。監察計畫的工作人員，基本上會準備好在想要自主斷食的住民遇到來自機構方的阻力或妨礙時，為他們的權利發聲（Washington State Long-Term Care Ombudsman Program 2020）。

像華盛頓州長照監察計畫這樣的代言計畫，對低收入的公民們也許特別的重要。因為他們通常缺乏社會支持、醫療管道，以及其他那些較有經濟能力的公民所擁有的資源。這些人如果想要自主斷食的話，除了長期照顧機構外也許並沒有其他的選擇。因此，確保在長期照顧機構中能得到自主斷食，有其社會正義面向的意義，尤其對那些因缺乏支持與資源而沒辦法在家中進行自主斷食的人們來說。

根據前面所敘述，所有的利害關係人，包括長期照顧機構的管理者及醫療人員，居住在或考慮居住到長期照顧機構並想要自主斷食的人們，還有他們的家屬，都應該明確的知道該長期照顧機構對於自主斷食的政策和態度。生病的長者有考慮自主斷食的話，在同意住進某個長期照顧機構前，最好先確認自主斷食會不會被該機構允許。

5.5. 安寧照顧在緩衝住民與長期照顧機構間利益衝突所扮演的角色

在緩衝病人的自主權與長期照顧機構的顧慮間的衝突上，安寧單位可以扮演相當重要的角色。當一個想要自主斷食的人被納入安寧照顧後，醫療照顧的焦點就變成幫助那位惡化中的末期重病病人在餘生裡盡量過得好，而不在於追求生命的延長。在安寧照顧當中，跨領域的專業醫療團隊會處理病人及家屬的身體、社會心理，以及靈性的需求（Hospice Foundation of America n.d.）。

納入安寧照顧，可以保證所有的當事人，該住民的照顧需求以及可能的痛苦來源都能得到完善地處理（Gruenewald 2018; Quill et al. 2018; Wax et al. 2018）。更進一步，有些安寧單位也許還有既定的政策，來為想要自主斷食的住民的照顧需求發聲，並且為接到該要求的機構人員提供指引（Post and Blustein 2015, Chapter 17）。

儘管如此，就算安寧照顧已經被納入選擇自主斷食的住民的照顧當中，各種問題以及衝突仍然可能發生（Quill et al. 2018）。有些安寧團隊成員，也許把參與自主斷食看作是違背了自己增進病人舒適而「不加速或延緩死亡過程」的使命（Hospicare.org 2020）。安寧單位也許並不願意納入那些預估餘命還超過六個月的想要自主斷食的的人，或者也可能只在自主斷食已經進行幾天之後才肯將他們納入，特別是因為若非如此，就不能夠符合餘命少於六個月的納入要求。除此之外，不算末期的病人若是在開始自主斷食後改變了主意開始喝水的話，也很可能就會被安寧照顧排除。

沒辦法進入安寧照顧系統的病人，還是可以獲益於緩和照顧。事實上，在這過程中的任何一個階段，緩和照顧也許都是不可或缺的。包括在早期確認照顧的目標，最佳化症狀治療，擬定符合價值觀與目的的治療計畫，以及視需要獲取資源與支持。非住院病人的緩和照顧服務已經變得越來越普遍，但在許多的社區還沒有像安寧照顧一樣的易得。緩和照顧若是可得，通常是透過第一線的照顧提供者或團隊的轉介而來。

5.6. 對機構中要求自主斷食人士的照顧方法

針對要求自主斷食的機構住民的照顧建議見 Box5.2（Gruenewald 2018）。

Box 5.2　當長期照顧機構住民要求自主斷食時的實行建議

醫療提供者以及跨領域專業人員

- 仔細聆聽並了解住民的痛苦，以及提出那個要求的理由。
- 確認住民／家屬對於疾病以及預後有清晰的了解。
- 確認住民／家屬以及跨領域專業人員對自主斷食的過程有確實的了解，並且知道自主斷食一旦開始將會面臨哪些狀況。
- 正式照會緩和照顧和／或安寧照顧。此一第二意見在住民如果不做自主斷食就不會很快死亡，或者缺乏共識的時候特別的重要。
- 評估自主決定的能力以及主動性，如果不確定的時候，要照會精神科或緩和照顧。
- 確認完成預立醫療指示。指定醫療委任代理人，尤其要記載住民對自主斷食的意願以及理由，還有如果在進行當中失去了決定能力時他們仍然想要繼續斷食。強烈建議用錄影帶錄下住民關於自主斷食的照顧偏好。
- 確認備妥拒絕急救／拒絕插管指示，強烈建議備妥維生治療醫囑（POLST），維生治療醫療指示（MOLST），或相當的文件。
- 考量機構中工作人員的價值觀以及法律的限制。
- 評估你所在的州針對機構中支持撤除或不給經口營養及給水（Oral Nutrition and Hydration, ONH）的相關法規。
- 讓那些具有決定能力、承受巨大痛苦並接近生命終點的住民們知道所有法律允許的方法選項，包括自主斷食。
- 不強求醫護人員做違背他自己的道德原則的事，但他們也不可用自己的個人信仰來替住民做道德判斷。
- 如果醫護人員針對自主斷食有道德／倫理的疑慮時，轉介這位提出要求的住民到一位並不道德反對支持自主斷食的醫護人員處（如果可能的話）。
- 尋求能夠提供感情以及實質支持的家屬、朋友，或其他人。

- 確認有身體、心理社會，以及靈性照顧所需的第一線照顧人員。

長期照顧機構的管理者以及主管

- 知道你所在的州有關不給或撤除經口營養以及水分的相關規定。
- 將第一線人員納入要求自主斷食住民的照顧計畫討論。
- 教育第一線的照顧者有關自主斷食可能遇到的臨床情境，包括口乾、譫妄，以及住民要求再給食物及飲水。
- 如果可能的話，容許反對自主斷食的第一線工作人員免除該住民的照顧責任，並且確認積極應對他們的疑慮。
- 衡量機構的能力以確保24小時的人力。
- 確認機構中有適當的隱私場所。
- 確認對於可能面臨的情境都有積極的照顧計畫，例如體重減輕、口乾、皮膚照顧、譫妄、功能惡化、要求重行喝水進食等。

　　如同對那些並不住在機構而想要自主斷食的人們一樣，對住在照顧機構的住民的自主斷食要求，必須全面評估其背後原因，並且付出積極的努力來解除他們受苦的原因（Block and Billings 1994; Quill 1993; Quill and Byock 2000）。第2章（第2.3節）中有討論到如何回應加速死亡的要求。在照顧機構裡面，保護弱勢成人免受傷害，並且增進住民的安全是基本並且適當的考量。而與此同時，以人為中心的照顧又要求能讓住民們選擇自己得到的照顧，並且鼓勵他們就切身的事物做出自己的決定（Koren 2000）。此外，住民對照顧的滿意程度，也有賴於他能不能選擇自己滿意的選項（Bangerter et al. 2017）。

　　為了最小化傷害的風險並最大化住民的自主與選擇權，長期照顧機構應該依據下面以住民為中心的照顧計畫的最佳實踐做法來回應住民的自主斷食請求。在有經驗的照顧機構中，照顧計畫包括了使用美國護理之家住民評估工具（Resident Assessment Instrument/Minimum Data Set〔RAI/MDS〕）（Centers for Medicare and Medicaid Services 2019），該評估工具涵蓋了包括住民的功能以及營養狀況的各個面向評估。照顧計畫的首要目標是要確保住民能夠得到或者能維持他們的最佳身體、心智，以及心理社會的福祉（Centers for Medicare and Medicaid Services 2017）。這通常包括了試圖維持穩定體重並且最佳化功能表現，但進行自主斷食的住民當然可預期的會經歷體重減輕、功能惡化，以及最終的死亡。

　　為了要在這些可預期的變化發生同時，還能最佳化生活品質以及住民福祉，跨領域的照顧計畫是必須的。長期照顧機構的工作人員一定要記載自主斷食相關的臨床副作用，包括體重減輕、功能惡化、疼痛，還有譫妄的發生原因，以及緩解這些副作用的作為。讓長期照顧機構的督導者知道關於營養以及水分問題有特別指引的存在，能夠幫助長期照顧機構的管理者、醫療提供者，以及工作人員在照顧選擇自主斷食的住民時避開陷阱。機構為了顯示體重減輕、營養不良狀態，或者脫水是不可避免的，就一定要證明它已經「評估／再評估該住民的需求，持續的依相關照顧計畫進行治療，有監測其效果，並且確保跨領域團隊的協作照顧」（Centers for Medicare and Medicaid Services 2017）。機構也被期待能夠提供其他讓住民維持他實際可得的最佳身體、心智，以及心理社會福祉的照顧，「就算該住民拒絕了食物和飲水並且接近死亡」（Centers for Medicare and Medicaid Services 2017）。

　　倫理顧慮或道德困擾可能會發生在與要求自主斷食的住民有

關的那些機構工作人員、醫療提供者，和管理者。雖然自主斷食已經廣為人知是一種有價值的、能在生命末期減少痛苦的最後選項，但其實行依然有著倫理上的爭議性（Quill et al. 2018）。在道德或倫理上反對自主斷食的機構工作人員沒有義務去參與此一加速死亡的作為。一項在2019年由美國衛生與公眾服務部民權辦公室（U.S. Department of Health and Human Services Office of Civil Rights）所頒布的規定，賦予醫療照顧工作人員引用宗教或良心的反對拒絕提供特定服務（比方人工流產或醫助死亡）的權利（U.S. Department of Health and Human Services 2019, Sanger-Katz 2019）。同樣的自由，也由1964年民權法案第七條（Title VII of the Civil Rights Act of 1964）以及大多數州的相似法規所賦予（Sawicki 2020）。

　　不過，為了促進住民的自主權以及生活品質，長期照顧的提供者一定要告知其要求加速死亡的重病與末期病人所有的合法照顧選項。此一觀點受到美國護士協會的支持（2017, Code of Ethics），試圖去平衡良心反對權利與提供照顧的義務：「……一位護理人員可以正當的拒絕參與某個道德上反對的特定決定或行動，只要那是基於良心的反對，而非基於個人的喜好、偏見、方便，或任意獨斷」（Cipriano 2018）。同時，「護理人員有義務提供病人的安全，避免病人受到遺棄，並且只有在確定病人有得到護理照顧時自己才能離開。」

　　另外，當住民繼續尋求長期照顧機構不能接受的合法介入時，機構一定要提供他們轉到其他的提供者或照顧機構的選項（Quill, Lo, and Brock 1997）。不過要達成這樣的轉介在現實中可能很難做到，為了解決折衝現實中長期照顧工作人員與住民的權利間的挑戰，下一節中將討論對工作人員的道德困擾與良心反對的處理方式。

5.7. 機構中實施自主斷食住民的特別照顧議題

　　長期照顧機構針對要求自主斷食住民的業務建議列在 Box 5-2 中（Gruenewald 2018）。跨領域照顧計畫應該包括不只像護理、社會工作，以及宗教等核心內容，還應該包括緩和照顧以及安寧支持。倫理以及心理健康專家的照會可能是必要的，尤其是工作人員和／或家屬有著關於照顧的衝突，或者有關於心理健康問題、自殺傾向、脅迫，或者決定能力的疑慮時。照顧計畫一定要與住民和相關家屬共同擬定，並且在跨領域的住民照顧討論會當中提出討論，來自各方的任何問題與疑慮都必須觸及，照顧討論會的結論也要詳實的記錄下來。

　　住民的照顧偏好記錄一定要包括確切完成的預立醫療指示，其中包括：（1）關於自主斷食意願與理由的清楚描述，（2）除非用自主斷食加速死亡之外並無其他方式能夠滿足病人需求的聲明，（3）言明在任何狀況下是否有必要住院，以及（4）指定開始進行後如果病人喪失決定能力時的決定代理人。用錄影來記錄住民的照顧偏好會非常有價值（見第 2 章 2.6 節）。所有的案例都一定要確認病人的「拒絕急救」狀態（Schwarz 2019）。

　　前線的工作人員一定要參加照顧自主斷食者的訓練。所有參與的工作人員，包括晚班、週末班人員的問題以及疑慮都要確切的解決。利用本書其他部分所討論過的實施方法，長期照顧機構的工作人員一定要小心的處理影響自主斷食住民福祉的照顧議題，包括皮膚照顧、嚴重的口乾以及譫妄、身體衛生、大小便護理，還有每日生活行動的症狀治療。要事先討論嚴重的激動性譫妄發生時可能會需要使用緩和鎮靜治療。

　　機構的管理者應該要記住，機構中的其他住民若是目睹自主斷食的過程的話，可能會受到傷害。自主斷食的住民的照顧應該要在隱私環境下進行，以防範這種因眼見自主斷食而引發的信心危機。

5.8. 道德困擾與良心反對

　　長期照顧機構工作人員所受過的訓練是鼓勵吃喝，並且作為一種照顧的重要象徵，是應該供給食物飲水的。因此不意外的，被要求照顧選擇自主斷食住民的工作人員可能會感到難受。如前面第5.6節當中所討論過的，工作人員需要受訓來學習如何應對住民在自主斷食開始之後又開始索取飲水的要求（Gruenewald 2018; Quill et al. 2018; Wax et al. 2018）。

　　如同第5.6節所提，人力有限的機構在因應工作人員良心反對自主斷食上可能有困難，實務上也許不可能找到替代的照顧者來涵蓋選擇自主斷食住民的所有值班班次。再加上，一個長期照顧機構若有著宗教或其他的反對自主斷食的理由，也許根本不可能為自主斷食的住民找到替代的照顧人員，就算有來自醫療機構以及跨領域團隊的支持也是一樣。

　　可以幫助解決工作人員疑慮的方法包括視需要從緩和照顧、安寧、倫理，或精神科獲取專家照會。把該住民納入安寧計畫，也許可以幫助工作人員集中注意在生活品質的考慮，而比較諒解體重與功能的喪失。工作人員也許可以獲益於認知自主斷食是被美國護士協會，急性後期及長期照顧醫學會（AMDA — The Society for Post-Acute and Long-Term Care Medicine, and others），以及其他一些單位頒布的官方立場所支持的（AMDA 2019; American Nurses Association 2017；附錄D）。

其他步驟包括確保以住民為中心的完善照顧計畫，納入包括護佐的所有的當事人進入照顧計畫以及住民／家屬的討論會當中，延伸到週末班和所有班次的工作人員。還有訓練前線照顧人員處理自主斷食中的常見問題，例如口乾、譫妄，以及在自主斷食開始之後又開始索取食物及飲水。

此外，如果有的話，讓工作人員看看住民表達自主斷食願望的錄影帶可能很有幫助（Pope 2020; Wax et al. 2018）。如果機構的管理者有著強烈的反對參與加速死亡的立場（例如因為機構所屬的宗教反對使然），尋求入住照顧機構的人，最好在實際入住之前先評估一下該機構支持自主斷食的意願為佳。

5.9. 結論——機構照顧議題

當長期照顧機構中患有嚴重失能或末期疾病的住民要求自主斷食，以解除不可忍受的痛苦，或避免拖太長的死亡過程，或多年的嚴重失能或糟糕的生活品質時，為了兼顧尊重住民的自主權與機構工作人員的權益，以確保住民的安全和免受傷害，一個以住民為中心的照顧計畫是不可或缺的。這個過程是跨領域的，涵蓋了所有的關鍵當事人，來全面的因應該住民身體、心理、社會，以及靈性層面的照顧。

5.10. 從機構角度評論案例

案例1.1. 艾爾，那位肌萎縮性脊髓側索硬化症的摩托騎士

住進醫院的緩和照顧或安寧單位，可能可以減少其他環境中的阻礙，促成自主斷食的實施。艾爾住到一間醫院內的緩和照顧中心，事實上讓他的居家照顧者免除了參與自主斷食的責任。緩和照顧中心的工作人員經常遇到加速死亡的要求，受過依個別狀

況應對的訓練。而居家照顧者（通常是沒有執照的護佐）只被訓練過要慣常提供食物及水分，並且鼓勵經口進食，以作為一種關切的表現。

案例 1.2. 罹患頑強癌症的比爾

比爾的緩和照顧提供者以及緩和照顧中心的工作人員，積極的與他共同努力，理解他長久與熱切的控制自己的死亡時間和環境的渴望。他們不能支持他對醫助死亡的偏好，因為那在他的所在地是違法的。然而他們最終達到了與比爾的相互理解，就是自主斷食是所有他能得到的「不好的選項」當中最好的一個。

很不幸的，對許多希望自主斷食的病人來說，醫院內的緩和照顧以及安寧單位是無法取得或者無法負擔的。由於人員的缺乏，比爾所接受到的那種徹底並且持續的評估與照顧，對很多住在長期機構中的人來說，若非持續的倡導並有著來自機構外部其他人的支持，也許是不可能的。此外，許多長期照顧機構（甚至一些居家安寧的服務，像在案例 1.4，G.W. 的情形）本身就缺乏關於自主斷食的專業知識。因此，一定要照會安寧和／或緩和照顧（也許加上其他）單位來彌補機構本身提供照顧上的不足。

醫院中的緩和照顧和安寧單位，比起置於長期照顧機構管理規範之下的護理之家之類的單位，可能會比較少面對到針對自主斷食的行政阻力。醫院中單位的工作人員需要擬定一個全面性的治療計畫，但他們並不像長期照顧機構那樣被要求依規範完成美國護理之家住民評估工具—照顧評估量表（Residential Assessment Instrument-Minimum Data Set RAI-MDS）。由於該評估量表作為其照顧計畫的一部分，強調要維持功能、體重，還有營養。長期照顧機構比起醫院的緩和照顧和安寧單位來說，也許就會比較擔心，一個督考者可能會認為體重以及功能的喪失是一種忽略或者照顧品質不佳的證據。不論如何，這種長期照顧機構的疑慮，也許可以用完整的病人為中心的照顧計畫和文件來減輕。

免責聲明

本作品有部分得到美國退伍軍人事務部（Department of Veterans Affairs）的支援，當中表達的觀點屬於作者本人，未必反映美國退伍軍人事務部的看法。

第6章

自主斷食的最佳實踐，持續挑戰，以及機會

提摩西·奎爾、保羅·蒙則爾、塔迪烏斯·波普，與茱蒂絲·史瓦茲

前面四章從臨床、倫理、法律，以及機構的面向探討了自主斷食。在本章中，我們用三節篇幅來提供關鍵的重點整理。第一，我們建議考慮或執行自主斷食的最佳實踐方式。第二，我們描述持續的挑戰，並且提出克服它們的方法。第三，我們列舉自主斷食為對更廣泛的生命終末選項有興趣的病人與家屬提供的機會。

6.1. 最佳實踐

永遠要提供緩和照顧：除非病人拒絕，不然永遠要確認病人可以獲得、供給，以及執行符合病人價值觀以及喜好的優質緩和照顧。熟練的緩和或者安寧照顧，可以充分解決大多數（即使不是所有的）與自主斷食相關的症狀。

病人的自主控制與投入：自主斷食幾乎完全是在病人本人的

控制之下。它並不需要有末期疾病的診斷，也不需要法律或者機構政策的改變。但它確實需要病人的可觀投入，在開始自主斷食之前，病人與指定的照顧者間一定要就這一點徹底的溝通過。

了解整個過程：所有參與自主斷食過程的人——病人、家屬，以及其他照顧者——一定要對其涵蓋內容，可能會發生什麼，還有在過程開始之後可以提供哪些有效處理症狀的方法，都要有確切的了解。

確認醫護人員的參與：雖然理論上要實施自主斷食並不需要醫護人員，但實際上醫護人員幾乎總是該參與過程，事前評估決定能力，開始後幫助處理會發生的症狀以及浮現的挑戰。當自主斷食在一個長期照顧機構裡發生時，縝密並且記載詳實的跨領域合作，以住民為中心的治療計畫更是必要的。

相對短的期間：如果病人完全遵照過程，放棄所有飲水的話，自主斷食從開始、中間過程、到結束，通常是10-14天的時間。這讓病人與家屬能夠知道相對可預測的終點，有足夠的時間相聚在一起，度過一段「道謝」與「再見」的有意義時光。所有對加速死亡選項有興趣的人，都應該要知道這個可能。

就算不實際執行也讓人安心：害怕生命終末的痛苦以及不情願的生命延長的病人，通常會因為知道了有自主斷食以及其他故意加速死亡的選項存在而感到安心。許多人如果接受了充分的緩和照顧的話，並不真的需要這些選項，但知道還有這些選項，可以讓病人感覺自己不那麼受困與脆弱。

6.2. 持續的挑戰

兩個星期的期間：對某些人來說，用自主斷食的死亡方式來解除生命終末的劇烈、持續、嚴重的痛苦，耗費的時間可能太長了。就算沒有更好的替代選項，就算有使用熟練的緩和照顧來治療症狀，這麼長的時間也可能很辛苦。此外，雖然自主斷食過程本身花的時間相對的短（10-14天），病人卻可能先需要耗掉更長的時間，來找到一個願意配合的安寧或者緩和照顧提供者。

需要可觀的意志力：用自主斷食加速自己的死亡需要相當大的意志力以及決心。它在那些雖然生理上很想喝水，卻還能控制自己喝水欲望的人的可行性最高。病人也需要來自照顧者的支持，尤其是到了後期越來越虛弱的時候。

晚期常會發生譫妄以及喪失決定能力：有些病人在自主斷食過程的晚期會譫妄並且喪失決定能力，他們可能因此失去即使嚴重口渴也不喝水的意志力跟決心。當病人還有著決定能力的時候，應該要先指示家屬和照顧者（並且最好記載下來）他若以口語或非口語的方式要求喝水的話該如何反應。**再度強調：在開始自主斷食之前，所有的病人都應該要明確的說出他們希望照顧者在他們喪失決定能力而表達了想要繼續吃喝的時候，該做出什麼回應。本書第二部中會探討如何預期與應對這些可能挑戰的指引。**

需要很投入的照顧者：病人在自主斷食的晚期無可避免會變得非常衰弱、失能，並且可能意識混亂，因此過程中需要有很投入的照顧者來幫助。這些照顧者一定要完全了解該過程，並且全心投入，依據病人之前言明的願望持續走完全程。另外可能也需要替代的照顧者，以備原先的照顧者無法持續提供支持。

病人因得知有加速死亡的可能而難過：有些怕得不到充分醫療照顧的病人，可能會因為討論自主斷食或其他加速死亡的選項而難過，害怕這些選項代表著醫護人員不再提供所有可能的延長生命治療來延長他的生命。

機會之窗的關閉：因為自主斷食必須要有自主決定能力，有些病人可能因為害怕自己喪失了所需的決定能力，就只好在覺得生命仍然有意義時提前行動。**請注意：在本書第二部，我們討論以預立醫療指示實施斷食，作為自主斷食的重要替代方法，可能可以避開此一障礙。**

不願冒險的照顧者：自主斷食並不需要任何法律的改變以求得准許，但有些專業照顧者和家人照顧者會害怕冒險。法律上固然不需要直接的明文准許，但若有的話，可以讓這些照顧者更安心的提供支持。同樣的，很少醫療照顧機構有著關於自主斷食的政策以及常規，擬定這方面的政策也能有助於讓不熟悉自主斷食的照顧者得到清楚的指引。

6.3 機會

告知自主斷食的可能性：對廣泛的生命終末加速死亡選項有興趣的病人以及家屬們，都應該要被告知自主斷食這個可能性。

比起醫助死亡要更可得：自主斷食對於那些也許偏好像醫助死亡那樣更直接的協助死亡選項，但卻住在該選項並不合法的管轄區的病人是特別重要的選項。

比起醫助死亡要更有彈性：就算在醫助死亡合法的地區，有些重病並且準備好**馬上死亡**，但卻因為預後時間太不確定以至於不符合資格（比方需末期疾病）的病人，可能會很歡迎尚有自主斷食作為選項。

有時比醫助死亡更受歡迎：就算在其他加速死亡選項合法的地區，自主斷食依舊可能對有以下情形的病人、醫護人員，或機構更有吸引力一些：（1）那些在道德上反對其他更直接的加速死亡方法的，（2）那些覺得其他方法的審核跟延遲不可接受的，或（3）那些偏好自主斷食的彈性以及可逆性的。

　　通常比醫助死亡要快：病人可以在任何時間開始自主斷食。對比之下，醫助死亡通常強制要求15天甚至更長的等待期，為了獲取醫助死亡藥物所需的多重醫護人員評估可能要耗去更多的時間。

　　病人自身發起並推動：雖然非常建議有醫護人員和其他人的支持，但發動並完成自主斷食的決定幾乎完全由病人本身推動，只要他們被告知該選項並有其他的照顧支持。自主斷食是符合病人控制自己生命終末選項的範例。

　　因該選項感到安慰：就算不真的採行自主斷食選項，病人仍然會因為知道有這個選項，有權控制自己的死亡時間而感到欣慰。

　　總而言之，自主斷食為尋找逃離當前或以後的不可接受的痛苦或惡化的出口的病人，提供了一個相對安詳、自身可控制的死亡機會。不過，自主斷食要求病人有著決定能力。一個病人進入自主斷食的晚期，意識變混亂，要求給他一點食物飲水的話，照顧者該怎麼反應？另外那些只想在喪失決定能力**之後**才要加速死亡的病人又該怎麼處理？接下來，我們在本書的第二部，進而探討已經喪失決定能力的病人以預立醫療指示實施自主斷食。

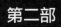第二部　**無決定能力者的預立醫療指示斷食**

　　本書的第二部探討用預立醫療指示來斷食。當罹患重病的人已經喪失了攸關生死的重大決定能力時，幫他限制或停止吃喝。該限制或停止飲食的作為，是基於他本人在一份預立醫療指示中明確指定的做法。第二部共有六章：

第7章　代表性案例：每個案例的後面，會列出編者們認為它們最主要的特色以及所導出的議題有哪些，接下來的五章會以不同的專業視野來回顧這些特色與議題。

第8章　臨床議題：包括停止所有食水或「舒適導向餵食」的行為，除人工餵食外，是否也該包括自我進食；在預立醫療指示中清楚表達未來關於餵食的希望的方式；依據預立醫療指示實施症狀治療；以及此種預立醫療指示的利弊。

第9章　倫理議題：包括無決定能力的病人可能會改變主意，餵食與其他介入性治療是否有著根本上的不同，照顧者承受的負擔與苦惱的程度，以及舒適導向餵食的可容許性及其潛在的開創先例角色。

第10章　法律議題：包括用法定的預立醫療指示立下有效的停止協助吃喝的要求，其他形式的指示，「尤利西斯約定」（Ulysses contracts），錄影帶，以及醫療委任代理人。

第11章　機構議題：包括因機構內失智症很普遍所引發的問題；對失智病人死亡過程通常很漫長的憂慮；大多數預立醫療指示中並未提到停止食物及飲水；以及不給吃喝在長期照顧機構中很難執行。

第12章　預立醫療指示斷食的最佳實踐，持續挑戰，以及機會：包括來自前面五章內容的基本重點總結，以及對預立醫療指示斷食未來在生命終末照顧占有地位的評估。

第7章

代表性案例

　　編者蒐集了四個過去不曾發表過的案例，來說明預立醫療指示斷食有什麼樣的好處，又受到什麼樣的挑戰，來指引那些可能需要在病人失去決定能力後，幫助他用斷食來加速死亡的代理人們。這幾個案例分別來自不同的作者，其中有些並非本書的編者。編者在每個案例的末尾，加上了他們認為屬於該案例的主要特色以及導出議題。

案例7.1-H太太

（早期阿茲海默症）：關於等待的挑戰的沉思

活得太久或死得太早（接續第1章案例1.3的反思）

羅伯特‧霍洛維茲

　　在將自主斷食告知我母親後的幾年裡，我的心情在寬慰與悲傷之間搖擺不定。我的寬慰是反映了她的；如果媽媽的失智症「惡夢」成為現實，我們都將自主斷食視為一個出口。自主斷食將失智症那個令人窒息的洞穴轉變成了一條隧道，它能夠提供一道穿越黑暗，走到另一邊的路途。知道了這一點，她才能活得更有活力並更有希望。

我的悲傷則更複雜一些。有一部分是由於我知道她是透過我才知道了自主斷食，媽媽若真的做了，就會讓我成為造成她死亡的人。但真正的痛苦是在她確實被診斷出早期失智症之後，自主斷食從抽象變成了現實，並迫使我們面對失智症的認知「關閉窗口」。

下決定所需要的計算——不是要不要，而是什麼時候要實行自主斷食——是驚人的。因為雖然失智症的診斷令人難過，但它本身並沒有當下宣布媽媽的死亡決定，反而標示著我們掙扎期的開始，當中我們必須努力去辨別何時她的功能喪失會累積到無法忍受，但又還不至於破壞她實施自主斷食的能力。如果她等得太久——也就是說，如果她選擇推遲自主斷食而活得太久——她將失去「成功」執行它的能力。由此產生的那種害怕錯過窗口關閉時間的恐懼，可想而知，會讓她在還沒準備好之前就決定死去。然而繼續活下去的欲望，確實可能會讓她冒下推遲決定而錯過的風險，使她無法真的執行。因此，這就成了一場害怕活得太久，與害怕死得太早之間的拉鋸戰。

此外，由於失智症會模糊認知，媽媽將會越來越無法折衷活下去的生存願望與預防自我的消逝的願望兩者之間的競爭，結果這份工作就落在了我和我的兄弟姊妹身上。值得慶幸的是，一位值得信賴的醫師同仁後來能提供更客觀的觀點，從而減輕了我們的負擔。他在後來的幾個月內與媽媽會談了三次，探討她的希望、恐懼，以及偏好，並評估她的決定能力與功能。當他從他們的第一次會談走出並宣布「你的母親對自主斷食很認真，但還沒有準備好」時，我心裡如釋重負，但同時也很擔心，想知道在媽媽因失智症的惡化而最終失去自主斷食的機會之前還剩下多長時間。

結果這個憂慮在我的一位緩和照顧患者身上成了事實。「M」跟我的母親年齡相同，患有失智症，在護理之家不快樂地生活著。她因為心臟狀況住進醫院，如果不植入心臟節律器的話，預計會在幾天之內喪命。事實上 M 對這個很快會死亡的預後感到很高興，拒絕了心臟節律器。出乎她意料的是，結果她活了下來，對自己心臟的強悍大感不滿。

M 知道自主斷食，並且有興趣用它作為她的死亡方式。在家人的支持下，她要求諮詢我的緩和照顧團隊。她有明確的決定能力來選擇死於自主斷食，雖然我們懷疑她是否有足夠的認知能力走完全程。經過長時間的考慮，我們同意支持她的決定，也計畫在她迷糊時提醒她。我們也明確的表示，如果她在我們的提醒下仍然持續表現出想要吃喝的樣子，我們就不會拒絕給她食物和水。

結果呢，每天早上 M 都忘記了她的計畫，我們也都如事先承諾的提醒她，但她都會置之不理，向我們要早餐和咖啡，我們也都給她了。而每天的晚些時候，她都會難過地發現自己早上的失誤，宣示絕不再吃喝的堅定決心。然而，日復一日，她吃喝的的習慣和欲望壓倒了她逐漸衰退的認知，最終她只得出院回到了護理之家。M 的認知窗口已然關閉，失智症贏了。

隨著我媽媽的認知喪失累積越多，M 的故事在我腦海中就越是盤旋不去。「關閉的窗口」成為我們討論中經常提到的話題。媽媽是出名的怕冒險的人，所以很自然地，在她倍增的對失去自主斷食選項的憂慮當中，她要求醫生進行了第二次訪視。值得一提的是，儘管她對推遲太久感到焦慮，但她持續地適應著她的功能喪失，比她自己或我們所想像的要更好。醫生從他們的第二次會談中走出來宣布：「她還有更多的人生要過。」

這一次，我的寬慰被恐懼蒙上了陰影。我害怕媽媽的延遲，有可能讓Ｍ的痛苦困境重演。我感到被拉扯著。我該要尊重誰的意願？患失智症之前的那位媽媽，有著強烈的意圖絕不讓目前的狀況發生，更別說讓它持續惡化？或是那位在我眼前日益消逝的媽媽，她已經適應了她的功能喪失，並似乎在用延宕宣布「我寧願像這樣多活一段時間，也不想永遠死去」？

接下來的幾個星期裡，我誠心誠意地認可媽媽想要享受生活中剩下的適度快樂的願望，同時也理性地鼓勵她要在還可能的情況下進行自主斷食。在我們一次有點非現實感的談話中，她要求我保證，在她開始自主斷食後，就算她乞求吃喝也不要給她。我被這個想像的景象嚇到了，堅決拒絕了她的要求。她看起來很驚訝，似乎也有點受傷。我軟化了，並向她保證我到時會提醒她自己做出的決定，但如果她想要食物或飲水，我不會——也做不到——拒絕，更別說如果她乞求了。我猜想就在那一刻，媽媽意識到她的窗戶即將關閉了。

她要求與醫生進行第三次會談。這一次比其他兩次要短。這回他出現時宣布：「你媽媽對自主斷食是認真的，並且她已經準備好了。」我既寬慰又悲傷地哭了出來。可能性已經成為了現實。

從那次會面之後，媽媽就有點飄飄然的。她的決定讓她鬆了一口氣，而且它的保證讓她免去了幾十年來盤旋不去的恐懼。後來在她自主斷食的九天當中，她都不需要任何提醒。唯獨有一次，在開始一個星期後，她覺得「劇渴」，問我她能不能「偷」

喝一小口水。按照之前的約定，我告訴她沒問題，她可以，但即使一小口也可能會延長她的生命，延後她的死亡。我向她保證：「我沒問題的，媽媽。」我的心痛著，既希望而又害怕她可能會喝水。她停頓了一下，看著我濕潤的眼睛，微笑著說：「沒關係，羅比。我不喝也沒事的。」她真的沒事。她安詳、泰然、感恩，而舒適，直到三天之後去世。自她第一次與醫師見面討論自主斷食以來，已經過了將近四個月。

幾週後，病理科醫師陪同我到他的辦公室看媽媽腦部的病理切片。他鄭重其事地告訴我：「你媽媽做得對。」他告訴我他自己的母親患有晚期失智症，很痛苦。「她不再認識我了，」他說：「我希望她當初知道你母親做了什麼，並且也在來得及時採取行動。」我們坐在顯微鏡前，他向我展示了媽媽的神經元，散布著斑塊與纖維纏結。我想像著它們當中的哪一個曾經擁有一段共享的記憶，然後丟失了。「阿茲海默症，」他宣稱：「毋庸置疑。」診斷的確定讓我鬆了一口氣，並為媽媽感到驕傲，事實證明她知道並採取了正確的行動。混合著欣慰與悲傷，我為我母親感到驚訝，她有意地、明智地、勇敢地面對她最害怕的對手，然後將其擊敗。

案例主要特色

- 逐漸浮現的失智讓 H 太太比較沒辦法分辨該在何時開始自主斷食──不要太早，也不能太晚。當辨別那個時機的工作落在她兒子以及他的兄弟姊妹身上時，他們請了一位信任的醫生，就 H 太太何時才準備好提供一個更客觀的觀點。他為此會見了她三次。他前兩次探訪後的報告──她還有「更多的人生要過」──既讓人鬆一口氣也讓人害怕。

- 預計很快就會開始自主斷食時，H太太請求她的兒子承諾，一旦她開始了自主斷食，即使她乞求，他也不會給她吃喝。他堅決拒絕了她的請求（「我做不到……」）；他只會提醒她她自己的決定。

- 自主斷食一旦開始後，H太太就不需要提醒了。有一次她問她是否可以「偷」喝一口水；她可以，她的兒子說，並指出即使喝一小口也可能會延後她的死亡，但補充說：「我沒問題的，媽媽。」她回答：「……我不喝也沒事的。」事實上，她確實沒事，三天後安詳而舒適地死去。

- 隨後的腦切片檢驗證實了晚期阿茲海默症。

案例導出議題

- 有多少為了避開活到嚴重失智而過早實施自主斷食的病人，有條件讓醫師來訪，決定他們何時「準備好了」？有多少有此意圖的病人，錯過了他們的決定能力窗口？

- 社會是否應該允許用預立醫療指示來實施斷食的安排，理論上可以避免大多數「死得太早或活得太久」之間的兩難困境？

- 兒子是否應該接受他母親的要求，並承諾如果她以後想要吃喝，他將不會給她？他回答「我不能（那樣做）」在倫理上是否正確？她是否應該先寫下指示，否決自己以後的請求？

- 除了提醒患者她的決定之外，照顧者還可以用哪些其他方式回應患者對食物及飲水的請求，同時又依然遵守自主斷食的計畫？

- 在一個溝通不那麼順暢的家庭當中，這些問題會如何發展？照顧者可以怎麼做來促進有益的溝通？

案例 7.2. - 史蒂夫（Steve）
（早期失智症）：患者和家屬面臨的挑戰

「我一直都有點健忘。」

茉蒂絲・史瓦茲

　　史蒂夫總是熱切地關心「有尊嚴地死去」以及符合他個人價值觀的死法的權利。這是他和詹妮弗（Jennifer）（他的第二任妻子）在將近二十年前初識並結婚時的共識之一。現在他已經七十九歲了，身體仍然強壯，但開始覺得短期記憶變差，並且越來越不容易精準表達自己的擔憂。當史蒂夫告訴他兒子，他已經開始起草一份有關他目前生命終末願望與擔憂的新指示時，兒子並不感到驚訝。史蒂夫完成了一份「五個願望」的價值觀陳述，並試圖解釋「如果我有失智症，兒子將會知道該做些什麼來結束我的生命」。這對他的兒子來說相當令人不安，他要求他的父親解釋這樣說是什麼意思。除了重複說他已經要求過兒子之外，史蒂夫沒辦法用口語表達更多關於他的願望和期待的細節。

　　兒子和妻子都知道，史蒂夫最近看過一位神經科醫師，他做了全面評估，並告訴史蒂夫他患有輕度認知障礙（mild cognitive impairment，MCI），這是阿茲海默症的最早期階段。史蒂夫堅決的否認這一診斷，並向神經科醫師保證他一直都有點健忘，有點像那種「心不在焉的教授」一樣。史蒂夫對他的家人們也是這麼說。

　　詹妮弗開始去參加一些失智症支持小組，並說它們對她的幫助極大。當她對阿茲海默症以及史蒂夫的那些疾病相關的行為有了更多了解後，她對他就不那麼的生氣了。與其他照顧者們分享共同的經歷，也讓她感到安慰和支持。

　　在這個早期階段，史蒂夫的兩個兒子在面對他們的父親時，並沒有怎麼察覺到他的病狀。因為他們每個月最多只能拜訪他兩三次，所以他們沒有意識到隨著史蒂夫「健忘」的增加，詹妮弗每天都在經歷著挑戰。史蒂夫的第一段婚姻還有另外兩個女兒，她們住在中西部，她們與詹妮弗的關係有點緊張。由於家庭和工作原因，她們每年來訪不能超過兩次，但每個月都會透過電話與他交談幾次。

　　詹妮弗知道了我在紐約生命終末選擇組織領導的諮詢計畫，該計畫的重點是為那些有認知障礙的人提供更多的生命終末選擇。她和我開始定期通電話談論她的擔憂，就是如果史蒂夫將來失去了決定能力，她要怎麼樣才能實施他的選擇。他有兩大恐懼——罹患失智症和體驗疼痛。

　　我邀請詹妮弗帶史蒂夫來參加面對面的會談。我的主要目的是嘗試更多地了解史蒂夫希望他的家人在他「如果一旦」被診斷出患了阿茲海默症或其他末期疾病時要怎麼做。在這次會談召開之前，我答應詹妮弗的要求，即我們將失智症作為一種可怕但「未來」的可能性來討論，而不是當前的事實。

　　史蒂夫除了他原先含糊不清的總體要求，即有人「應該在適當的時候結束我的生命」之外，沒辦法進一步釐清他的「五個願望聲明」。史蒂夫似乎沒有意識到因本州缺乏任何類型的醫助死亡立法所帶來的限制。此外，就算他住在可以合法醫助死亡的州，他也將不符合其條件，要不然因為他不是末期疾病，要不然因為他到時將已經沒有請求醫助死亡所需的決定能力。我還告訴他，任何直接幫助他「結束生命」的人都會承擔巨大的法律風險。史蒂夫不會想讓他的家人冒這個險的。

我鼓勵史蒂夫寫下他對未來生活品質的想法，以及在什麼情況下他的生命將會變成不再值得活下去。這對他來說是一項困難的任務，但他開始思考目前能讓他快樂的事情。除了密切關注他深愛的洋基隊之外，他還喜歡園藝，定期與一群男性朋友會面，閱讀報紙，和看電視。我建議他和詹妮弗試試阿茲海默症的功能評估分級測試（Functional Assessment Staging Test, FAST ── 見第8章表8.1），「以防萬一」他患上失智症。我希望他能夠設定某個特定的認知和身體退化程度的分界線，將其納進一份預立醫療指示。

因為他一直都很健康，史蒂夫沒有服用任何延長生命的藥物，也沒有任何可以合法停止的治療來加速自己的死亡。在紐約，以他目前的情況，能加速死亡的唯一合法選擇就是停止所有飲食。我們討論了完成一份書面指示的可能，該指示規定如果他將來因失智症而失去決定能力，何時要停掉飲食作為加速死亡的手段。在對失智症的功能評估分級測試做了一番研究後，史蒂夫決定他想要在失智症功能評估分級測試量表的第6級停止所有飲食。他堅決認為他不想要忍受那些與疾病「末期」（第7階段）相關的惡化。安排一次包括他的四位成年子女在內的家庭會議似乎很重要，這樣他就可以親自向他們解釋他在未來停止飲食的選擇。

會議的氣氛頗為激動。史蒂夫告訴他的家人他害怕失去自主權和獨立性，並解釋說他已經對他的計畫進行了深思熟慮。他要求他們尊重和支持他的計畫，其中一部分是如果他患上了晚期阿茲海默症，就待在家裡（他堅決表示絕不要被放在護理之家）。他指示他的家人在他失去決定能力後停止他的所有飲食，以期透過脫水加速死亡。他想接受良好的疼痛治療，這樣就不會受苦，他特別指示他的家人在停止進食後不要理會他可能提出的任何對食物或飲水的要求。他拒絕考量一旦他失去能力並且無法再參與決策，其實就很難替他挑選一個實際開始斷食的時刻。他的女兒們開始抽泣，而他的兒子和妻子看起來都很憂慮。

我提供舒適導向餵食作為另一種在晚期失智症加速死亡的方法。史蒂夫拒絕了這個選項，因為他認為這會延後他的死亡時間。他似乎並不顧慮他的家人在嘗試尊重他的要求，停止所有食物和飲水時可能遇到的任何困難。他的妻子（將會是主要的照顧者）在會議中幾乎沒有發言，但看來很擔心。

我每年都會繼續與史蒂夫、詹妮弗以及兩個兒子會談一次，女兒們則通過免提電話加入我們的會議，到現在已經三年了，我還經常與詹妮弗通電話。史蒂夫的決定能力問題迫在眉睫，雖然他目前看似還有能力去描述他對生命終結的價值觀和願望。史蒂夫想在他的生命盡頭遵循的方法似乎符合他長期以來的價值觀，並且他對自己所想要的沒有動搖過，儘管那很可能會給他的妻子和家人帶來負擔。

在我隨後與詹妮弗的談話中，她重申了她的承諾，努力尊重史蒂夫透過斷食來加速死亡的選擇。她明白在史蒂夫斷食期間為他安排良好的緩和症狀治療的重要性，但比較擔心要如何才能確保他能在家中接受到緩和照顧。尤其是她希望能獲得足夠的鎮靜藥物，這樣史蒂夫就不會受苦，她才能更有餘力照顧他的身體。鑑於當前很難確定能得到家庭緩和照顧，我不敢說此一期望是否實際。

　　史蒂夫的家庭醫師接受過老年醫學和緩和照顧的訓練。他收到了一份史蒂夫簽署的失智症指示副本，表明他決定若是達到晚期失智症的第6級，就停止所有飲食，但他們從不曾就這個話題直接對話過。該指示規定，一旦史蒂夫無法自己進食，失去了決定能力，並處於失智症晚期，他指定的醫療委任代理人，詹妮弗，就會與家庭醫師共同執行他停止經口進食的決定。照理，這位醫師當時將會主持史蒂夫的緩和照顧。截至目前，我不確定這位醫師是否了解史蒂夫和家人期待他在史蒂夫患上晚期失智症時扮演什麼角色。很顯然，這個話題應該在實際執行之前與他的家庭醫師好好討論。在最初診斷為輕度認知障礙的三年後，史蒂夫仍然拒絕接受此一診斷。這是一個進行中的案例，我還不確定它將會如何發展。

案例主要特色

- 儘管拒絕接受輕度認知障礙的診斷，但史蒂夫的態度很明確，如果他達到失智症的晚期，他希望發生的事是：在第6級的某個時候，他無法自己進食時，停止所有的吃喝。他為此寫下了預立醫療指示，並期望由妻子詹妮弗和他的家庭醫師來執行。

- 在一位經驗豐富的顧問護理師的促成下，詹妮弗安排了史蒂夫的家庭討論。其中一些對話非常的情緒化。史蒂夫堅持他絕不要被安置在護理之家，並且在執行他的指示時，他的家人必須無視他一旦停止進食後可能提出的任何飲食要求。他很少關心家人在嘗試滿足他的要求時可能遇到的困難。

- 舒適導向餵食曾被作為替代方案提出。史蒂夫拒絕了它，因為這會過度延後他的死亡時間。

- 在開始被診斷輕度認知障礙的三年後，史蒂夫依然拒絕接受任何明確的失智症診斷。與此同時，他對自己如果真的患上嚴重失智症時該怎麼做的堅持不曾動搖。此案正在進行中。

案例導出議題

- 史蒂夫期望他的家人和家庭醫師執行他在失智症功能評估分級測試量表的6級時停止食水的指示是否合理？他是否低估了他們可能面臨的困難？
- 停止進食後，他**在家中**真能得到緩和照顧和／或安寧支持嗎？
- 史蒂夫對失智症診斷的持續否定，是否會讓人質疑他在撰寫斷食預立醫療指示時是否能力充分、頭腦清楚？

案例 7.3. - 派翠西亞（Patricia）

（中度失智症）：自主斷食加速死亡與提前自殺的對比

「我曾經很聰明！」

茱蒂絲・史瓦茲

　　派翠西亞是一位九十一歲的退休教授，是她那個領域的全國公認專家，曾在美國東海岸的一所大型大學擔任系主任多年。在我們第一次的對話中，她開始說的其中一句話就是：「我曾經很聰明。」她告訴我，大約五年前，一位神經科醫師根據臨床檢查和影像學檢查結果，診斷出她患有阿茲海默症。她還說，她非常害怕「變成白菜」，然後像她的兩個姊姊一樣，慢慢地、悲慘地死於這種疾病。她最近從大學提供的住處，搬到了城市另一區的一間高端長期照顧機構。她說她當時希望找到新的一群「志同道合的學人」可以發展關係，但沒能如願。因為她的短期記憶缺陷已成為越來越難解決的社交障礙，讓她無法結交新朋友。此外，她現在還有「臉盲症」，因此，當她在公共餐廳與其他住民一起用餐時，她不記得與誰交談過，討論了什麼，甚至不記得他們是誰。我們同意會面詳談。

我們在她舒適的單臥室寓所裡見面，還有她的姪女唐娜（Donna）在場，記錄我們的談話。唐娜住在附近，並定期訪視，幫助處理各種個人照顧所需。派翠西亞說大約一年前，她的記憶力真的開始衰退了。她想掌控自己的死亡，並希望在她的認知衰退到無法完成它之前就行動。我向她們詳細解釋了自主斷食的流程，因為那是她的所在州認可的唯一合法選項。她們要求我用電話向她的醫療委任代理人——她侄子，一位住在南方的退休醫師——重複此一敘述，我同意了。

派翠西亞對自主斷食的過程有一些疑慮。她尤其害怕自己必須禁食兩週或更長時間，在死於脫水之前可能必須承受的痛苦。她明確表示，她**不想**在臨終過程中經歷任何痛苦或煎熬。她告訴我，多年前她曾取得了致命量的巴比妥類藥物，保存在自己的冰箱。我告訴她，如果她的家人在場並提供任何協助的話，服用那個藥物就可能置他們於法律風險之下。在該轄區，所有安寧照顧監督之外發生的死亡都會被警方調查。在我離開她的寓所後，我想知道她對這次充滿憂慮的討論還記得多少。第二天我打電話給她，請她描述一下她記得的事情。得知她的回憶似乎很全面後，我鬆了一口氣。我與她發展出了一種關係，包括頻繁的電話通話，通電子郵件，還有經常在她的寓所以及機構的餐廳裡同家人一起舉行家庭會議。這種關係很溫暖，持續了將近九個月。

由於她的記憶力和執行功能正在迅速惡化，我建議她另外完成一份書面指示，言明如果她的失智症進展到了晚期，讓她失去了決定能力或無法自己進食時，將限制人工的餵食。她和她的家人都支持這個想法。她說她特別喜歡舒適導向餵食的主意，因為她非常喜歡吃東西，所以就把這個選項作為她的首選。她的家人探詢了該機構關於納入安寧照顧的規定。我告訴派翠西亞和她的家人，如果她選擇自主斷食，她會需要得到安寧照顧的監督，以確保與斷食相關的任何痛苦症狀都能得到積極的治療。我們就她如果選擇開始自主斷食時如何獲得緩和照顧支持事項，與當地一家安寧照顧機構的醫療主管開始了一些初步討論。

派翠西亞繼續保持著她的獨立生活——包括乘坐公共交通工具去拜訪老朋友，或出席市內的音樂表演（這點讓她的家人很難過，因為她經常迷路，忘了錢包，丟失現金和信用卡）。她有「好」的日子和「壞」的日子，但不可避免的，壞日子開始多過了好日子。儘管如此，她仍然保持著決定能力，繼續積極追尋生活的樂趣，同時仍然堅定地想要控制自己的死亡時間。

在她去世前幾個月，她讓我去她的寓所見她和她的侄女唐娜，因為她有重要的事情要討論。當我們聚集在一起時，她告訴我，她對自己的死法進行了深思熟慮，得出的結論是她根本做不到斷食至死。她說她太喜歡吃喝了，無法放棄。事實上，與家人或其他老朋友一起享用美食和分享一瓶葡萄酒，仍然是極大的快樂泉源，再加上她的胃口非常好。她決定在未來的某個時候，用儲藏的巴比妥類藥物來結束自己的生命。做出這個決定後，她繼續充實地生活了幾個月，直到意識到自己的決定能力正在減弱，她的「機會之窗」即將關閉。

她知道當她服下致命藥物時，不可以有別人在場。雖然她的家人提供了非常具體的書面指示和其他幫助，但我們當中任何人都不清楚，她在獨自一人時有沒有辦法成功完成必要的步驟。她選擇了一週當中的某一天，因為第二天早上她的定期清潔工照例會來。如果她沒開門，管理人員會帶著鑰匙過來，然後發現她。我們都屏息以待。第二天早上，管理人員打電話給她的家人，說她死了，警方已經到場。家人們表示雖然他們「感到震撼」，但「並不驚訝」。許多老朋友和她的大家庭成員參加了她的追悼會，他們笑了很多，也哭了一點，講述了一些這個不屈不撓的女人的精彩故事。她過了完滿的一生，並在自己選擇的時間，以自己想要的方式死去。

案例主要特色

- 派翠西亞在九十一歲時，已經處於阿茲海默症的第4級五年了。她想在一間高端長期照顧機構中找到一群志同道合的學人的希望落空，因為她短期記憶的缺失已經妨礙了她的社交。她現在決心要掌控自己的死亡。

- 然而，自主斷食讓派翠西亞望而生畏，因為預期它會帶來痛苦，也因為她知道自己一直都非常喜歡吃喝。同時，她之前已經獲得了一批足以用來故意過量致死的巴比妥類藥物。她知道當她吞下它們時，她的家人不可以在場，因為這可能會使他們處在法律風險之中。人們有些擔心她可能會不記得所有必要的步驟和注意事項。

- 派翠西亞最終決定，對她來說服用致死劑量的巴比妥類藥物才是掌控她死亡的首選方法。意識到自己的決定能力正在減弱，而機會之窗即將關閉，她謹慎而有效地，在家人不在場的情況下採取了行動。當她的家人和朋友發現她的作為，他們「震撼」但「並不驚訝」。她的追悼會有許多人參加，滿是豐富與正面的回憶。

案例導出議題

- 自主斷食「並不適合所有的人」。當因為決定能力已經喪失，並且沒有留下明確的預立醫療指示來讓別人幫失能的當事人執行，因而喪失了自主斷食這個選項時，還有哪些其他「最後手段」選項可以考慮？顯然，如果有任何證據表明患者不願意接受，那麼所有的非舒適導向，可能延長生命的治療就都應該停下來，並且積極的治療所有的不舒服症狀。應考慮用相稱的緩和鎮靜來治療所有身體或心理的痛苦症狀。醫助死亡（定義為由一位醫護人員開具，由患者自行服用致死藥物）可根據患者所在地的法律規定予以考慮，但一旦失去決定能力，此選項就不再可行。通過預立醫療指示實施安樂死在一些西歐國家是可行的，但在其他國家通常是被禁止的。

- 社會是否應該為那些像派翠西亞一樣，決心掌控死亡但不願意提早自主斷食的人，提供一些替代途徑，例如預立醫療指示斷食？

- 在禁止使用醫助死亡的環境，對那些積累了足夠致死劑量的藥物的人，該如何提供關於有效劑量和自我給藥方法的諮詢？

案例 7.4. - 查爾斯（Charles）

（嚴重失智症）：拒絕協助經口餵食

因患者最佳利益而發生的衝突。

斯坦利・特曼

2009 年時，查爾斯被診斷出患有早期失智症，很可能是阿茲海默症。他和他的妻子——也是他的委託人（Proxy）／代理人（Agent）——知道許多晚期失智症患者面臨著這樣的挑戰：他們「沒有插頭可拔」。也就是說，他們並不需要依賴高科技醫療來維持生命。人工餵食和人工餵水也可能會延長死亡過程，有時甚至會延長數年。查爾斯和他的妻子都害怕這種前景。

查爾斯想要完成一份預立醫療指示，該指示能夠有效地回答兩個問題：他什麼時候（在什麼特定條件下），會想要實施什麼（停止他人協助餵食和餵水的干預措施）。他的妻子讀過我寫的一本書，當中提供了一種可能（Terman 2007）。她透過我的精神科門診聯絡上了我。

查爾斯完成了一份患者決策幫手，當中敘述了四十八種晚期失智症與其他末期疾病患者的情況（Terman 2020）。針對因不可逆轉的認知障礙而無法再自行進食和飲水的患者，其內容指示為：「如果我達到了導致足夠嚴重痛苦的狀況，[1]那麼我希望其他人不再幫我把食物和飲水放進我的口中。」針對每種情況，查爾

1　針對患者被詢問的各種情況，該決策幫手要求必須滿足「足夠嚴重的痛苦」的標準才能停止所有食物和飲水。

斯都在兩種選擇——要麼繼續幫他餵食和餵水來讓他活著，要麼停止所有飲食的協助好讓他死去——之間做出了預設治療決定。他完成的預立醫療指示有朝一日可以告知醫師和其他人，以他個人的價值觀，何時死亡是適當的。

作為他的預設照顧計畫顧問，我進行了兩次為時相隔兩週的電話會談。會談有三個目的：（1）確認查爾斯對每一個生死攸關的決定都很確定。作為一名精神科醫師，我不相信僅憑勾選一個方框就足以顯示查爾斯的想法。（2）評估查爾斯做出這些決定的心智能力。以及（3）用錄音錄下查爾斯的口頭證詞，以防日後發生爭議。

會談開始，我先告訴查爾斯死於醫學上的脫水是什麼樣的狀況。有些患者會感到飢餓一兩天，但這種稍稍的不適通常可以靠藥物緩解。幾乎所有患者都需要額外的舒適照顧來減輕口渴症狀，而一些非處方藥物通常對此很有效。所有患者最終都會進入沉睡，儘管到達這個階段的天數各不相同。出現的其他症狀，通常也可以透過標準的症狀導向的緩和照顧來解決。

我得出的結論是，查爾斯對晚期失智症的每一情況的兩種治療選項都清楚，也理解它們的後果。

查爾斯也回答了我在兩次會談中提出的另一個問題：「你願意忍受醫學脫水可能導致的所有不適，來換取你在自己想死的時候死去嗎？」他的回答很清楚，兩次會談時都保持一致，並且表達強烈。他基本上是這麼說的：「是的，如果能避免受苦好幾年並給他人帶來負擔，我願意受苦幾天。」

查爾斯用邏輯理性來針對每種情況做出決定。例如，他解釋了為什麼他不想依靠別人來換尿布，為什麼他不想給家人帶來負擔，在他失去認出他們的能力後，還讓他們做出犧牲來提供他全面照顧。

我得出的結論是，查爾斯有能力做出知情的、預設的有條件的同意。我寫下了這份意見，也印出了顯示他針對每種情況的決定的預立醫療指示，還有我們會談的錄音光碟，一起送給了查爾斯和他的妻子。

因執行計畫而生的衝突

七年後，查爾斯符合了晚期失智症的標準，包括失去了自行進食和飲水的能力，還滿足了不止一項他之前決定在發生時要人家停止協助餵食和給水的特定情況。他的妻子幫助安排他入住當地一家安寧中心。

當查爾斯的妻子向主治醫師出示他的指示，並要求醫師遵從他想醫學脫水而死的願望時，衝突就出現了。醫生最初拒絕了，並解釋說繼續「舒適導向餵食」才符合查爾斯的「最佳利益」（Palecek et al. 2010）。根據妻子轉述，他的大致話語是：「醫學脫水會導致查爾斯非常不舒服，因為它會破壞他的內臟器官。」醫師藉聲明他必須優先考慮「不傷害」的倫理原則，來合理化駁回查爾斯的先行設定自主權。

衝突的解決

在此時，查爾斯的妻子打電話給我徵求意見。我建議她與查爾斯的醫師會面，並帶上（1）一份他的預立醫療指示的印本，（2）他口述證詞錄音的光碟，（3）我寫的查爾斯具有決定能力的精神醫學意見，（4）一篇文章的副本，該文章顯示安寧護理師們評估清醒的患者透過醫學脫水死亡的過程是「很好」而「安詳」的（Ganzini et al. 2003），以及（5）邀請那位醫師用電話與我討論查爾斯的治療選項。我還鼓勵她說明，她曾聽過查爾斯一再表示過，如果他達到某些晚期失智症的情況，即使醫學脫水會導致不適，他也希望能被允許死去。對此他一貫地解釋過：他把適時的死亡看得比暫時的不舒服要重要。

兩天後，主治醫師用下面的說法默許了：「如果這真的是查爾斯想要的，好吧。」

查爾斯在禁食九天後安詳地死去。據他的妻子說，他死於醫學脫水的過程中沒有感到不舒服或發生併發症。

他的妻子和我討論到，查爾斯多年前透過完成預設照顧計畫所做的努力，顯然對他很有好處。那個當兒，他的能力足以做出預設的治療決定。他的認知功能隨後持續惡化，因此之後就沒有重新審視他的決定的機會。然而，有著兩次一致的會談，我記載在他的病歷中並且錄音，這讓他的拒絕治療很有說服力。他清楚地表明他願意在短期內忍受因醫學脫水引起的稍稍不適，再加上他對處於某些晚期失智症的情況拖延死亡的深惡痛絕，極可能讓他最後的這位主治醫師難以拒絕。

回顧

事後，查爾斯的妻子和我有過一次匯整情況的電話會談，討論可能導致那位主治醫師改變立場並尊重查爾斯的指示的原因。她說那位主治醫師讀了預立醫療指示書，看到了光碟，但沒有聽它。我透露說他的醫師並沒有打電話給我討論選項。雖然醫師現在確實已經看到查爾斯用醫學脫水安詳地死去，但尚不清楚當初是什麼因素導致他改變了原先的立場。

猜想一下的話，其中的一些因素可能產生了影響：（1）委託人／代理人和預立醫療指示都一致並明確的指出，如果查爾斯達到目前的狀況，他希望被允許死去；（2）想避免與我直接對抗，因為我在這方面應該有更多經驗；（3）因為事證完整，怕惹上法律訴訟；（4）指出他所在州的法律，賦予醫師出於善意遵從預立醫療指示和代理人指示的豁免權。因此，他既有倫理義務，法律風險也微乎其微。

案例主要特色

- 這是少數的用預立醫療指示成功實施斷食的案例之一。
- 查爾斯以針對嚴重失智症面臨的各種情境，做出一長串冗長的、介於繼續人工協助餵食和完全禁食禁水之間的選擇，來構成他的預立醫療指示。查爾斯對這些選擇的理解，以及下那些決定的能力，經由與他的預設照顧計畫顧問以及精神科醫師的電話會談錄音得到證實。他十分清楚地知道，在良好的緩和照顧支持之下，死於脫水會是什麼樣子。
- 多年後，查爾斯的指示中敘述的那些條件達到了，他的妻子要求主治醫師遵從他的指示。醫師最初拒絕了，聲稱這「會導致查爾斯非常不適，因為它會破壞他的內臟器官」，而繼續「舒適導向餵食」才符合查爾斯的最佳利益。在收到該預立醫療指示的副本，查爾斯證詞的錄音，其他幾份文件，以及精神科醫師接受諮詢的意願後，醫師默許了遵從查爾斯的指示的決定。

案例導出議題

- 當一份斷食預立醫療指示不像查爾斯的那份那樣，特別針對嚴重失智症以及不給食水寫得那麼具體，並且沒有患者證詞的錄音來佐證該指示時，照顧者仍然會像對查爾斯一樣，認為在專業上、倫理上，以及法律上可以執行那個指示嗎？

- 查爾斯據以做出指示的那些選擇，是透過詢問他什麼情況會造成他「遭受嚴重的痛苦」就停止協助餵食。然而，足夠的「痛苦」，是患者不想讓他們的生命延長到許多年的嚴重失智的正確理由嗎？如果查爾斯認為每種情況的選擇都與痛苦程度相關的話，我們該不該信任查爾斯的回答呢？因為他規定要停止協助餵食的時機到來時，他其實只有嚴重的惡化而不是痛苦。

- 當查爾斯針對某個特定情境回答，他願意「繼續餵食」時，他的意思是指舒適導向餵食，還是更高層級的，足以延長生存的餵食？

- 當一份預立醫療指示跟查爾斯的那份一樣具體，並且其符合條件也跟查爾斯的情況一樣明確，而患者也沒有想要該指示規定不可以給食水時，臨床醫師是否應該將遵從該指示當作是「照顧常規」？

接下來的章節將深入探討使用預立醫療指示斷食的臨床、倫理、法律以及機構面向，內容獨立於上述那些具體案例之外。然而，它們在許多地方會參照這些案例。

第 8 章

臨床議題

提摩西・奎爾與茉蒂絲・史瓦茲

　　想像一下你自己處在 H 太太的境地，她是我們的早期阿茲海默症患者，有輕度認知障礙，但仍然很自得其樂，並與家人和朋友們共度著有意義的時光。儘管她希望這種享受持續下去，活得越久越好，但她擔心如果等得太久，可能會失去實施自主斷食所需的認知能力，然後陷入無法逃脫的失智症末期。她將自主斷食視為她避免活到疾病晚期的「安全閥」，覺得疾病晚期顯然要比早死更糟。她是否必須在她真正想要之前就啟動自主斷食呢？或者，她是不是可以授權其他人，在她明顯地失去了自己實施自主斷食的能力，並實際上處於她想要避免的狀態時，代替她啟動斷食呢？

8.1. 能力喪失時的一般做法

　　醫護人員應該如何應對 H 太太以及許多其他想要避免疾病晚期的患者，因為很可能在死前已經失去了決定能力，所面臨的兩難困境呢？開始的做法之一，是要根據一或兩種常用的量表，對患者的認知障礙程度進行「分級」（Dementia Care Central 2020; Medical Care Corporation 2020; Reisberg 1996; Sclan 1992）：

- 原發退化性失智症整體惡化評估量表（Global Deterioration Scale for Assessment of Primary Degenerative Dementia, GDS）
- 功能評估分級測試（Functional Assessment Staging Test, FAST）

這些廣泛使用且經過充分驗證的量表，依病人當前的症狀和功能，來預測他們的預後，並且衡量他們參與醫療決策的能力。（詳見 p.206-207 表8.1。）像 H 太太那樣的早期失智患者必須決定（1）他們是否應該在決定能力仍然明確存在時提前行動，或者（2）他們是否可以冒險等到他們認為不可接受的情況發生之後，指望其他人行動。如果他們真的選擇等待，他們該如何向周圍的人提供足夠的關於他們未來希望和偏好的明確信息，好賦予他們代為行使的權力？這些是本書第二部探討的眾多挑戰中的一部分。

因為當患者失去了當下的決定能力時，所謂的「自主」斷食會引發一系列額外的執行、倫理、法律以及機構的問題，我們首先區分一下該領域中幾個相似但不同的做法：

1. 預立醫療指示斷食：是給患有晚期失智症或因其他病因而永久喪失決定能力的人停掉經口餵食（食物和飲水）的做法——理想狀況下，是根據當事人先前還具有決定能力時所完成的書面預立醫療指示文件。患者在該方面的偏好也許之前已經口頭傳達給代理決策者，但最好也透過書面形式甚至是錄影進行傳達（Pope 2020）。該決定必須有明確證據顯示，患者先前確實希望在當下無能力的情況下不可協助其進食和飲水。

2. 舒適導向餵食：是提供患者似乎喜歡的最多或最少量的食物和飲水，而不考慮長期生存可能需要的「充足的水分和營養」。在患者死於某些末期疾病的安寧照顧圈子裡，舒適導向餵食是個照顧常規，當時有沒有決定能力都一樣。在大多（但不是所有）的晚期失智症患者圈子中，舒適導向餵食也是可以接受的做法。有幾種可能會在正式的預立醫療指示（書面寫下舒適導向餵食的重要細節）或非正式的預立醫療指示（與代理決策者明確討論過但未寫出）當中標出的舒適導向餵食的亞型。[1]如果沒有那麼具體的討論過，代理決策者也許仍然能夠根據「替代判斷」（他們認為患者在當前情況下會想要什麼，只是沒有具體討論過）做出這些決定。這些選項通常是用在定義明確的末期疾病，但它們也可能可以在晚期失智之類的情境考慮，因為代理決策者可能有證據支持他們的認知，也就是患者不希望透過任何類型的醫療措施來延長生命。[2]兩個舒適導向餵食亞型的定義如下：

2a.「自行進食」和「照顧者協助」餵食：經口提供舒適導向餵食，除了幫助患者自行進食外，如果患者自主進食變得困難，照顧者還會直接幫患者餵食和給水，只要他似乎很願意接受並享受協助餵食——不超過也不少於。這種做法在大多末期疾病患者的安寧計畫中是個照顧常規。這種做法在患有晚期失智症或其他進行性、最終會致命的疾病，並且經口進食日益減少的非末期病

1　醫護人員應該要並且確實通常會考慮患者意願的任何證據，即使沒有記錄在具有法律約束力的文件中。

2　如果患者在家中由家人照顧，那麼基於替代判斷而做出的有限舒適導向餵食決定，無需有直接證據表明患者的明確意願，可能就比患者住在照顧機構裡時要有彈性一些。在機構中，以這種方式限制進食，可能就必須要有患者針對舒適導向餵食偏好的更具體、更明確的訊息。

表8.1　進行性失智症分級與斷食選項

原發退化性失智症整體惡化評估量表（GDS）

第1級：沒有認知衰退。

第2級：極輕的認知衰退（無失智症）。
忘記名字。把熟悉的東西放錯地方。對親人或醫生來說不明顯的症狀。

第3級：輕度認知衰退（無失智症）。
健忘增加。稍微難以集中注意力。更頻繁地迷路。很難找到合適的詞。親人開始注意到。
＊*平均持續時間：2-7年*

第4級：中度認知衰退（早期失智）。
忘記最近發生的事情。
難以集中注意力和完成任務。
無法管理財務或獨自去新地方旅行。
否認症狀。
社交問題：遠離朋友或家人。
醫師可以測出認知問題。
＊*平均持續時間：2年*

第5級：中重度認知衰退（中期失智）。
重大記憶缺陷。
需要日常生活上的幫助（穿衣、洗澡等）。
忘記地址、電話號碼等類詳細信息。
不知道時間、日期或自己所在的位置。
＊*平均持續時間：1.5年。*

第6級：嚴重的認知衰退（中期失智）。
沒有幫助的話無法進行日常生活。
忘記家人的名字、最近發生的事情、過去發生的重大事件。
從10倒數有困難。
說話困難。
性格和情緒的變化。
妄想、強迫症，和焦慮。
失禁。
＊*平均持續時間：2.5年。*

第7級：非常嚴重的認知衰退（晚期失智）。
無法說話或交流。
大多數活動需要幫助。
失去動作技能。
不能走。
＊*平均持續時間：1.5至2.5年。*

資料來源：Dementia Care Central 2020 和 Medical Care Corporation 2020（參見參考資料列表）。整體惡化評估量表和功能評估分級測試是兩個最廣為人知的分級量表；此外還包括臨床失智評估量表（Clinical Dementia Rating, CDR）和簡易智能量表（Mini-Mental

功能評估分級測試（FAST）	停止飲食選擇
第1級：正常成人。	**自主斷食**
第2級：正常老年人。	寫和／或錄下斷食的預立醫療指
個人意識到有些功能下降。	示，以防日後喪失能力。
第3級：早期阿茲海默症。	
高要求的工作環境中出現明顯缺失。	
＊平均持續時間：7年。	
第4級：輕度阿茲海默症。	
大多數日常生活受到的影響越來越大	斷食選項取決於對患者當下意願和
（賬單支付、烹飪、清潔、旅行等）。	過去在該方面陳述的審慎評估，以
＊平均持續時間：2年。	及他們當下理解該決定後果的能力。
	寫或錄下斷食的預立醫療指示在第4
	級是有可能的，但在第5級就不太可
	能。在這兩個階段都需要審慎評估。
第5級：中度阿茲海默症。	
在選擇合適的衣服時需要幫助。	
繼續喪失執行其他日常生活的能力。	
＊平均持續時間：1.5年。	
第6級：中重度阿茲海默症。	**預立醫療指示斷食**
穿衣、洗澡、如廁需要幫助。	能力喪失時要以明確表述的啟動斷食
大小便失禁。	聲明為依據。
＊平均持續時間：3.5-9.5個月。	如果無法做到預立醫療指示斷食，則
	應把舒適導向餵食（Comfort Feeding
	Only, CFO）或最低量舒適導向餵食
	（Minimal Comfort Feeding Only,
	MCFO）作為備用計畫。
第7級：嚴重阿茲海默症。	
言語能力下降到每天只能說5-6個可	
聽懂的單詞，其中一個單詞清楚。	
不能再走路或坐起來。	
不能再微笑或保持抬頭。	
＊平均持續時間：1-1.5年。	

State Exam, MMSE）。有兩篇整體惡化評估量表和功能評估分級測試創始學術文獻中的有影響力的文章，是1996年由Reisberg等人所著，以及1992年由Sclan及Reisberg所著。

患通常也可以接受。

2b.「只可自行進食」而不可「照顧者協助」餵食：該舒適導向餵食僅限於當食物或飲水被放在患者面前時，他可以獨立自行進食的部分。除了在患者看來感興趣並且能夠自己進食的情況下，準備食物和飲水放在他能夠接觸到的地方之外，不可直接協助飲食（也就是說，家人或醫療提供者不得用手餵食患者）。由於這種對照顧者協助餵食的設限在此種情境通常不是照顧常規，所以**「只可自行進食」**即使算得上是自我進食的舒適導向餵食，也應該要基於患者明確表達的事先指示（口頭上，但最好也以書面），言明**「不可協助餵食」**的內容，並說明該何時開始實施該選擇。

3. 最低量舒適導向餵食（Minimum Comfort Feeding Only, MCFO）：是將比較常規的舒適導向餵食做的一種修改，適用於那些明確表達過在當前情況下對自主斷食的偏好，但現在已沒有能力去執行的患者。這可能適用於以下三種情況中的一或多種：

3a. 明確想要進行自主斷食，但在等待實施當中失去了決定能力的患者。儘管符合了明確商定的發動條件，該失能患者卻仍表現出一些進食與飲水的興趣。

3b. 在有能力的情況下開始了自主斷食，但進行過程中失去了能力的患者，雖然照顧者努力注意噴霧劑和口腔護理以減輕口乾和渴感，並且儘管提醒他們之前的決定，他們卻仍表現出對某些食物或飲料的明顯興趣。

3c. 患者在過去有能力時已經完成了明確表達的斷食預立醫療指示，說他們希望在失去決定能力，並滿足了任一他先前定義的條件後代替他們實施，但該失能的患者現在卻仍然對某些經口飲食表現出明顯的興趣。一個例外可能是如果他們在預立醫療指示當中有一個具有約束力的「尤利西斯條款」，強烈表示他們希望在這種情況下不要聽從他們自己的餵食請求（見第 9 章，第 9.2 節和第 10 章，第 10.9 節）。無論是哪種情況，都要不斷注意口腔護理和保濕以盡量減少口渴感。

在這些情況下，只要明確符合先前商定的條件，所提供的食物和飲水量（無論是自行進食還是由照顧者協助餵食）都應該限制在**舒適所需的最低量**。與一般的**只要能舒服就不限量**的舒適導向餵食不同，一旦符合指定條件，最低量舒適導向餵食就也試圖遵從患者先前的預立醫療指示斷食計畫，作為在該情況下加速死亡的方法。此一方式必須事先與家庭成員以及醫護人員和照顧者詳細討論過，以確保他們理解並願意參與這一過程。對有些必須用預立醫療指示來執行斷食的人來說，這種最低量舒適導向餵食的方式可能會過於意圖不清，模棱兩可，此時標準的舒適導向餵食就是替代方案。

4. 保持足夠的水分和營養：這是大多數情況下在一個人重病，但未來有很大的康復潛力，並且之前沒有設定這方面的治療限制時的標準治療目標。這種做法對於患有慢性病、具有完全決定能力，以及可接受的生活品質（根據他們自己的個人定義）的人來說也是標準做法，除非他們自身有對治療目標設下限制。當這種限制是基於患者當前的口頭指示，先前完成的維生治療醫囑（National POLST 2019），或維生治療醫療指示（Bomba 2015），或他們先前明確闡述的適用於當前情況的預立醫療指示時，就不會引起爭議。對於那些過去有，但現在失去了決定能力，且沒有恢復機會的人，則應盡一切努力讓當前的醫療決定符合已知的他們過去的價值觀和偏好，特別要注意有無任何他們在有決定能力時完成的預設照顧計畫文件（Lang and Quill 2004）。如果患者自己在他們有決定能力時明確表示過，在他們失去決定能力的當前情況下，他們想要舒適導向餵食、最低量舒適導向餵食，或甚至預立醫療指示斷食的話，那麼他們的照顧計畫就應該盡可能的轉向他們先前表達過的願望。

對於那些不曾有過決定或能力，和以前有過但現在沒有決定能力，並且沒有明確表達過他們在當前情況下願意和不願意接受哪種治療的偏好的患者，努力保持「充足的水分和營養」通常是初始的照顧常規，除非他們已在疾病末期。如果這樣的患者接近了生命的終點，或如果他們似乎正在忍受難以充分緩解的痛苦，那麼照顧常規也許可以轉向舒適導向餵食，這取決於有沒有潛在的證據顯示，依據患者先前的陳述和價值觀他願意或不願意用這種方法。如果沒有相關證據表明患者之前表達過在當前情況下關於飲食的價值觀（或者如果他們本有發展障礙而從未有過決定能力），那麼該方法就應該更多地基於家人、監護人，以及醫療人員對患者「最佳利益」的觀點，以及保護此類弱勢患者的法律規定。針對這些困難問題以及患者情況的建議的深入討論，超出本書的範圍，在此只能說，在後面這些情況下，自主斷食或預立醫療指示斷食都沒有角色，因為沒有明確的證據顯示病人自己會想要它們。

8.2. 背景議題

緩和照顧，以其著重疼痛和症狀治療、提高生活品質，以及確保充分知情的決策的重點，應該要是所有重病患者治療計畫的一部分，當然也適用於那些失去決定能力的患者（Quill et al. 2019）。許多（但不是所有）失去決定能力的患者，希望得到主要（如果不是完全）專注於提高生活品質的治療。有些無決定能力的患者，則仍然希望在接受這些緩和照顧的同時，也接受某些或所有可能有效延長生命的治療。另一些人則已經表明，在他們目前的情況下，他們想要「僅有舒適導向治療」，包含舒適導向餵食而不要延長生命或針對疾病的治療。

後面這些病人如果處於疾病末期因而符合預後規定的要求，就應轉為安寧照顧。除了應接受並支持完全著重舒適而非疾病治療的治療計畫外，安寧照顧還要求病人符合照疾病的正常過程，在接下來六個月內很可能死亡的條件。比方說，如果一個相對早或中期阿茲海默症的患者在身體功能或營養方面沒有受損，那麼這六個月的預後要求，有時候就可能成為及時轉介到安寧照顧的障礙，即使安寧似乎非常適合該病人的照顧。如果患者所在地區有不只一個安寧照顧計畫的話，則最好在參加之前，先探討它們對此一問題是否持開放態度（NHCPO 2020），因為安寧照顧計畫的額外支持，可以促進該過程的舒適和成功率。

阿茲海默症面臨的眾多挑戰之一，是它非常長的臨床病程，從臨床前期到非常晚期要持續十年或更長的時間（Fisher Center 2019）。前三個「臨床前」期一般來說持續二到七年，包括「正常的老年健忘」到「輕度認知障礙」，此時執行功能輕度受損，表現開始微微地下降。

第四和第五級平均持續額外的一到五年，「中度的日常生活活動功能缺損」逐漸增加，包括做家務、理財、準備飯菜，和購物。

最後兩級（第六和第七）通常持續一到三年或更長，涉及「中重度到嚴重的日常生活障礙」，包括無法獨立洗澡和如廁、穿衣、行走，甚至最終無法自己進食，以及在認出並與其他人交流方面有嚴重障礙。

　　患者處在這個區間內的哪個位置，特別是從輕度到中度認知障礙這一段，還有個別患者的惡化速度都有著不確定性，這使他們做生命終末的決定非常困難。一方面，當一個人仍然覺得生活有意義和愉快時，他可能不想「過早地」啟動像自主斷食這樣的合法出路。但另一方面，如果等到「太晚」，那麼執行自主斷食過程所需的認知能力可能會喪失，讓他陷在疾病的晚期，無法透過控制自己的死亡時刻來逃脫。有一份書面的預立醫療指示會有所幫助，或者更好是附有錄音或錄影的口頭聲明，言明個人希望在未來失去決定能力的情況下，限制或拒絕用手餵食的意願（案例7.4; Pope 2020）。我們在附錄A中列出了建議此類預立醫療指示應該涵蓋的要素。

　　H. 太太覺得她必須在仍有認知能力的情況下啟動自主斷食，但她仍然享受著生活的許多方面，並為拋去它們而感到遺憾。如果她知道當她在未來進一步喪失能力時仍有可能逃脫，也許她就會選擇在還有決定能力時推遲啟動自主斷食，這樣一來，就不會錯過那些額外的有意義時光。預立醫療指示斷食（包括她的意願的錄影）是否可以讓她得到這些有意義的時光？也許它可以，但前提是要讓她有信心，在日後失去決定能力時她的指示會被確切地執行。

8.3. 預設照顧計畫

　　那麼，當患者在重病晚期失去了決定能力，照顧他們的醫護人員該如何進行呢？如果患者曾留下有關當前情況的明確意願的話，則應盡可能遵循這些意願。這些指示越清晰、越具體、在當前無能力的患者所處的情況越可行的話，就越應該明確地遵循此一預立醫療指示。如第2章（第2.6節）以及 Box 8.1 所列的，所有成年人都應該了解這些文件並考慮完成全部四個項目。如果一個人會在未來失去決定能力，那麼趁還有能力時完成這些文件將有助於確保他的價值觀和偏好得到尊重。

Box 8.1　照顧計畫文件

預立醫療指示

將在**未來**此人失去當下決定能力時啟動。

所有成年人都應該詳盡審閱並考慮。

- **持久醫療照顧授權：**（又名醫療委託人〔Health Care Proxy, HCP〕或代理人〔Agent〕）——由具有決定能力的人指定，如果在未來失去能力時將代表他做出醫療照顧決定——理想情況下，此一對未來決策代理人的指定，應事先以書面，經適當見證並簽署的文件形式傳達，最好還加上下列的其他文件。

- **指示性預立醫療指示：**（又名生前預囑）——由具有決定能力的人寫下的書面相關指示，說明如果在未來失去能力時，想要和不想要哪些醫療照顧的介入。

- **預立醫療指示錄影：**由具有決定能力的人錄製的聲明，專門說明如果將來失去決定能力時，想要和不想要哪些醫療照顧的介入。

當前指示

完成後**立即**啟動，以指引當前和未來的醫療。

所有患有嚴重的潛在致命疾病的成年人都應該詳盡審閱並考慮。

- **維生治療醫囑（又名維生治療醫療指示）：**這些表格用於記錄一個人在其當前病況下想要和不想要的實際治療種類，可能包括心肺復甦、呼吸器、餵食管、其他針對疾病的治療以及舒適導向措施。

　　如果患者沒有正式的預設照顧計畫文件，又失去了決定能力的話，那麼醫護人員的工作就是要與患者的家人和朋友坐下來，請他們試著想像患者在當前情況下會想要什麼（Bischoff et al. 2013; Sharma and Dy 2011）。有時候大家對患者的總體價值觀和觀點有明確的共識，這種共識就可以為他在當前狀況下想要或不想要什麼提供指引，此時就應該遵循這些推斷的指示，特別是如果它們符合一般的醫療常規（例如「僅限舒適措施」或「治療容易治療的問題」）時。

　　如果沒有文件，也沒有基於先前討論的明確指示，還是必須要做出醫療決定。這些決定在倫理上就應基於患者的「最佳利益」，也會冒著這些決定中固有的潛在誤判的風險（Fritsch et al. 2013）。對於這些個案，如果不確定該如何進行臨床的下一步，就應考慮正式的照會倫理以及緩和照顧。

　　在與已失去決定能力的患者的家屬會談時，我們要持續嘗試使用所有可用的資料，來想像患者自己對他當前生活品質和治療偏好的看法。這個過程比人們直觀所想像的要複雜得多，因為我們知道人在可能危及生命的情境下的適應力是多麼的強。有些病人原本認為如果自己一旦得了癌症就會想立即進入安寧，但結果卻選擇了最積極的針對疾病的治療。另一些病人原本認為自己會用醫療科技與疾病戰鬥至死方休，結果卻在體會到許多癌症治療對身體的負擔有多麼大時，相對快速地轉向了安寧。這些非常重大的醫療決定，都是患者在有決定能力時，於醫療提供者和家屬的協助下自行做出的。但如果失去了這種能力，那麼「替代判斷」（想像患者如果能理解自己當前的臨床情況會怎麼決定）就該成為指導原則。

　　替代判斷決定適用於主要的侵入性治療諸如心肺復甦、呼吸器，還有癌症的化學治療之類的積極療法等，但也同樣適用於像提供食物和飲水那樣的普通治療。儘管許多（但不是全部）醫療提供者認為靜脈輸液和營養是一種「醫療」，如果已經無法發揮治療作用就可以取消，但也有一些人認為透過任何途徑獲得足夠的水分和營養，是所有臨床情況下的基本人類需求。另外還有一些人則會在晚期不可逆轉的疾病下把飲食限制為只有口服途徑，並且只在患者似乎還喜歡和可耐受的情況下才會給（Chessa and Moreno 2019; American Nurses Association 2017; Meier and Ong 2015; Cavanagh 2014）。

　　當然，只要病人還有決定能力，就應該問他們本人在這方面的意願，包括他們想要吃喝多少，以及允許經由什麼途徑。對於無法做出決定的患者，醫護人員和家屬就會考慮是否有證據顯示病人被餵食和給水時感到享受與愉悅，特別是如果該患者在先前有能力時並沒有留下任何類型的預立醫療指示，或從之前的指示中看不出他們在當前情況下是否傾向於避免協助餵食。若是家人和專業照顧者對患者在這方面的快樂或願望有不同意見時，那麼照會精神科、緩和照顧、醫學倫理，或患者的靈性或宗教團體中的某些人可能會有幫助。在某些情況下，為了一些重要事情，比方等一位親密的家人回來「說再見」或參與一場重要的家庭活動，而暫時推遲斷食的決定，甚至給一個短暫的靜脈輸液療程好讓患者活久一些，對患者和家屬可能都是很有價值的。

8.4. 預立醫療指示斷食與舒適導向餵食的執行面

　　預立醫療指示斷食的最重要條件，就是患者明確表示過他到了當前的情況將不想吃或喝任何東西。此類根據患者意願停止提供食物和飲水的指示，並非由醫療照顧提供者與患者或其指定的代理決策者所共同完成的維生治療醫囑或維生治療醫療指示表格中的常規選項。因此，應將該指示及其理由仔細地寫入預設照顧計畫表，好讓其他醫療照顧提供者容易使用。連帶的，也要在患者的病歷中寫下更詳細的記錄。如果是由代理人代表患者，則應該盡一切努力，確保代理人所代表的是患者在這方面的已知意願，而不是代理人自身的偏好。

在認真考慮像預立醫療指示斷食這樣的非標準治療時，必須很清楚患者自己在該方面的意願和偏好。雖然在正當情況下可以允許，但連舒適導向餵食都不給予一位無決定能力的患者，在道德上、法律上，以及實踐上都不同於只提供不試圖無限期維持生命的舒適導向餵食。同樣的，停止給水和營養（無論是人工還是「自然」的）的決定，在道德上都不同於在類似情況下停止呼吸器、心肺復甦，或其他延長生命的醫療介入（Meisel 1991）。這些問題的倫理和法律層面將在第9章和第10章中討論。

從臨床角度來看，提供舒適導向餵食通常被認為是一種維持生活品質的手段，如果不提供的話，可能會增加痛苦並縮短生命，尤其是當患者以口頭或非口頭方式表現出享受著維持舒適的食物時。不給予舒適導向餵食的決定，一定要基於患者先前曾表示的明確訊息，說他希望在當前的情況下用這種方式來加速死亡。不給予舒適導向餵食本身，就可能會增加短暫的痛苦，而已經喪失能力的患者，現在很可能已無法配合那種用在有能力的患者自主斷食的「漱口和吐出」的方法，來保持口腔的相對濕潤。其他對生活品質幾乎沒有任何幫助的疾病導向的藥物和治療通常也會被停掉，因為它們已不是任何尋常的「以舒適為導向」的照顧計畫的一部分。

舒適導向餵食可以是一種替代的「備用」計畫，用在那些不論有或沒有決定能力，以前曾表示過希望自主斷食，但現在對食水的基本欲望似乎太強而無法克服的病人，又或者用在那些不清楚當初是否有真的鄭重考慮過全套的預立醫療指示斷食的情況。以下兩種形式之一的舒適導向餵食，可以當作接受自己即將死亡的患者的照顧常規，但需與任何指定的醫療委任代理人或其他家屬代表討論。舒適導向餵食內的選項包括：

- **舒適導向自主進食**。將少量患者最喜歡的食物和飲料放在容易拿到的地方，讓他自行依喜好取用多或少。不去評估是否有「足夠的水分和營養」，因為唯一的衡量重點是吃喝帶來的短期愉悅。

- **舒適導向協助餵食**。可以考慮用在那些身體或心智上已無能力自行取用飲食，但在他人餵食時似乎仍能享受吃喝的愉悅的患者。這種餵食方式的目的不在於保持「足夠的水分和營養」，而是為了回應患者口頭和非口頭所暗示的對食物和飲料的享受。家人、照顧者，和醫護人員之間應該進行持續的對話，以確保在評估患者的舒適度與愉悅度，還有或許將來何時會停掉舒適導向協助餵食上的意見一致（見以下第8.5節）。

此一治療階段中更廣的「舒適導向照顧」方法（McCann, Hall, and Groth-Juncker 1994）包括以下其他要素：（1）患者願意接受的可能可以提高生活品質的治療均應提出並實施。（2）不針對患者即時的舒適的治療應該停止或停用。這包括所有對患者的即時舒適沒有幫助的疾病導向藥物，所有血液檢查，還有其他諸如植入式去顫器等可能延長生命的治療。隨後出現的醫療問題只有在引起即時的不適時才應進行評估和治療。應審視患者的維

生治療醫囑表格，以符合「僅有舒適措施」，並且應處理患者任
何其他方面遭受的痛苦。如果之前還沒的話，此時應將患者轉介
到正規的安寧計畫，以獲得額外的支持和追蹤。家人應該做好死
亡可能即將來臨的準備，應該鼓勵他們盡可能多陪伴病人，表達
愛意與心的相連。應考慮聯繫患者的信仰團體和其他社會支持團
體以獲得額外的支持。

8.5. 舒適導向餵食緩和照顧的局限

　　一旦在無能力的患者啟動了舒適導向餵食，只要它讓患者表
現出愉悅（舒適）體驗，就應該繼續進行下去。之後很有可能終
會到達一個患者虛弱到完全無法進食和飲水，或是原本為了舒適
的做法，現在卻反而因為食水吸入肺部而造成過多身體痛苦的臨
界點，此時就應減少或停用舒適導向餵食。

　　醫護人員應主動指引和警告家屬和照顧者未來可能要做出此
一決定的時間點，強調喪失飲食的興趣與能力是生命終末的自然
現象。仔細的口腔護理、皮膚護理、定期翻身，和其他純粹的舒
適措施都應繼續進行。大多數安寧計畫對此一過程的這個階段都
非常勝任，如果尚未正式納入安寧，此時就應該正式納入，以幫
助支持患者和家人度過臨終過程的最後階段。

　　對於接受舒適導向餵食的患者來說，死亡是不可避免的終
點，家人和好友接下來自然會經歷一段哀慟。理想中家人已經對
病人的死亡做好了充分的準備，並且在緩和照顧或安寧團隊的幫
助下，這個過程進行的平安順利。不過，針對之前所做的決定，
或是臨終過程中一些本可避免的痛苦的追悔和心痛，還是有可能
會發生。理想的標準做法是，患者死後要立即與家屬談話，並在
死後兩週內撥打一通以上額外的慰問電話。如果患者已經正式納

入了安寧，那麼安寧通常都會提供有意義的慰問服務、後續電話、家庭探訪以及支持小組。特別是如果決定過停止人工補水和營養，或任何其他被認定有意無意地加速死亡的措施，例如自主斷食或預立醫療指示斷食的決定的話，家屬可能會在患者死後對整個的過程感到不安，這就需要後續的探討與支持。

8.6. 預立醫療指示斷食的優點

一些患有早期失智症（H 太太）和其他緩慢進展性疾病（如晚期帕金森病或反覆進行性腦中風）的患者，可能希望等待一陣子，或試著做一段時間的某些疾病導向治療，看看效果如何，有沒有副作用。儘管如此，如果他們的疾病會繼續發展到嚴重的認知障礙或身體依賴的話，他們可能並不想活到那麼久。

預立醫療指示斷食對這類病人是有潛在的吸引力的，因為它可以讓他們不至於因為害怕失能，而比他們所希望的更早啟動自主斷食。取而代之的，他們可以在以後狀況明顯達到他們覺得不可接受時才進行自主斷食。這樣的病人有機會有更多時間來享受生活。如果他們錯過了自己即時決定啟動自主斷食的「機會之窗」，之後仍然可以由別人代理他們停止或限制飲食，前提是他們已經通過預立醫療指示明確地表達了自己的意願。因此，對所有考慮自主斷食的患者來說，預立醫療指示斷食的可能性無疑是多了一層保障，讓他們不必在真正想要之前就啟動該過程。醫護人員在以預立醫療指示斷食加速死亡中的作用，仍然是受患者的意願掌控的，儘管它並沒有那種由有能力的患者自己即時啟動的保證。因此，這種做法可以得到一些安寧計畫和許多緩和照顧以及安寧醫護人員的支持。

儘管用來治療預立醫療指示斷食相伴而來的痛苦的緩和療法

並不完美，但細噴霧水在一定程度上可以緩解口乾，而不致達到會延長死亡過程的量。不幸的是，如果病人的決定能力已經嚴重損害，可能就沒辦法配合「漱口然後吐出」的緩和照顧。如果隨著死亡／脫水過程的發展，譫妄導致了情緒激動，就應該用抗焦慮和抗精神病藥物來治療任何相關的不適，包括在需要時使用到可能導致鎮靜的劑量，就如同在其他類似情況下的安寧跟緩和照顧的傳統方式一樣。

實際上，由於各種原因，於患者的預立醫療指示所要求的時間開始和完成自主斷食有可能會變得非常困難，包括無法透過最低量舒適導向餵食提供的最少量口服攝入量充分控制患者的不適，或來自照顧者或機構對整個自主斷食過程本身的抵制。在這種情況下，爭議較少的舒適導向餵食就可充當某種「備用計畫」。雖然它可能沒辦法讓病人像斷食預立醫療指示中所期望的那樣早死亡，但舒適導向餵食還是可以實現他們的部分目標，不會長久活在惡化的狀況之中。根據為了舒適而攝入的額外食物和水分量的多或少，死亡過程的最後階段可能根本不會延長（如果是最低量舒適導向餵食），或者可能會延長數週到數月（如果患者在標準的舒適導向餵食中想要大量的飲食。）

舒適導向餵食在緩和跟安寧照顧當中有著悠久的傳統，並且是對處於生命最後階段，已經接受死亡的人們的照顧常規。自古以來，人們就經常在逐漸停止飲食後死亡。舒適導向餵食提供了吃喝真正食物時的氣味、味道和觸感，以及伴著餵食而來的人際接觸與聯繫，而不著重醫療介入。大多數（但不是全部）瀕死的人會希望在生命的這個階段自然地進食和飲水以獲得快樂，並且大多數並不希望通過管餵和靜脈輸液等醫療介入來延長這一過程。他們也不希望照顧者強給他們超過舒適和愉悅程度的吃喝來

「保持水分和營養」。

　　前述的最低量舒適導向餵食是舒適導向餵食的一種變體，在其中照顧者會偏向只提供基本舒適所需的最少食物和飲料，試圖滿足患者對飲食帶來的愉悅的即時渴望，而同時又盡量遵從他之前的斷食預立醫療指示。重申一下，標準的舒適導向餵食的目標是透過吃喝來提供快樂享受，而不加速或推遲死亡，如同常規的安寧照顧那樣。最低量舒適導向餵食的目標也是透過吃喝來提供快樂享受，但此時還加上了依據患者明確表達的斷食預立醫療指示來加速死亡的企圖。出於這個原因，最低量舒適導向餵食的攝入量保持在舒適的**最低需求**，而不像舒適導向餵食那樣**隨意多少**以達到舒適。舉例來說，接受舒適導向餵食的安寧患者可能會得到一整盤他喜歡的食物，如果他看起來很享受這餐，則經常會被提供更多，又或者如果他看來已經吃夠了，也允許他吃一兩口就停。而另一方面，接受最低量舒適導向餵食的患者則只會得到一點點他喜歡的食物來得到立即的舒適，但**只有**當他明顯表達（口頭或非口頭）對更多食物的興趣時才會再給他。

　　幾乎所有的安寧單位都願意納入已經啟動舒適導向餵食的患者，只要他們也（1）患有進行性的、潛在末期的疾病；（2）已停掉其他延長生命的治療；以及（3）針對不可避免會出現的其他醫療問題只想要純粹舒適導向的處理。有些安寧單位可能不太願意收治想要最低量舒適導向餵食的患者，因為這可能違反了他們不支持旨在加速死亡的行為的立場。若是將來任何此類接受舒適導向餵食或最低量舒適導向餵食的患者似乎穩定下來，不再符合「照通常的病程發展，在接下來的六個月內極有可能死亡」（安寧計畫的要求）的條件，他們就可能不得不離開安寧。接下來隨著病情惡化，滿足了預後的要求，他們也可能被重新納入。

如果事先慎選病人，特別是針對最低量舒適導向餵食的患者，這種出院情況應該不常發生。只要患者有嚴重的進行性疾病，大多數醫師會接受舒適導向餵食，因為它在安寧中有悠久的傳統，也因為醫師在此一潛在加速死亡行為中的角色，就算有，也是非故意而間接的。一些醫師可能較不願意接受想要最低量舒適導向餵食的患者，因為這個方式背後的部分意圖就是加速死亡。

8.7. 預立醫療指示斷食的缺點

與即時同意相比，任何基於預立醫療指示計畫的醫療決定都缺乏當下同意的基礎。有許多人會考慮到如果未來痛苦變得不可忍受時的「最後選擇」的可能性（Quill, Lo, and Brock 1997），但其中只有很少在有能力做自己的決定時真的去啟動它們。已經喪失能力的人，之前若是對他現在所處的狀況中不進食物與飲水的願望表達得越是清楚，此一做法可能加速死亡的面向對替代決定者以及醫療照顧提供者才越不會構成大問題。然而，當現在已經喪失了能力的患者不明白為什麼人家不給他餵食或不讓他喝水時，預立醫療指示斷食對家庭成員和醫療決策者來說都會造成很大的壓力。

通常緩解自主斷食造成的口乾的方法，包括使用不足以延長死亡過程的量的生理食鹽水噴霧。如果生理食鹽水噴霧不能充分緩解口乾的感覺，通常的備用計畫就是讓患者「漱口後吐出」人工唾液或其他類型的液體。但這些方法在一個無行為能力、非常口渴的病人來說可能是做不到的。吞嚥大量旨在「僅為舒適」的人工唾液，可能會在減輕患者一些痛苦的同時，無意間延長了他的死亡過程。相稱劑量的鎮靜藥物可能可以幫助間接緩解口渴和口乾的痛苦，特別是如果痛苦很嚴重，並且患者在仍能做出決定時已經明確表示過，在這種情況他寧願被藥物鎮靜也不願被餵食。

　　舒適導向餵食作為後備計畫也可能有助於緩解這些症狀。但是，如上所述，它可能會產生潛在的顯著延長死亡過程的副作用。在舒適導向餵食時，會根據患者的興趣和容忍度來提供少量的飲食。應明確告知家屬和其他照顧者，餵食的主要目的是讓患者感到舒適和愉悅，而不是為了延長生命。最低量舒適導向餵食則比較有可能在更短的時間內造成死亡，所以作為當初用預立醫療指示斷食來加速死亡計畫的後備比較有意義。另一方面來說，最低量舒適導向餵食具有相對明確的加速死亡意圖，可能會讓那些最初意圖是「既不加速也不推遲」死亡（如安寧中的標準舒適導向餵食那樣）的人望而卻步。不論是在舒適導向餵食或最低量舒適導向餵食的情境，都應勸告家人不要強推或強迫患者得到比他似乎想要或喜歡的更多的量。隨著病人的攝入量越來越少，可以提供剛夠保持他口腔濕潤量的人工唾液，不多也不少。對於那些在病程早期已經探討過自主斷食，但在啟動之前喪失了能力的患者，上述的最低量舒適導向餵食將是一種既尊重患者的觀點和價值觀，而同時也包含在瀕死病人的照顧常規之內的可能方法。

8.8. 回到案例

案例 7.1（原先案例 1.3）患有早期阿茲海默症的 H 太太

　　H 太太的身為緩和照顧醫師的兒子羅伯特・霍洛維茲，回顧了病人與家人在為她準備啟動自主斷食時，介於等待太久和行動太快之間的掙扎。一方面她和她的家人可能會因為在她仍然有足夠的智力和意志力時執行這個過程，而錯過一些寶貴的相聚時光。另一方面，如果她等到了她當前的生活已經無法忍受，她就會冒上已經不再有足夠的認知力與自制力，在很渴時忍住不喝水的風險。一旦她啟動了自主斷食（在她還有決定能力時），H太太吩咐她兒子和家人「即使我要求」也不要給她食物飲水。她的此一要求對家人來說似乎是個很沉重的負擔，因為那排除了她「改變主意」不啟動過程的可能。隨後的解剖腦部切片檢查告訴家人他們是在「正確的時機」採取了行動，但時機是否正確的不確定性，依然可能給所有參與的人帶來沉重的壓力。

重點結論

- 非常不明確的阿茲海默症的惡化時間表，給正在考慮透過自主斷食逃離的患者與家屬帶來該何時啟動的巨大不確定性。對開始時機的事後質疑很常見，並且可能會令人糾結揮之不去，就算有強力的臨床證據顯示，患者當時確實已經處在失去決定能力的邊緣。

- 預立醫療指示斷食的可能性，也許可以讓H太太得到她所需要的信心，放心地冒險活更久一些，而不用擔心如果等得太久，就不得不在無行為能力的狀態下延長生命的最後階段，無法逃脫（這是她最糟糕的噩夢）。

案例7.2 史蒂夫：輕度至中度認知障礙讓決策的各方面都變得複雜

史蒂夫，處於輕到中度的認知障礙之下，既害怕又拒絕承認自己失智的嚴重性。他希望當他達到功能評估分級測試（FAST）量表的第6級（嚴重晚期失智）時，他的家人就停止他所有的口服飲食。他不僅要求家人在那個時候停止經口餵食，而且他還希望他們「不理會他未來的任何被餵食要求」，卻無視於這對家人的心理來說是多麼的困難。史蒂夫拒絕接受用舒適導向餵食作為未來的可能方法，因為他擔心會拖長死亡的過程，而希望家人即使他表達了飲食的欲望也完全不餵他。他真正潛在的希望，是有人「在適當的時機結束我的生命」。此一案例目前仍進行中。

重點結論

- 當一個人有輕度至中度認知障礙時，寫下然後啟動預立醫療指示充滿了風險。由於人類傾向於否定自己難面對的主題，因此可能會出現這些重大落差：（1）一個人覺得自己的認知障礙有多嚴重，與他的醫師和其他家庭成員的看法不同；（2）患者在這方面有多大能力促成自己的計畫；以及（3）他們必須在多大程度上交託他人代自己實施。家庭成員之間也可能存在著類似的否定和不同的認知。

- 許多面臨這類重大生死抉擇的患者會迴避這些艱難的討論，寧願把醫療決策的核心角色和責任推給家人，卻不承認或理解這樣的決定會帶來既深且久的潛在心理負擔。理想情況下，患者應在仍有決定能力的情況下與家屬討論這些主題，讓家屬能夠清楚地了解患者的觀點和偏好。但人類迴避痛苦話題的傾向意味著通常會想迴避這種討論，直到患者無法再參與討論。

案例7.3 派翠西亞：預立醫療指示斷食與提前自殺的比較

派翠西亞是一位九十一歲的退休大學教授，是她所在領域的全國專家，已經患有相對早期的阿茲海默症（功能評估分級測試和原發退化性失智症整體惡化評估量表均為第4級）大約五年。她有明顯的短期記憶問題以及「臉盲症」，以至於她無法認出周遭她以前認識的人。派翠西亞已經做好了死亡準備，不想在最後的死亡過程中遭受任何重大痛苦。她考慮過自主斷食，但她太喜歡吃喝了，沒辦法在生命的最後階段完全放棄。她的預立醫療指示表明，如果她完全喪失能力，她要「舒適導向餵食」。

　　儘管她生活在一個醫助死亡屬於非法的州，但過去她得到了一些巴比妥類藥物的「存貨」，以便在她自己選擇的時間逃向死亡。派翠西亞最後終於在故意服用過量藥物後死亡。她的死被簡單地判定為「自殺」，此一死因沒有為她或她的照顧者帶來任何法律後果。

重點結論

- 儘管對那些想要醫助死亡，但居住在不允許醫助死亡的州的人來說，自主斷食可能是合法的最後出路，但要成功的完成自主斷食有時會很困難，超出了許多重病患者的能力。尤其對於那些將吃喝視為人類基本樂趣，而又尋求藉死逃脫的人來說更是困難。如果飲食之樂能阻擋一個仍然有決定能力、急著尋求解脫的患者啟動自主斷食的過程，不難想像，這樣的患者失去決定能力之後，家人要啟動預立醫療指示斷食會有多麼困難。

- 在醫助死亡和自願安樂死之一或或兩者都屬非法的地方，它們的地下操作還是存在的（Cohen 2019; Magnusson 2004）。在這些情況下，這些違法的加速死亡方式是祕密進行的，如果患者已經瀕臨死亡，而且該行為未被醫療人員或執法當局發現，通常不會進行調查。然而，知情的家庭成員會留下一個加重他們悲慟的「祕密」。在本案例中，自殺死因是被協助生活的管理人發現的，案件由警方初步調查後並未對家屬造成法律後果。她的家人也非常接受派翠西亞的最終行動，她在不牽連到他們的情況下完成了這件事。就算她住在醫助死亡合法的州，派翠西亞也可能不符合資格，因為她並非處在疾病末期（預計六個月或更短時間內死亡）。

案例 7.4 查爾斯：「成功」的預立醫療指示斷食

查爾斯出現了早期阿茲海默症的跡象，並且非常害怕那種「沒有插頭可拔」的拖延死亡。他看了一位精神科的斯坦利・特曼醫師，後者幫助他探討了未來的選項，包括在什麼情況下他希望別人停止餵食他。作為評估的一部分，特曼醫師仔細評量了查爾斯的醫療決策能力，以及他對將來喪失了決定能力後不進食的決心有多強。他們一起製作了查爾斯的思考過程以及願望的錄音，作為他對此一過程的承諾的持久記錄。

七年後，查爾斯因失智症惡化而失去了自行進食和飲水的能力，然後達到了他之前承諾的停止協助餵食的標準。他住進一家安寧機構，最初與醫療主管就工作人員是否可以停止「舒適導向餵食」，或是否可以將其當成照顧常規而發生了一點衝突和不確定。另外，針對該指示是否清楚地反映了患者的意願也存在一些爭議。最後，那位安寧醫師跟工作人員接受了停止所有協助餵食的計畫。他們因查爾斯的書面預立醫療指示、事先錄音的證詞，以及精神科評估他表達意願時確實有決定能力而改變了立場。九天後查爾斯安詳地去世了。

重點結論

- 舒適導向餵食，在不考慮整體水分和營養的情況下，提供患者似乎喜歡的食物和飲料，應該是晚期認知障礙患者的照顧常規。這種做法明顯是為了舒適和愉悅，與試圖造成長期生存是截然不同的。在嚴重的進行性疾病的情況下，只有在有明確的理由（例如透過預立醫療指示）表明患者在目前的情況下會想要時，才該提供「足夠的水分和營養」而非舒適導向餵食。

- 在患者已經無法自行進食，並且無法表達同意或拒絕的情況下，應該可以停掉被動性的舒適導向餵食。像在這個案例中，一位病人透過先前的指示（口頭、書面和／或錄音或錄影）非常明確地表示，他在目前的情況下就連舒適導向餵食都不想要。雖然舒適導向餵食可以短暫提高生活品質，但也可能顯著地延長生命。如果延長生命是患者在當前情況下想要的，那將是一個「好」的結果。但舒適導向餵食也可能無限期地延後死亡時間。對於那些希望在當前情況下更快死去的人來說，這就是一個「壞」的結果。這位患者和他的一位醫師，竭盡了全力來澄清他希望在將來失去能力時不接受協助餵食。臨床醫護人員應盡最大的努力來履行這樣事先明確提出的要求。

第 9 章

倫理議題

迪娜・戴維斯與保羅・蒙則爾

9.1. 簡介

對於有決定能力的人來說，自主斷食可能是法律限制最少的加速死亡的方式。它並不受限於致命疾病，也不受限於拒絕維生治療，它也不需要「末期」的預後。然而，自主斷食對任何患有失智症之類進行性疾病，面臨失去能力的可能而非常希望生命不要延長到疾病後期階段的人來說，都是一個艱難的選擇。一個選項，是在仍能決定的情況下進行自主斷食，犧牲掉一些仍有價值的時間。另一個選項，則是透過寫一份停止飲食的預立醫療指示（斷食預立醫療指示），清楚地傳達給代理人和主治醫師，試圖在以後達到加速死亡的目的。

如果可以合理地保證該指示的確切實施，許多人可能會更喜歡預立醫療指示的策略，但是一旦能力喪失，就很難保證別人協助下的停止吃喝直到死亡真的會成功。面臨這個兩難，H 太太（她的案例在本書的兩部分都有出現）選擇提前在自己還有能力時斷食，免得以後需要其他人代替她行動。考慮到以後實施指示的困難，她覺得這種先發制人的自主斷食只不過是個最合理的選擇。她毫無怨言地接受了它，並且十分小心地進行，以免錯過任何可能是最後一個決定能力的機會之窗。

像 H 太太這樣的人，是否理應更有機會完成預立醫療指示斷食？在本章中，我們探討這個問題的倫理面向。代理人和照顧者執行這樣的指示，在道德上是否被允許？這個很可能遇到的兩難，能不能藉著在指示本身當中更明確、更詳盡的注意它們而得到解決？考慮到可能遇到的困難，寫下此類指示的人期望他的代理人和照顧者來完成它是否公平？

我們先要對預立醫療指示做出某些道德上的假設，好探討這些問題。

1. 當指示相當明確（關於在什麼情況下，要停掉哪些措施，以及基本上出於什麼理由）時，是具有規範力的。人們失去決定能力（以下統稱「能力」）時，並不會連帶失去他們的權利，只不過他們的權利需要由適當的其他人來為他們行使。

2. 就算有效而且足夠明確，指示的規範力也不是絕對的。實際的「當時之我對現在之我」的問題仍然可能浮現（Dresser and Robertson 1989）。然而，這些問題並不構成對預立醫療指示的不可克服障礙。不論如何，那個生命仍然是「那個人」的生命，並且是一路延伸至今的生命。即使這個人不再有決定能力，他仍然是個曾經有能力的人。如果我們忽視他的指示，將他視為從未有過能力的人的話，我們就沒有給他應有的尊重（Rhoden 1990, 860; Cantor 2017）。

3. 就算如此，任何預立醫療指示還是可以由寫它的人撤銷或修改，但如同我們之後會看到的，什麼是有效的撤銷／修改，那是一個很複雜的問題。

　　建立了預立醫療指示的規範權重後，我們評估一下不給經口飲食的指示所面臨的特殊困難。與自主斷食（一個人自己「餓死」自己，）不同，預立醫療指示斷食的食物和飲水最終是被其他人拒絕給予的。當然，這種差異不應被過度強調。具有當下決定能力的人進行的自主斷食也很可能會在過程的後期，甚至更早一些就有賴他人的合作和協助，而預立醫療指示斷食則是依據患者透過預立醫療指示所表達的意願而進行的。儘管如此，我們還是可以問，其他的差異是否在道德上很重要。

　　就如「自殺」一詞被用在了自主斷食（參見第3章第3.3節），此處的用詞也有爭議。「餓死」在其通常的語境，當人們想要生存時，是個悲傷和可怕的過程。但對於那些選擇透過自主斷食「餓死」自己的人來說，情況就大不相同了。自主斷食所必須的堅強決心保證了它是自願的，人們會這樣做是有充分理由的。自主斷食可能確實是自己「餓死」，但它並不帶有該詞通常的負面含義。同樣的，如果經由一個人的明確指示，而由其他人拒絕給喪失了能力的這個人提供食物和飲水，它事實上可以說是「餓死」和「渴死」，但在此語境中的含義是不同的。

　　預立醫療指示斷食比起自主斷食更大的爭議遠不止於此。尊重一個人控制生命終點的自主權可能很重要，但感到被迫執行指示的代理人和照顧者的困擾在道德上也很重要。如果寫下一個禁止經口飲食的指示很可能給照顧者和家人帶來困擾，包括道德的困擾的話，寫下這個指示是正確的嗎？或者人們可能很少考慮這種困擾，因為照顧者就應該出於對患者意願的尊重而接受自己的困擾？在接下來的敘述中，我們將小心的使用「道德困擾」一詞，而不僅將其視作更普遍性的簡單心理或情感困擾。當一個人知道該做正確的事卻又被迫不去做時，就會感到道德困擾。例如，如果我相信支持我母親的自主斷食是正確的事，那麼我試圖在她餓的時候勸阻她不要進食就不會感到道德困擾——我不會因而不這麼做——但我仍然可能承受心理壓力。

　　寫出停止經口進食的預立醫療指示，通常是出於避免在失能狀態的嚴重階段生活多年的願望。這個願望的本身是否就該受到倫理批判？抑或它作為患者決定自己生命應當如何結束的特權，因而在道德上受到保障？當然，它可以同時是兩者——我可以質疑某人不想在這種情況下生存的理由，但仍然相信他們有權力不活下去。另外，想避免成為他人的負擔，在道德上是個合適的尋死理由嗎？

　　有些比較對我們的評估很重要。一個主要的比較是與傳統的拒絕維生治療預立醫療指示的比較。另一個重要的比較是「舒適導向餵食」，在其中失能的患者並不被給予足以維持生存的餵食，而只給到患者似乎喜歡的程度。

9.2. 改變主意

　　由具有適當決定能力的人所寫的預立醫療指示是有效的，並且只要這個人仍然具有那能力，都可以修改或撤銷。（關於撤銷的法律標準，請參見第10章第10.8節。）當然，決定的「能力」與所決定的內容是相關的。修改或撤銷指示通常需要了解正在修改或撤銷的內容，以及要將之取代的內容。很少已經達到觸發預立醫療指示條件的失智患者還能有這種能力。到那時，他們可能已經不再想得起他們當初做出指示的原因，尤其是在嚴重失智時要停止經口進食的那項，他們甚至可能不知道自己有過這麼一個指示。如果他們似乎也還在生活中體驗到一些最低限度的樂趣，不覺痛苦，似乎滿足於繼續生存，並且願意進食和被餵食（甚至可能表現出享受）的話，我們可能會以為他們改變了主意。然而，就如同榮‧伯曼斯（Ron Berghmans）指出的那樣，到了那時候「你並沒有足夠的心智去改變主意」（Berghmans 2000, 107）。

這樣我們可能會很快得出結論，一旦這個人已經處在進行性失智症的後期，就不可能有效地改變自己的指示。雖然這個結論可能是正確的，但它並沒有真正的解決問題。就算一個人不具備修改或撤銷指示的適當能力，一些表情和行為也可能成為擱置先前指示的理由。典型的案例就是患者曾規定他在現在的情況下不要接受協助餵食，但他現在卻似乎想要吃東西。

這種情況下我們可以提出各種疑問：

1. 此人是否有能力**修改或撤銷指示**？按照前面的分析，他沒有。

2. 這個人是否有能力**決定進食**？像進食這樣基本行為的門檻，低於同意接受醫療，或寫下與修改先前指示的門檻。如果一個人看到和聞到食物，並且似乎想要吃，那麼可以認為他對食物和吃有一些基本的了解，因此具有決定要吃東西所需的能力。

3. 但這是有意義的能力嗎？或許我們應該修改這個問題：這個人是否有能力決定**在進食發生的實際狀況下**進食？好吧，這個人可能理解食物和吃，但是他是否理解他**如果在當下的真實情境中吃東西會發生什麼事**——具體來說，不僅是延長生命，而且是在他的預立醫療指示中明言不要時卻還這樣做？接近或已經處在嚴重失智症的他顯然不理解。因此我們又回到了之前的觀點：當「沒有足夠的心智去改變主意」時，改變主意就不再可能了。關於相關決定能力的有無，也許可以拿在手術前進食，或進食有吸入風險的狀況來相比擬；患者可能了解正常的飲食，但不了解在當下特定情況下進食會帶來的風險。

4. 在某些時候，我們可能還會問：患者的行為是否僅僅是**對食物存在的反射性生理反應**，而不是進食的決定與欲望？假設患者處於阿茲海默症的最後階段，無法溝通也沒有以任何可辨別的方式與周圍事物交流。在食物非常靠近他的鼻子或接觸他的嘴唇之前，他沒有顯現出認識食物的跡象，但如果把食物耐心地放在那兒一陣子，他通常會張開嘴，並在食物倒進他嘴裡時吞下。不無爭議的說，這是反射行為而不是決定或甚至不是「欲望」。但把案例稍微修改成比方瑪格特‧本特利（Margot Bentley）那樣，她在2016年去世前的最後四年都處於失智症的最晚期。本特利太太經常張開嘴吞下某些食物，卻不會吞下其他食物（Bentley 2015, paras. 1-3; Bentley 2014, paras. 18-20, 23-24; Hammond 2016; Pope 2015）。她的「辨別」行為是否顯現出超越了單純反射的認知和欲望呢？從某種意義上說，她的行為構成了「願意」進食，但我們不敢說她**同意**進食。[1]

---

1 除了這幾段中的四個問題所強調的內容之外，還有另一類可稱為重要的主意改變。就算人們不再有能力修改或撤銷指示的本身，**他們也可能會對早先做出指示的理由有了新的和不同的判斷**。假設一個人預立醫療指示在中度的晚期／重度的早期失智時斷食的重要理由之一，是他預估他到時候將無法再體驗生活中的任何樂趣，甚或會很痛苦。而現在到了那個階段，他卻似乎還有些小小的、甚至相當多的享受，且並不痛苦。他並沒有修改或撤銷指示，但他這種意料之外的更大程度的享受或滿足，難道不是個重要的改變嗎？預立醫療指示的道德權威根植於對寫出它的人，還有他身為一位具有思考和價值判斷能力的人的想法和價值觀的尊重。如果他的主要理由之一，即對當前情況的預估，結果並不符合（至少現在還不符合），那麼出於對寫指示的人的尊重，也許就還不該馬上執行它。因為如果他知道他在這個階段仍然會享受生活，他可能就會寫下不同的指示（Menzel 2017a, 131-133）。話雖如此，許多為惡化的失智症而寫下預立醫療指示的人，並不會受這類主意改變的影響。因為他們的動機集中在他們如何看待他們整體生命之的最佳結局，而不是預期一旦到達某個階段時的痛苦或缺乏滿足。

　　因此，所謂進食的意願涵蓋了一個光譜系列，從有能力決定該行動的完整意涵，一直到反射性的打開嘴巴。最有把握應該遵照患者的指示停止經口進食的情況，就是當患者根本沒有明顯的進食欲望或意願時，類似有把握的情況是當患者對食物的接受似乎僅僅是出於反射。比較為難的情況，則是患者看起來很樂意進食，或在不給他食物時表現出難過的樣子。

　　那些為難的情況不太可能透過「決定能力」得到解決。就算我們認為這個人具有決定進食所需的能力，這種小小的能力就足以推翻他的指示嗎？我們又被迫回到那個當時之我對上現在之我的基本問題──必須幫助我們眼前的這個病人，但又要尊重那個曾在有決定能力時留下了指示的病人。指示不應該無條件的控制一切，但當前的進食欲望也不應該。（有關急性後期及長期照顧醫學會得出的不同結論，請參見第 11 章第 11.4 節中的討論。）

　　處理該問題的一種策略，是在指示中明確的說明。該指示可能會說當有這種進食欲望的表現時就進食，或者也可以說即使有那欲望也不要進食（也許同時服用一些緩解焦慮的藥物）。不過，這種明確的指示也可能更延續了當時之我／現在之我的問題：現在衝突變成了發生在有更詳細指示的當時之我與目前的進食意願之間。但另一方面來說，特別明確述及這個問題的指示將可以更清楚、更有力地傳達患者想做什麼的決心。這樣一來代理人就不用一直猜病人到底想要什麼。

　　另一個不錯的策略，是在可能要啟動時用「滑動量尺」或「權衡比重」的思考來解決問題：將遵循指示以保障患者的持久利益，與他當下表現的對生存的興趣放在兩端比較。若是指示越清晰、越完整、越堅決、越在最近確認過的話，該指示所傳達的那位曾有能力的人的持久利益比重就越重。同時，如果當下那個

人對明天的預期或對昨天的回憶越少，他的主觀生存價值就越輕
（Menzel and Steinbock 2013, 492-496; Menzel and Chandler-Cramer
2014, 28-29）。我們對天平何時會傾向遵循指示的一方容或有不
同的意見，但在像進行性失智症這樣的疾病來說，到了某個階段
它幾乎總是會的。[2]

有關改變主意的一系列考量可以歸納為：

- 一旦失去了寫下指示所需的決定能力，就不再可能有效的
  撤銷或修改指示（有關此聲明的法律要件，請參閱第10
  章第10.8節）。
- 看起來願意吃東西，可以被認為這個人有能力決定要吃，
  但這種能力是不是足以構成明確的改變主意，則是非常值
  得懷疑的。
- 當諸如失智症等疾病惡化到最後階段，任何願意進食的行
  為表現都會變得相當反射性，甚至不再代表具有**決定**進食
  的能力。
- 預立醫療指示當中若有條款明確規定，任何進食的衝動或
  欲望都不應被視為擱置該指示的充分理由的話，會大大增

2　一個相關的反對看法是，停止經口進食的預立醫療指示是「尤利西斯約定」（另見第
10章第9節）。尤利西斯約定——防止一個人未來改變主意的約定——通常被認為是
不應執行的。但是，必須要區別「駁回將來的**有能力**反對（具有決定能力的反對）」
的指示與「駁回將來的**無能力**反對」的指示（Pope 2015, 392）。後者是真正的尤利
西斯約定，它們是不可違抗的。只有前者可以違抗，因為當事人在仍然有決定能力
時改變了主意。如果把停掉經口餵食的預立醫療指示解釋為剝奪了患者在仍具有適
當能力時改變主意的特權，那麼當然可以違抗，但這樣一來，我們就會被打回當初
有關立下此類指示的患者後來表現出相反的願望下，到底涉及到什麼程度的能力的
討論。若是將所有停止餵食的預立醫療指示都指稱是所謂的「尤利西斯約定」而加
以一概否決，就沒辦法顧及如此重要的區別。

加該指示的道德分量，但仍沒有確切解決介乎該病人指示所傳達的持久利益，與他當下表現的生存興趣之間的衝突。不過，最終在像失智症這類慢性疾病的惡化過程裡，由於患者的主觀生存價值日益下降，指示傳達的持久利益終會勝出。

- 停止經口餵食的預立醫療指示，並不是要試圖約束一個人在仍然具有決定能力時不能改變主意。斷食預立醫療指示有時確實是要讓一個人在**不再有能力**時沒法否決自己先前的決定，而這種「尤利西斯」約定的本質就是不可違抗的（有關法律考量，請參閱第10章第10.8節）。

9.3. 餵食在本質上有特異性嗎？

我們一直在討論是什麼構成有效的改變主意，隱含的假設是經口餵食是包含在預立醫療指示的合法範圍之內的。然而，經口餵食是否有什麼地方，與患者在未來失能時所能控制的醫療照顧有重要的不同之處？[3]

有一種觀點集中在經口餵食是基本的**人身照顧**，與醫療照顧不同（Bentley 2014, paras. 62-84; Menzel 2017, 690, ftn. 26）。預立醫療指示可能適用於醫療照顧，自拒絕醫療的基本權利延伸而來。拒絕經口進食也許並沒有什麼不同，因為有能力的人有權拒絕食物和飲水，而不僅是治療。然而，當人們喪失能力時，他們往往在任何醫療之外，還需要別人協助最基本和最普遍的人類需求，食物和飲水就是這些需求最重要的一部分。當某人不再有能力且無法獲得食物並自己進食時，照顧者的最基本義務之一就是

3　本節中大量材料曾在Menzel 2017, 690-695.中提到。

協助他進食。

　　這個論點雖然乍看之下很引人，但並不全面。照顧者（不論他們被指定做些什麼）也可能有義務要提供基本的救命治療措施，因為那也是人類的基本需求。然而，如果一個人拒絕這種救命治療，無論是在有能力的情況下還是經由預立醫療指示，該義務就算沒有被取消，也會被修正。那為什麼協助餵食的維生照顧有任何的不同？僅僅堅持「餵食不一樣」是說不通的。如果此人事先拒絕並且沒有有效的改變主意，這**何以**在道德上就不同？

　　重要的是要記住預立醫療指示所涉及的經口餵食的實際情境。通常，此類指示著重在停止**他人用手餵食**，而不是準備和提供食物讓病人自行進食。如果那是該指示的實質內容——當一個人達到特定的惡化狀況時，不要用湯匙餵他食物——我們就可以合理地認為，該指示針對的是基本的健康維持措施。畢竟，醫療本身通常就非常注重充分的營養。至於那些耐心而巧妙地用湯匙哄著住民吞下的護佐們，他們所做的就不僅僅是「餵食」了。將對無法自行進食的人的協助餵食視為落在正當的預先拒絕的範圍內的論點，是基於任何預立醫療指示所奠基其上的尊重個人，對生命的持續擁有權，以及自決的同樣原則。

　　餵食範疇內一個比較有爭議的領域，是單純向仍能自行進食的人提供食物。有些人可能會在預立醫療指示裡寫說連這個也要停掉。人們也許可以主張，在這些不同形式的食物供給之間，沒辦法劃出客觀的界限，所以如果預立醫療指示可以拒絕其中一種，那麼也就可以拒絕任何一種。我們保留這個問題的開放性，只主張那些大多數無法自行進食的患者所需的有技巧的、用手協助的餵食才算真正的維持生命的照顧，而非單單向可以自行進食的人提供食物。

　　無論如何，預先拒絕經口飲食還會遇到其他的反對意見。其中一個顧慮是預立醫療指示斷食的一個常見理由——也就是為了減輕家人至親的負擔——的合法性。另一個顧慮是痛苦，在依據指示拒絕基本救命治療可能造成的痛苦之外，不給失能的人經口進食會給照顧者帶來額外的道德痛苦。我們一項一項討論。

9.4. 生存給家庭和照顧的家人帶來的負擔

　　人們會想在失智時縮短自己的生命的一個常見理由，是害怕給家人至親增加負擔。這種恐懼並非多慮（Levine 2005）。[4]

　　對至親造成一些負擔是不可避免的。如果我的母親患有失智症，世界上再多最好的照顧也無法取代我、她的女兒，去探望她。其中有些負擔是很傷感情的，尤其是如果這個人開始惡言傷人（Kleinman 2019），或甚至根本忘記了你是誰。

　　一些倫理學家（Meilaender 1991）認為這種擔憂本身是不合理的，就像孩子不應該因為給父母增加負擔而感到內疚一樣，父母也不應該試圖避免給孩子增加負擔。帶給彼此負擔只不過是身為家人的一部分罷了。從這個角度來看，不認可依賴他人其實是我們這過度個人主義文化的一個症狀。

　　對「成為負擔」的一些擔憂反映了生活在一個不太理想的社會中的困境。因而它也反映了實用倫理學的一個更大的問題：一個人在一個不公義的社會中要如何正義地行事？我們可以允許某人在經濟絕望的驅使下出售身體器官嗎？我們是否就對窮人說：「對不起，你不能賣腎，就算你失業了並且即將被趕出家門，就

4　在美國，83%的老年人的照顧是無償由家人和朋友提供的，其中一半的照顧用於阿茲海默症患者。超過一百萬美國人為阿茲海默症患者提供著無償照顧（Alzheimer's Association 2020）。

算你真的是被窮困所迫，但是，不，我們不知道怎麼改變體制來為您提供幫助。」這種立場頗奇怪。窮人並沒有因為我們的道德考慮而過得更好，但他們卻被迫無法做出想要的選擇，因為說實話，允許他們這樣做會讓我們其他人感到不舒服。

關於結束生命的決定，無論是使用醫助死亡、自主斷食、預立醫療指示斷食還是其他方法，我們可能會發現自己陷入同樣的結構性困境。大多數美國人會喜歡一個老年人，尤其是失智的老年人不構成壓倒性負擔的世界。然而，人們會變老，而預期壽命應該會繼續增高。大家庭將變得越來越少，因而典型的年邁父母負擔就沒辦法靠眾多的孩子來分攤。女性將繼續進入職場，想要事業而不僅僅是工作，所以比較沒辦法照顧長者。解決這個問題的唯一方法，是透過納稅人買單的社會服務，加上歡迎移民進來，支付他們合理的工資，好填補過去由女兒們來執行的功能角色，但這些看來都遠水救不了近火。

這個問題占了關於最早的「有尊嚴的死亡」的法律爭論的很大一部分。有些女權主義作家和殘障權利活動者認為，使用這些法律的人將主要地落在已經邊緣化的群體當中：窮人、老人、保險不足的人，以及孤單的人，因為他們別無出路。這些評論者認為，這樣的法律讓我們以尊重他們的權利為幌子，將這些人和他們的問題拋到我們不用看見的地方（Wolf 1996）。[5]

用剝奪已經沒有多少選擇的人的自主選擇來應付社會的不足，從根本上就是不公平的。是的，如果我們能找到治癒失智症的方法會更好。是的，如果失智症患者不用考慮經濟能力都能獲

5　然而，來自奧瑞岡州和一些研究的統計數據表明，這種擔憂並沒有得到事實的證實（Battin et al. 2007）。

得優質照顧會更好。我們應該要趕快向著這些目標加油。但與此同時，應該要讓人們自己決定他們願意成為多大的負擔。

此外，就算我們在減輕家庭成員的經濟和人力負擔的高品質照顧方面取得了重大進展，有些人還是會強烈地不願意在高度依賴的情況下生活。因此，當那些不願生活在這些情況下的人被迫如此生活時，家人和照顧者將會因為目睹所愛之人對生命終結的渴望得不到滿足而感到額外痛苦。

9.5. 照顧者與代理人的困擾

所謂的道德困擾，是指一個人知道他應該要採取某種行動，但由於法律、制度、經濟或其他的阻礙而無法做出正確的事——甚或被迫做出錯的事（Jameton 1992）。道德困擾可以導致嚴重的不適，造成倦怠，工作滿意度低，以及身體的症狀（Hamric 2012）。

正如同造成他人身體的痛苦是錯的，造成他人的道德困擾也是錯的。畢竟，道德困擾的根源就在於當事人真誠地渴望做正確的事。冷酷或殘忍的人不會感到道德困擾。避免造成道德困擾是一個重要的倫理目標，不僅因為我們應該試圖避免痛苦，也因為讓他人因良心而受苦似乎特別的不對。

大多數關於道德困擾的描述和例子，都明示暗示地將陷入該困擾的專業人士描繪成一位英雄，他們想做每個人都同意是正確的事情，但卻被冷酷、漠然或金錢至上的體制所阻礙。然而，僅僅因為那位陷入困擾的專業人士是出於憐憫心並且值得我們同情，並不能表示他就是對的。[6]在有些情況下，道德困擾似乎會與

6　法律上來說，不太需要考慮醫療提供者的道德困擾。除非患者要求提供者偏離既定

另一個同樣重要的價值觀針鋒相對：生命終末的自主權，尤其是對希望避免失智症的人來說。以下是一個假設場景，在當中醫護專業人員與照顧者的道德困擾阻撓了病人明示的願望。

斯奈德女士（Ms. Snyder）的案例

斯奈德女士現年九十歲，被診斷有阿茲海默症，過去五年一直住在護理之家。她的兄弟姊妹和好朋友都已經過世，她從未結婚也沒有子女。斯奈德女士作為駐外記者的職業生涯很長，經常可以在電視新聞中看到她的身影，她曾在世界上一些最危險的「熱點」報導過。斯奈德女士努力爭取盡可能長時間地留在家中，但隨著她的失智症惡化，她的侄子拉里（Larry）介入並安排她住進了護理之家。

在失智症開始之前，她仍然獨自生活的時候，斯奈德女士寫了一份詳細的預立醫療指示，指定她的侄子拉里作為醫療委任代理人。她明確的表示如果她的認知能力受到損害，她想盡快死去。她很具體的說，如果她不得不住在護理之家，她就不想活了。她舉了一些例子，比方如果她得了肺炎就不用抗生素，如果她沒有胃口也不要被哄著進食。

斯奈德女士花了幾個月時間來適應護理之家，但她最終還是適應得很好。她看來沒有身體的疼痛。她喜歡那裡的工作人員，雖然記不起他們的名字，但經常對他們微笑，撫摸他們的手臂。她尤其喜歡音樂時段，她會隨著音樂拍手，並時而在輪椅上跟著

的照顧常規，否則醫護人員認為什麼是「對的」就只是個人的價值取向，病人只是要求他偏離自己的個人標準而已。那有什麼理由他的價值觀就勝過病人的價值觀呢？通常沒理由的。當然，醫護人員也可以提出基於良心的反對（第4章，第4.9節）。

動作。有一天，作為實驗，她的侄子給她看了一段她自己在電視上的影片片段，而她絲毫沒有認出這位勇敢的記者就是她年輕時的自己。

現在，斯奈德女士染上了肺炎。拉里提醒工作人員，根據她的指示，不應該給她用抗生素。他對此感到有些不舒服，因為他看得出她現在的生活是相當愉快的，但他還是堅持自己的行動，出於他幾十年來對他極度獨立的姑媽的記憶，以及在他同意做她的代理人時所立下的承諾。。

拉里的拒絕激怒了護理人員和其他照顧者。他們不曾認識比較年輕的、獨立的那位斯奈德女士，但他們有著與這位可親的女人相處五年的經驗，與她享受生活，與她建立關係。他們每天都會見到斯奈德女士，而住在另一個城市的拉里一個月才來一次。倘若拉里替他的姑媽拒絕像外科手術或血液透析那類麻煩的治療，他們當然可以理解，但簡單的抗生素？他們確信現在的斯奈德女士更想要繼續活下去，而他們的職業和道德責任就是要維護她的健康。當一名代班醫師值夜班時，他們只告訴他斯奈德女士有肺炎症狀，並要求他開具抗生素。她康復了，然後又在護理之家享受了兩年的生活，直到之後死於腦中風。

肺炎之外，斯奈德女士的情境也很可能會以食欲不振的形式浮現，在那情況下拉里按照她的指示，就會拒絕任何涉及哄著她吃喝的協助。由於她所住機構的照顧者們對讓住民們吃喝很有一套，他們極可能也會對該拒絕感到不安，加以抵制。

此一情境下，護理人員的道德困擾在兩個方面對斯奈德女士的預立醫療指示的有效性造成了挑戰。首先，斯奈德女士當初有決定能力的時候，很可能不會想寫下造成他人嚴重道德困擾的指示。她可能會意識到，如果她必須在疾病打倒她前在護理之家度過一段時間的話，她會希望即使她變得暴躁和難以照顧時，也能得到敬業的工作人員（儘管他們可能工作過度且報酬過低）的同情與溫柔對待。那麼，做出幾乎肯定會造成工作人員道德困擾的行動公平嗎？

其次，就算仍有能力的斯奈德女士願意冒著給照顧者帶來道德困擾的風險，她也有充分的理由擔心，一旦她失智了，她的願望就會無法實現。道德困擾可能會阻擋照顧者按照她的指示行事，尤其是如果她的價值觀並非主流的話。畢竟，斯奈德女士現在是他們的責任，身在他們的專業照顧下，就算提供者可能有義務不顧自身的困擾去尊重患者的明確指示，他們也可能很難接受拒絕使用抗生素那樣基本和非侵入性的藥物，或停掉巧妙地讓一個人進食那樣的基本照顧，此處同樣的，如果斯奈德女士真要確定她不會在護理之家度過許多年，她最好的選擇似乎是在失智還很輕微，仍然有能力決定以及執行時預先自殺或進行自主斷食。

我們還需要考慮到醫療委任代理人在親人陷入失智時所經歷的道德困擾。同意作為某人的醫療委任代理人，擁有他們的持久授權，是一種莊嚴的承諾，要盡一切可能幫助這人以符合自己意願和價值觀的方式生存或死亡。如果拉里屈服並同意使用抗生素，他一定會因為違背了諾言而感到道德的痛苦。在我們的社會中，我們經常談論人們在不得不承認他們無法再在家中照顧患有失智症的家人，而必須將他們帶到某種「記憶照顧」機構時所感到的內疚（Kleinman 2019）。我們也應該要能夠更公開地談論，當一個人無法幫助那位家人實現縮短生命的目標時所感到的內疚。

因此，這種情況下某種程度的道德困擾應該是不可避免的，隨著人們壽命的延長和患失智症的可能性增加，這種困擾也變得越來越普遍。道德困擾不僅是不可避免的，而且很可能會發生在不止一個對象，同時出現在支持與反對該預立醫療指示的人身上。

若說專業照顧者應該轉向患者的自主權，並調整自己的感受來符合預立醫療指示中指定的原則，未免說得太輕鬆。作為一位女兒兼母親的醫療委任代理人，我們中的一員（迪娜‧戴維斯）在她母親患失智症的十年當中，都持續感受到巨大的道德困擾，就算她母親看起來很開心時也是一樣。每當戴維斯想像她「真正的」母親如果突然看到自己處於現在的境地會如何反應時，就感到很痛苦。尤其是戴維斯跟她母親一樣，都有著強烈的自主權價值觀。儘管戴維斯的母親在患了失智症後，變得比原先正常時來得更友善、更可愛，但戴維斯卻為著失去了她粗率、尖刻的母親而悲痛，因而不會為執行加速死亡的指示而痛苦。但這有部分是因為戴維斯在母親失智之前，就已經認識了她「真正的」母親一輩子，而大多數專業照顧者卻並非如此。[7]沒有與患者共度過那樣的時光的人，則可能會為了必須要在患者仍能享受一些樂趣時遵循加速死亡的指示而感到非常痛苦。

對於道德困擾，應該要以同情和支持的態度來承認、探討，並解決，而不是讓預立醫療指示斷食的擁護者當成是那些正感受痛苦的人的無病呻吟而不加理會。但與此同時，也不應任由道德困擾轉移了照顧者對患者意願的遵從；如果他們不能遵循那些明

7　工作人員對失智前的患者的不熟悉，可以部分藉由在照顧的處所展示患者人生中的各種紀念品——照片，任何文字手跡，最喜歡的信，製作的小工藝品，甚至可能是一些令人難忘或特別有代表性的時刻的錄影——來彌補。當然，同樣具有啟發性的，是用言語述說患者立下那些預立醫療指示的基本原因和所持價值觀，有錄影的指示也可以。家人和朋友們可以明智地提供有關他們所愛之人的此類材料。

確表達的願望，他們至少有義務要將患者轉介給其他照顧者。一份預立醫療指示有多大的用處，就是看人們有多充分的理由相信，自己不再具有能力時人家還會遵循它。如果人們不能指望這一點，宿命論或提前自殺儘管分別有其缺點，就會成為有吸引力的選擇。

9.6. 實施的勝算和提前措施的吸引力

了解預立醫療指示斷食在失智症的哪個階段最可能實施很重要（參見第8章，第8.1節，表8.1）。如前所述，此處的討論主要集中在那些不再能自己進食，對食物明顯失去興趣，並需要用湯匙餵軟質或泥狀食物的人。根據梅約診所（Mayo Clinic）的說法，需要「完全協助進食」是阿茲海默症晚期的典型表現，在這個階段，病人通常失去了清楚溝通、上廁所不失禁、認出家人或照顧者、自己穿衣等等的能力。在這個最後階段之前，可能會先經歷一個漫長的過程，因為一般人在確診後還能活三到十一年，有些人還能活到二十年以上（Mayo Clinic 2019）。

如果預立醫療指示斷食最有可能在阿茲海默症晚期、人們已經無法自己進食時進行，那麼，它在幫助人們在不再有決定能力時維護自主權和實現目標方面，還有多大的用處？戴維斯認為並沒有用處。為了說明這個觀點，讓我們先把大多數人對失智症的恐懼，與預立醫療指示斷食試圖做出的承諾對比看看。我們先記住，在實行層面，預立醫療指示斷食除非到了失智晚期，病人不再能自己進食甚至表達對食物的興趣時，都不太可能被考慮。

為什麼人們那麼怕失智症，以至於現在它甚至比癌症更被人害怕，還被一些人視為是比死亡更糟糕的狀態？（Patrick et al. 1994）寧願結束自己的生命，也不願忍受晚期失智症的人，這樣做通常是出於一些混合的動機：自主性（厭惡依賴他人的生活），不要害到人（希望避免給他人造成負擔），以及善行（保障資產以交付他人）。從尚未失智的人的角度來看，即將發生的失智會威脅到一個人的一些最寶貴的利益：（1）保護和控制資產，（2）不給家人造成負擔，（3）獨立和自主，以及（4）保留自己在別人記憶中的樣子，不要在生命的最後一章扭曲了過去一輩子建立起的形象。失去對這些利益的控制可被合理地視為尊嚴的喪失。讓我們先看看這四種受到持久的晚期失智症威脅的利益，再將它們與一個人失智後成功進行預立醫療指示斷食的現實面對照看看。

保護和控制資產。首先，許多人希望將自己的資產保留，以符合他們長期價值觀的方式來使用，例如捐贈獎學金給母校，或給孫輩留錢。在阿茲海默症的最後階段，患者通常需要全天候的照顧，而這可能昂貴到無法承受。正如某人曾在他的預立醫療指示中意味深長地寫道：「只因為我可能患有剝奪我認知能力的疾病，並不表示我要把醫院、護理之家、醫生，或醫療設備商當成我財產的主要受益人」（Latham 2010）。

不給家人造成負擔。其次，人們可能希望避免造成成年子女的照顧負擔。這對我們當中的女權主義者們來說可能特別真確，因為照顧行為往往不成比例地落在女性身上。大多數早期和中期失智症的照顧，都是由家人「非正式地」處理，這些家人自身的健康、財務和生活品質經常因此受到嚴重的傷害。

獨立和自主。第三，許多人認為他們的尊嚴和自我意識，至少在某種程度上是與自主和獨立息息相關的。這不僅僅是一個能夠開車、處理個人財務，或自己購物的問題，當然放棄這些日常的雜務也都可能令人心碎。這裡面還有一種道德主體感（自主的面向之一），隨著失智症的進展而日益失去。我們所說的「道德主體」是什麼意思呢？一個道德主體，是個能夠對自己的行為負責的人，一個必須真誠以待，並被期待付出真誠的人，一個可以信守承諾的人。

　　每一個曾有父母或伴侶被失智症擊垮的人，回首過去可能都會想到有某個關鍵時刻是個轉折點。或許是不能再讓他開車，或許是父母不再叫得出你的名字。就我而言（戴維斯現在發言），我想到兩個與道德主體有關的時刻。第一次發生在我母親失智症的早期，當時她還是一個人生活。那一年，光明節在感恩節一週後來到，我媽媽想要我兩個節慶都回家參與。我不想連續兩個週末都坐飛機回家，所以我告訴媽媽我只會來其中一個，但讓她選。她勉強同意，並選擇了感恩節。我去了，我們烤了一隻火雞，過得很開心，然後我飛回家了。

　　但兩天後，她懇求我去參加光明節。當我提醒她我們的「約定」時，她堅持說她不記得我們的交易，而我相信她是對的。怎可強求一個人遵守她所不記得的承諾呢？如果讓她把它寫下來，簽名並註明日期，讓我以後可以當證據給她看，這樣會不會太殘忍？這總覺得不太合適。然而，如果一個人不能做出承諾，他還能當個道德主體嗎？我是否應該像對待一個承諾只要給她吃一根棒棒糖，她就一輩子每天自己整理床鋪的四歲孩子那樣對待我的母親？

　　幾年後發生的第二件事涉及說謊。我的母親一直厭惡謊言，就連「社交謊言」也一樣，她自己也不會撒謊。她痛恨對她撒謊的人甚於一切，甚至超過恨那些殘酷的人。當我母親家裡的爐子壞了時，這就出現了一個問題。居家照顧員安排了緊急安裝一個新爐子，但我母親焦急萬分。作為大蕭條時期的產物，她總是對財務恐慌特別敏感，儘管她現在已經很有錢了。她奇怪，她哪有錢來買個新爐子？她的照顧員毫不猶豫地告訴我媽，說我哥哥願意付錢，並堅持要我一起圓這個謊。我不情願地照做了。我知道照顧員是對的，我永遠不可能說服我的母親銀行裡其實有足夠的錢來買一大堆爐子。但是那一天從此成為我母親被「貶低」為能夠對之撒謊的人，在我的腦海中一直縈繞不去。

保留自己在別人記憶中的樣子。第四，許多人非常關心他們將如何被記住，並希望保留自己過去一輩子建立起的形象。羅納德·德沃金（Ronald Dworkin）寫道：「我們擔心（我們的）生命的最後階段對（我們的）生命的整體樣貌的影響，正如同我們擔心戲劇的最後一幕或詩歌的最後一節對整個作品的影響一樣」（Dworkin 1993，199）。當那最後一幕平均要持續八年時，人們很有理由擔心它會模糊一個人的人生軌跡。正如法律學者諾曼·康托（Norman Cantor）所宣稱的那樣，生命以嚴重失智的狀態結束，將會是「對我的回憶中的污點」（Cantor 2018）。

如果我們試想一下，阿茲海默症患者在到達最後階段之前平均需要多長時間，就會清楚地發現，以上這些目標中的大部分，即使不是全部，都會被最後的嚴重階段擊垮。在三到八年或更長的過程當中，家庭成員免不了會背負照顧的重擔；女兒們可能丟了工作，甚至失去了婚姻。記憶照顧機構的每月平均費用估計至少5,000美元，很少家庭負擔得起。病人的獨立性已經完全消蝕，再也不能自己上廁所、穿衣服、自己洗澡、獨立走動，甚至不能認出探訪和照顧他的人。如果他是一個一直以來重視獨立和自主的人，那麼，引用德沃金的話來說，他一輩子建立起的形象已經扭曲了。到了阿茲海默症的最後階段才出現的任何干預措施，比方斷食或安樂死，並不能達成很多人、甚至絕大多數人的目標。

　　總之，對於那些主要是擔心活到失智症的最後、最嚴重階段的人來說，透過預立醫療指示斷食可能是一個有吸引力的選擇。但對於那些關注上述問題的人來說，失智最後階段（原發退化性失智症整體惡化評估量表／功能評估分級測試7級，或者可能是6級）的斷食顯然是個很不足的解決方案。對他們來說，唯一真正實際和可靠的策略，可能只有在仍然有決定能力與決心的時候提前自殺（透過自主斷食或其他方式），這就只能在失智症的較早期階段。即便如此，也還需注意不要等待太久，因為執行功能有時會在中度失智，甚至在早期失智時就已經明顯受損了。

9.7. 與舒適導向餵食的比較

　　上一章有關臨床問題方面，除了探討預立醫療指示斷食之外，還涉及一個密切相關的，通常爭議較小的，也可能加速死亡的餵食限制：「舒適導向餵食」（參見第8章，第8.1、8.4和8.5節）。從廣義上講，舒適導向餵食是提供患者看起來喜歡的或多或少量的食物和飲料，而不考慮長期生存所需的營養量。它可以由有決定能力的患者使用，但也可以在預立醫療指示中指定。這種以舒適為導向的食物和飲水限制有四個面向需要釐清。

　　首先，在實踐中，舒適導向餵食很少使用特定量的食物和飲料，而是一個範圍，從讓患者免於痛苦或不適的最低量，到患者可以忍受而沒有痛苦不適的最高量，該量可能足以，也可能不足以維持生命。傳統意義上的舒適導向餵食，是**不多於**造成舒適，也**不少於**舒適所需——舒適導向餵食的「不少不多」概念。比方說，作為傳統安寧的標準照顧一環的舒適導向餵食的目的，是提供飲食的愉悅，而不去加速或推遲死亡。

其次，在限制飲食的預立醫療指示中，有些人可能會以一種截然不同的意涵來指定舒適導向餵食，其目標不僅是保持舒適，而且還溫和地加速死亡。因此，包含在此類預立醫療指示中的任何舒適導向餵食的重點，都將是舒適所需的**最低限度**——不低於但也不會超過基本舒適的所需。我們將此稱為最低量舒適導向餵食（請參閱第8章第8.1節）。

第三，如果他們的目標包括在適當的時候加速死亡，那麼寫預立醫療指示的人可能希望將限制擴大到**僅限自行進食**——即**不提供任何協助餵食**。只提供患者可以自行取用的食物和液體，也只提供他們可以輕鬆攝取的最小的量和種類。

第四，最積極的加速死亡步驟是**停止所有餵食，同時盡可能用最大程度的緩和措施來保持舒適**。了解如何能讓喪失能力的患者完全停止飲食變得舒適的方法之一，是將其與自主斷食互相比較。在自主斷食中，停止了所有進食和飲水的有能力的患者經歷的口乾、痛苦，和譫妄，通常可以透過適當的舒適導向緩和照顧來減輕不適，而無需提供任何食物和飲水。如果斷絕任何食物或飲水的無能力的患者也可以透過適當的緩和照顧（也許包括適當的鎮靜）來保持舒適的話，那麼這將是遵從要求停止所有餵食的預立醫療指示的最佳之道。如果停止所有的食物和水分會因為照顧者不願提供足夠的鎮靜而變得太困難的話，那最低量舒適導向餵食就可以當作後備方法。

姑不論舒適導向餵食，最低量舒適導向餵食，不協助餵食，以及更完整的斷食之間的任何區別，舒適導向餵食的這一邊，與另一邊的不同程度預立醫療指示斷食之間的關係則一定要弄清楚。在一般的安寧做法中，對那些主要目標是保持舒適而不是活得更久的患者，舒適導向餵食可以成為照顧常規，但也不會直接或故意的加速他們死亡。如果針對特定患者的治療方式已經是**僅限舒適措施**，以舒適導向餵食限制經口飲食就無需正式的預立醫療指示。先前曾表示過希望自主斷食，但因為現在對食物和飲水的基本欲望太強，導致無法啟動自主斷食的無能力患者，則可以使用最低量舒適導向餵食（參見第8章，第8.4節）。用遠低於足夠營養的量，就足以滿足那種基本欲望，得到舒適感。由於這會比通常的安寧做法更限制食物和飲水的量，因此最低量舒適導向餵食通常必須要有反映患者這方面意願的預立醫療指示的支持，或者由一位了解情況且值得信賴的代理人的替代判斷加以支持。

　　所有超出傳統舒適導向餵食──最低量舒適導向餵食的更進一步版本的限制食物和飲水，亦即無人工協助餵食以及停止所有餵食，都需要預立醫療指示的支持。要在失去決定能力後啟動任何斷食，都必須要有一份明確規定這些限制的預立醫療指示。無論哪一種情況，所有這些選項在實施時都應伴隨最佳的緩和照顧。

　　儘管舒適導向餵食與更進一步限制飲食的預立醫療指示之間的界線要分清，但對斷食預立醫療指示的長期支持，其實可以透過傳統的，不少／不多的舒適導向餵食來加強。舒適導向餵食可以說已經在安寧中有了「照顧常規」的地位（Fischberg et al. 2013, 597）。在此一領域，舒適的治療目標遠遠超過延長生命。但如果在給病患最低量舒適導向餵食，或不協助餵食，或根本不餵食時，患者也能保持舒適的話，那麼它們與傳統的、照顧常規的舒適導向餵食相比，在患者的福祉和道德上能有多大的不同呢？

　　這些觀點不應被誤解為在主張如果舒適導向餵食成為足夠嚴重失智階段的照顧常規，它就也能讓更進一步限制經口進食的預立醫療指示得到同樣的地位。在所有**關於病人的重要考量都無疑慮**[8]的情況下，斷食的預立醫療指示才真的有一些被執行的可能性。這種情況下，實施限制飲食的預立醫療指示在道德上應被視為正當，但也毫無疑問，無論是道德上還是實踐上，預立醫療指示斷食比起舒適導向餵食的照顧常規來說，仍然問題重重。而且與有能力的患者進行的自主斷食相比，它也肯定會有更多問題。

9.8. 結論

- 一份清晰、寫得很好的預立醫療指示可以有斷食的規範效力，就如同它有拒絕維生治療的規範效力一樣。自主斷食和拒絕維生治療的權利，都建立並奠基在相同的價值觀之上，並且預立醫療指示背後的基本原則——一個人失去決定能力時權利並不跟著喪失——在兩者都適用。特別是人工協助餵食與基本的維生治療是如此的相似，因而拒絕人工協助餵食也應該落在預立醫療指示的正當涵蓋範圍之內。

- 改變主意在實施任何預立醫療指示都可能是個潛在問題，特別是在斷食的預立醫療指示，因為在滿足了患者預立醫療指示中所規定的啟動條件時，患者很可能仍然有進食和飲水的意願。然而，在像失智症這樣的進行性疾病的晚期階段，單單進食的行為意願很少能被視作有意義的改變主意。

8　請參閱第 7 章中的查爾斯案例（案例 7.4），以及附錄 A 中針對斷食的預立醫療指示所建議的涵蓋要項。特別重要的是，要在預立醫療指示中明確說明要停掉什麼，以及何時停掉，記錄中應包含患者具有決定能力，並且在立下指示時充分理解其內容的強有力證據，並且指定一位與之討論過此一指示的醫療委任代理人。

- 實施任何預立醫療指示——拒絕維生治療和斷食都一樣
  ——很容易受到「當時之我／現在之我」問題的影響。對
  此一問題固然不可掉以輕心，但它也不至於破壞預立醫療
  指示，包括斷食預立醫療指示的重要性。斷食的預立醫療
  指示當中若包含當該指示與患者後來的進食意願發生衝突
  時該如何處理的詳細指引，可以強化指示的規範力，但並
  不能完全解決當時之我／現在之我的問題。

- 長期活在高度失能的狀態給其他人帶來的負擔，可以是寫
  下斷食預立醫療指示的正當理由，就算這些負擔是因為受
  到不幸和不公正的社會條件而加劇也一樣。

- 實施斷食預立醫療指示，造成照顧者和代理人的困擾，包
  括道德困擾，實際上是不可避免的。撰寫此類預立醫療指
  示的任何人都應預先考慮到這種困擾，但它並不至於是寫
  或實施此種指示的不可跨越的道德障礙。

- 斷食預立醫療指示僅在人們有充分理由相信代理人和照顧
  者忠於自己並會遵從時才有效。通常只有在病情惡化到最
  後階段時才比較能實施。患者在疾病的越早期想要縮短自
  己的生命，斷食預立醫療指示就越難實行，而它越難實
  行，提前自主斷食或提前自殺對那些不願活到晚期的人們
  就越有吸引力。

- 舒適導向餵食可以是惡化性疾病晚期，尤其是決定能力已
  經不可逆地喪失時的「照顧常規」，無需在預立醫療指示
  中提出要求。最低量舒適導向餵食也可能是合適的，但最
  好要在預立醫療指示中指明。在惡化性疾病相對不那麼晚
  期的階段，也許可以將餵食限制為「僅限自我進食」（在
  任何情況下都不能人工協助餵食，就算這種餵食讓患者舒

服也一樣），但這只能透過明確的預立醫療指示。因為它強調以舒適，而非延長生命，作為照顧目標。無論如何，舒適導向餵食成為臨床照顧常規的成就，可能可以作為預立醫療指示斷食的重要先例。

- 雖然斷食的預立醫療指示存在不少問題，它們可能在道德上是可允許的，並且在涵蓋了所有重要的道德基礎，包括一個清楚明確、經過深思熟慮的指示，以及一位熟知患者情況的指定醫療委任代理人的情況下，它們被遵循的前景還是可以期待的。案例7.4中的查爾斯是一個很具啟發性的例子。

9.9. 初始案例的倫理議題回顧

案例7.1 患有早期阿茲海默症的H太太：提前自主斷食

H.太太透過一位熟人的成功使用，而知曉了關於自主斷食的事。當她的進行性失智症診斷確認了之後，她堅持要留在家裡，幾年後她提出了自主斷食的可能。理解到用預立醫療指示來斷食也許會有問題，而又決心不要讓自己的生命在嚴重的失智情況結束，她決定在她還有決定能力和足夠的決心時就自主斷食。她的兒子（一位醫師）和其他家庭成員都很支持，但對她能否辨別何時該啟動自主斷食的能力感到擔憂。她與一位諮詢醫師的會談，讓他先是告訴家屬她「對自主斷食很認真，但還沒有準備好」，而後在幾個月後，說「她現在準備好了」。

從那時起H太太就覺得輕鬆了。接下來就是居家安寧以及自主斷食。口腔的不適得到了有效的控制。她希望她的兒子保證，以後即使在她懇求之下也不要給她飲食，他拒絕了，只承諾說他會提醒她她當初的自主斷食決定。當她後來要求偷喝一口水時，她兒子指出這可能會延後死亡時間，但他會滿足她的要求，因而她就說她「不喝也可以」。她在開始自主斷食九天後去世。

重點結論

- 如果社會狀況能讓 H 太太有信心，斷食的預立醫療指示會被遵循的話，她很可能會選擇再多活好一陣子。在實際狀況下她認為提前自主斷食是她唯一合理的選擇。

- H 太太很幸運地，能得到該過程的前例資訊、來自家人的明確支持，以及極佳的專業諮詢和安寧照顧。如果沒有這些，臨床和倫理上的壓力想必會非常大，也許會讓她等得太久，而讓她避免活到進行性失智後期的願望落空。

- 在自主斷食的過程當中，她的醫師兒子處理她「偷」喝一口水的請求的方法，是允許她這樣做，但提醒她這可能會延後她的死亡時間。她似乎明白了，連忙說她不喝也沒關係。醫師對一位仍然敏銳的病人的巧妙回應，得到了好的結果。其他病患遇到相似問題則未必能有那麼好的結果。

案例 7.2 患有早期失智症的史蒂夫：家庭和患者的挑戰

儘管抗拒輕度認知障礙的診斷，史蒂夫卻很清楚，如果他達到晚期的失智症，他想要怎麼做：在第 6 級的某個時候，當他無法再自己進食時，停止所有的經口進食。他已經為此撰寫了預立醫療指示，並希望由妻子詹妮弗以及他的主治醫師執行。他似乎很了解自主斷食，完成了一份「五個願望」的價值觀陳述來解釋並補強他的預立醫療指示。

在一位經驗豐富的諮詢護理師的協助下，詹妮弗安排了與史蒂夫的多次家庭討論。其中一些會談的經過非常的情緒化。史蒂夫堅持他永遠不要被安置在護理之家，並且在執行他的指示時，他的家人必須無視他可能提出的任何對食物或飲水的要求。他很不在意家人在嘗試滿足他的要求時可能遇到的困難。諮詢護理師建議以舒適導向餵食作為一個替代方案，但史蒂夫拒絕了，理由是這會過度延長他的生命。

　　初步診斷三年後，史蒂夫持續的抗拒任何明確的失智症診斷。然而他並沒有修改他的預立醫療指示，並且從未動搖過如果他變成嚴重失智時該做什麼的堅持。本案還在進行中。

重點結論

- 考慮到他在撰寫預立醫療指示時已經開始失智同時又否認失智，我們到底有多確定史蒂夫有沒有足夠的認知能力來撰寫這樣的一份預立醫療指示？
- 即使此時他有決定能力，但他是否理解遵從他的指示可能會給家人帶來的痛苦和困難？如果他理解的話，那麼他讓他的家人承擔執行，還要分辨該何時執行指示的責任是否公平？他把主要責任賦予妻子，她有辦法勝任嗎？
- 有持續的家庭討論，卻沒有與他的醫師就這些問題進行過任何溝通，這很不幸。
- 史蒂夫和他的家人參與的討論過程是值得讚許的。就算它最終沒能解決他們之間的歧見，至少他們都有表達出來，而他的家人也會更理解他的觀點和信念。

案例 7.3 患有中度失智症的派翠西亞：預立醫療指示斷食，還是提前自殺？

　　九十一歲時，派翠西亞已經進入阿茲海默症的第 4 級五年了。她希望在照顧機構中找到志同道合的學術群體的希望落空了，因為她日益嚴重的短期記憶缺陷妨礙了社交互動。她決心要掌控自己的死亡。然而，自主斷食令她望而生畏，既因為她預想到它帶來的痛苦，也因為她一直非常享受食物和飲料。因此，她寫了「舒適導向餵食」的預立醫療指示，雖然「無人工協助餵食」也對她有吸引力。與此同時，她藏有之前儲備的足以導致過量的巴比妥類藥物存貨。她了解她的家人可能面臨的法律風險，所以當她吞下藥片時他們不可以在場。她還擔心自己可能會不記得必要的步驟和預防措施。

　　幾個月後，她確定巴比妥類藥物過量是最好的解決方案。意識到她的機會之窗即將關閉，她在沒有家人在場的情況下謹慎而有效地採取了行動。發現後，她的家人「震撼但並不驚訝」。許多人參加了她的紀念儀式，其中滿是正面的回憶。

重點結論

- 派翠西亞擔心預立醫療指示斷食帶來的痛苦，儘管她得到準確的信息，表明緩和支持可能可以解決大部分的痛苦。雖然由預立醫療指示強化過的傳統舒適導向餵食是一個可行的選擇，但她並不想限制自己的口服飲食。無論如何，在她看來，如此輕度的餵食限制並不能很快的加速死亡。

- 正如任何提前自殺的人都應該做的，派翠西亞小心翼翼地保護了她的家人免於承擔法律責任。

- 在最初的建議之後，諮詢護理師和她的家人沒有進一步推薦預立醫療指示斷食的選項。自主斷食，無論是立即的還是經由預立醫療指示的，並不是每一個人都適合。儘管如此，我們不由得想知道，社會是否可以合法化一個足夠包容的預立醫療指示斷食版本，讓派翠西亞這樣的人可以再活久一點，延續一些仍然可接受的生存時光，而不必訴諸提前的自主斷食或自殺。

- 派翠西亞和她家人之間的坦誠交流堪稱典範，這在一定程度上是靠這位經驗豐富的諮詢護理師所促成的。

案例 7.4 患有嚴重失智症的查爾斯：預立醫療指示斷食的成功案例

在進行性失智症的早期，查爾斯通過對一長串針對失智進展中遇到各種狀況要採取的措施，涵蓋從繼續人工協助餵食到完全停止飲食的不同選擇做出回應，來擬定他的斷食預立醫療指示。在幾次有錄音下來的會談中，他的預設計畫顧問兼精神科醫師證實他具有理解並做出這些選擇的能力。他很清楚在良好的緩和照顧支持下死於脫水會是什麼樣子。

數年後，查爾斯指示中規定的啟動條件達到了，他的妻子作為指定代理人，要求主治醫師遵守他的指示。醫師拒絕了，聲稱這「會導致查爾斯非常不適，因為那會破壞他的內臟器官」，而繼續給查爾斯舒適導向餵食才符合他的最佳利益。在收到斷食預立醫療指示的副本，查爾斯證詞的錄音，還有其他幾份文件，以及精神科醫師表示願意就該指示接受他的諮詢後，那位主治醫師默許並遵從了妻子的決定。九天後查爾斯安詳地去世。

重點結論

- 一份理想的斷食預立醫療指示的所有成分都已完備：關於要停掉什麼以及何時停掉的足夠詳細的指示，由精神科醫師錄下的很長訪談記錄，證實查爾斯理解自己的選擇及其背後的個人價值觀，他的妻子對執行預立醫療指示的強力支持，以及家屬之間並無矛盾。

- 在實施時，他的主治醫師反對停止協助餵食，理由是這不符合查爾斯的最佳利益。醫師後來改變主意，遵從了他的妻子／代理人的決定，說明了不僅書面指示，還加上額外的材料證明患者對該指示的理解，在臨床和倫理上的說服力夠強。有時候，針對什麼才是患者最大利益的相互矛盾的解釋，可以藉由一份特別優質且足夠清晰的預立醫療指示而獲得解決。

- 患者在實施時沒有以任何方式懇求食物或飲水，因而避免了預立醫療指示斷食所可能遇到的最困難的問題之一。部分由於他的行為表現，查爾斯的預立醫療指示斷食幾乎沒有造成他人的任何道德困擾。

- 該案例顯示了在適當的情況，合乎道德倫理地實施斷食預立醫療指示的所有條件齊備之下，停止所有人工協助的食物和飲水，而不只是舒適導向餵食，可以成為更被接受的加速死亡選擇。

第10章

法律議題

塔迪烏斯・波普

10.1. 簡介

在第4章中，我們確認了具有決定能力的個人擁有自主斷食的合法權利，並且醫護人員可以合法地支持自主斷食的個人。我們進一步確認，這項權利得到了一般立法者和專業醫學會的普遍認可。但是第4章中的分析和討論的前提是假設該個人在開始自主斷食時是具有決定能力的。我們現在要討論的是無能力的個人停止飲食的權利。

給無能力的人停止飲食，與即時的自主斷食有著根本上的不同。因此，不僅法律的分析，就連所用的術語也有不同。由於喪失能力的人不能「自主」決定停止進食和飲水，因此這些患者的自主斷食（VSED）最好用斷食（SED）縮寫表示，去掉那個「V」（自主）。個人的無能力意味著斷食的決定必須由其他人代表他們來下。由於此決定的授權通常（儘管不一定）是來自患者的預立醫療指示，我們就將此一逃離選項稱作「預立醫療指示斷食」。

　　預立醫療指示是我們的主要關注點，但共有三種不同的機制可以用來替無法自行做出決定的人做出照顧的決定。第一，指示性預立醫療指示（也稱為生前預囑），讓照顧者聽從患者本人。[1]患者可以用自己的話說出是否以及何時要停掉食物和飲水。第二，代理性預立醫療指示（也稱為持久醫療照顧授權），指定一名代理人可以代表當事人做出該決定。第三，如果患者沒有完成代理性預立醫療指示，那麼將被指定一位代理人。大多數代理人都是由醫療照顧提供者根據法定優先順序所指定的。偶爾，法院會指定一位監護人或接管人。

　　對每一種類型的替代決策機制的授權通常在州法規中指定。由於這種法律用語在不同司法管轄區之間差別甚大，對預立醫療指示斷食的允許與否也是一樣。個人可以透過兩種方式避開法律障礙：（1）立下非法定的預立醫療指示，或（2）在允許預立醫療指示斷食的州立下預立醫療指示，然後在自己居住的州追認。然而，這些都是不完美的解決方案。正如我們在第4章（第4.2節）中討論的那樣，技術上有法律效力，與認可並尊重如同有法律效力之間還是有差距的。

　　此外，確保斷食預立醫療指示的有效性並不是唯一的挑戰。就算在允許預立醫療指示斷食的的司法管轄區，實施上還是可能存在挑戰。最明顯的是，一旦到了晚期失智症，有些人可能會做出似乎想要食物和水的言語或手勢。在許多州，這就構成了斷食預立醫療指示的撤銷條件，即使患者缺乏能力也是一樣。下面（在第10.9節），我們延續第9章（第9.2節）中對尤利西斯約定

1　越來越多的患者使用錄音和錄影記錄來補強他們的書面預立醫療指示（Pope 2020）。這樣，醫護人員以及家屬不僅可以讀到，還可以聽到、看到患者記錄下來的願望。

的討論。我們建議個人可以透過在預立醫療指示中加入「尤利西斯條款」的文字內容，來解決他們過去之我和現在之我的願望間的矛盾。

10.2. 幾乎沒有好的先例

在第4章中，我們總結了近十二個法庭案例，支持醫護人員可以（並且必須）尊重有行為能力的個人自主斷食的決定。相較之下，在預立醫療指示斷食上面我們卻沒有明確的司法指引（Pope 2018a; Pope 2019a; Pope 2019b）。這並不意外。至少在二十五年前有出版過一個斷食的預立醫療指示範本（Hensel 1996）。但該出版物直到近期之前還是孤例，因為預立醫療指示斷食最近才開始被比較廣泛的討論和推廣。因為法院尚未解決是否可以允許預立醫療指示斷食的問題，因此仍然不確定一個人是否可以使用預立醫療指示或代理決策者來制約照顧者，在後來達到預定的晚期失智狀態時不提供他飲食（Pope and Anderson 2011）。

雖然沒有專門針對預立醫療指示斷食的司法先例，但越來越多的權威認為，一般情況下醫護人員必須遵守預立醫療指示（Pope 2017a; Pope 2017b）。醫療照顧提供者越來越常會因為在未經適當授權的情況下進行治療干預而受到民事究責以及紀律處分。此外，許多州都持續地完善它們的案例、法規和條例，來更確保對預立醫療指示的遵從（Pope 2013）。

10.3. 慎重起草預立醫療指示

在檢視預立醫療指示斷食是否可以或必須受到尊重之前，重要的是先要弄清楚什麼構成了預立醫療指示斷食的要求。在近期的兩個案例中，北美法院認為沒有必要討論有關是否允許預立醫療指示斷食的法律問題，因為患者在他們的預立醫療指示中並沒有明確的要求斷食。

瑪格特・本特利（Margot Bentley）（加拿大）。瑪格麗特・安妮・本特利（瑪格特）是一名退休護士，在她的職業生涯中一直照顧患有失智症的患者。部分出於這些經驗，她在1991年立下了一份預立醫療指示，說：「如果出現了無法合理預期我能從極端身體或精神失能中康復的情形，我指示我想要被允許死去，而不是透過人工手段或極端措施來保持生命」（Bentley 2014; Bentley 2015）。瑪格特還列出了具體說明，包括「不要營養或液體」。她指定她的丈夫和女兒作為她的醫療決策代理人（Pope 2015）。

1999年，瑪格特被診斷出患有阿茲海默症。與她的預立醫療指示一致，瑪格特一再地告訴她的家人，希望在達到晚期失智時被允許死去。不久後就到達了晚期。2005年時，瑪格特的病情惡化到需要入住到照顧機構的地步。

2013年，八十二歲的瑪格特的診斷是第7級阿茲海默症（嚴重失智）。她幾乎處於植物人狀態。她不認識也不回應她的家人。她喪失了所有的語言能力和基本的心智功能。她不說話，只能做出很有限的動作。她整天閉著眼睛「躺在床上一動不動或癱坐在輪椅上」。最重要的是，她需要護理人員用湯匙餵食（Bentley 2014）。

瑪格特的家人想要遵從她的預立醫療指示以及其他指示。因此，一旦瑪格特達到了嚴重的失智症，她的家人就要求該照顧機構停止提供食物和液體。但該機構拒絕停止給瑪格特餵食。該機構還拒絕讓家人將瑪格特轉回家或轉到另一家照顧機構。2013年8月，瑪格特受挫的丈夫和女兒請求法院宣告禁止該機構為瑪格特提供口服營養和水分。

家屬敗訴了。2014年2月，英屬哥倫比亞省最高法院駁回了該家庭的請願（*Bentley* 2014; *Bentley* 2015）。法院所遇到的困擾是，瑪格特的預立醫療指示的含義不明確。法院指出，「不要營養或液體」文句是出現在更廣的項目「我指示我……不能靠人為的手段或極端的措施來維持生命」之下，因此法院得出結論，對「不要營養或液體」這句話的最佳解釋是指不是口服的食物和液體。該句只是指瑪格特所不想要的「人為手段或極端措施」中特定的類型之一而已。

來自瑪格特家人的許多證據表明，她希望透過預立醫療指示斷食來避免活到晚期失智症（Hammond 2016; Fayerman 2016）。但瑪格特的書面預立醫療指示並未明確說明這一事實。她的預立醫療指示從未提及或描述斷食。它也沒有提到任何同義的描述，例如停止（a）口服食物和液體，（b）經口的營養和水分，（c）正常餵食，（d）用手餵食，或（e）湯匙餵食的願望。

諾拉・哈里斯（Nora Harris）（美國）。在第二個法庭案例中，患者的預立醫療指示存在與瑪格特的預立醫療指示相同的缺陷。2009年6月，加州五十六歲的諾拉・哈里斯被診斷出患有阿茲海默症。她起草了一份預立醫療指示，聲明她不想在晚期失智時接受營養和水分。諾拉和她的丈夫隨後搬到了奧瑞岡州，因為那邊的醫療照顧費用比較低。2013年，諾拉的丈夫讓她入住了一家名為「蕨類花園」（Fern Gardens）的記憶照顧機構（*Harris* 2016）。

2016年，諾拉的丈夫發現蕨類花園的醫護人員違背諾拉的意願用湯匙餵食她。他試圖要停止用湯匙餵食的行為，但被奧瑞岡州長照機構監察單位否決了。因此，諾拉的丈夫提起訴訟，要求法院下令蕨類花園停止餵食。他爭辯說「有壓倒性的證據和證詞表明她不想被湯匙餵食」（*Harris* 2016）。

諾拉的丈夫敗訴了。2016年7月，奧瑞岡州初審法院拒絕發布禁令。法官拒絕命令機構停止用湯匙餵食諾拉，因為她的預立醫療指示跟瑪格特的預立醫療指示一樣，只提到「人工」營養和水分。該預立醫療指示從未明確的提到口服的食物和液體。因此，該法院根本沒提及該機構是否必須尊重諾拉的意願的問題，因為根本不清楚她的意願是什麼。此時，諾拉無法表達自己的照顧願望，而她的預立醫療指示又過於模糊，無法傳達她在目前的狀態下是否會想要別人協助她吃喝（Aleccia 2017）。

瑪格特‧本特利與諾拉‧哈里斯無法得到她們想要的預立醫療指示斷食。但我們可以從她們的失敗中汲取教訓。今天，有更多的規畫工具和策略，可以幫助人們通過更好地反思並更清楚地記下他們對預立醫療指示斷食的願望，來避開起草陷阱。我們在本書末的附錄B中蒐集了其中十幾個的引述或連結。

一個廣受討論的預立醫療指示斷食工具是**紐約生命終末選擇組織（End of Life Choices New York）**的「關於失智症患者接受口服食物和飲水的預立醫療指示」（End of Life Choices New York 2020）。它包括一個選項：「如果我患有晚期失智症並且看起來願意接受協助餵食或人工餵食所提供的食物或飲水，我的指示是我**不想**被人工餵食，就算我看起來張著嘴，很配合餵食的樣子。」

相對之下，一些失智症指示工具聚焦於舒適導向餵食（CFO）而非預立醫療指示斷食。正如第8章和第9章中所討論的，這些是預立醫療指示斷食的常見替代方法。例如，**華盛頓生命終末組織**（End of Life Washington）設計了它的「我的經口營養及給水指示」，僅當那個人「對飲食失去興趣」時才允許停止提供食物和水的企圖（End of Life Washington 2020）。

無論使用哪個工具，很重要的是至少強調三件事。首先，要比本特利與哈里斯更精確和明白。說清楚你想要**什麼**。闡明你是想要舒適導向餵食（以及哪種類型──最低量、一般，或最大量）還是斷食。其次，說清楚您希望**何時**啟動它。第三，具體說明你的照顧者如何衡量啟動條件。例如，在第7章史蒂夫的案例中，他決定要「在功能評估分級測試量表的第6級」進行斷食。斯坦利・特曼的**我的選擇卡片**（My Way Cards）則是構思「何時」問題的特別好的工具（Terman 2011；附錄B）。

不讓人意外的，有越來越多預立醫療指示斷食的工具正在被開發和推廣著。許多人害怕活到晚期失智症，無法參與他們認為有意義或愉快的活動。例如，在整體惡化評估量表或功能評估分級測試第7級的阿茲海默症（參見第8章第8.1節）時，患者需要持續的監護，並且上廁所和洗澡這些日常生活也經常需要專業的照顧。他們無法認出親友的面孔，也記不住自己個人歷史的大部分細節。他們失去了交流或對環境做出反應的能力。

相當多的人用自主斷食來加速死亡，以避免活在晚期失智或其他導致永久喪失決定能力的疾病當中。[2] 不幸的是，自主斷食通常不是一個充分的解決方案。由於它要求個人在失去能力之前就採取行動，因而可能讓那個人必須比自己所希望的時間更早行動（Volicer、Pope and Steinberg 2019）。他們必須在覺得生活還有價值的時候就採取行動。正如第7章中H太太和派翠西亞的案例所

2　有越來越多家庭把這類案例記錄在書籍和影片中（Brosio 2019; Clevenger 2019）。我們在本書末的附錄A中蒐集了許多。

示，自主斷食的時機是困難和令人擔憂的。因為當事人不確定何時會因失去能力而讓「機會之窗」關閉，他們就經常寧願犯下過早行動的錯誤，正如我們在派翠西亞的案例中所看到的那樣。

10.4. 非法定預立醫療指示有可能容許預立醫療指示斷食

現在我們既然已經確認了構成足夠明確的預立醫療指示斷食請求的要件，就可以討論此類請求的合法性問題。許多評論者聚焦於預立醫療指示斷食是否符合司法管轄區預立醫療指示法規的「四個角落」，來貫穿他們的分析。他們這樣做，是因為法定的預立醫療指示法規通常「被視為唯一的法律途徑」，用以確保一個人的意願在失去能力後還得到了解和尊重（Sabatino 2007）。

但這是錯誤的。僅透過參考司法管轄區的預立醫療指示法規來評估預立醫療指示的合法性是一種不必要的畫地自限（Meisel et al. 2020 § 7.01[B][8]）。正如我們將在下面看到的，預立醫療指示法規通常會施加不允許預立醫療指示斷食的限制。但這些限制是可以規避的。並沒有規定說一份預立醫療指示必須滿足法定要求才算有效和可以執行。[3]

正如我們在第4章中看到的，個人擁有拒絕不必要干預的廣泛權利。這些權利以普通法和憲法為基礎，不受法規的約束（Cantor 2020; O'Sullivan 2017）。首先，許多預立醫療指示法規含有不可強奪的用語，但前提是它們不會損害或取代有關醫療決策權的現有權利。例如，佛羅里達州澄清其法定條款是「現有法律的增補……而不損害任何現有的……根據普通法、聯邦憲法、州

3　多年來，奧瑞岡州要求使用官方的州預立醫療指示表格。2018年，立法機關修改了這一要求，僅要求其「實質上以」法規中規定的形式書寫（Oregon 2018）。

憲法或法規的權利或義務。」（Florida § 765.106）

其次，雖然州法規可能會損害普通法權利，但如果沒有不可強奪的用語，它們就不會損害憲法權利。例如，波多黎各的預立醫療指示法規規定，只有當患者在疾病末期時醫護人員才能遵守預立醫療指示。英聯邦最高法院裁定此限制違憲（Tirado 2010）。畢竟，在1990年，美國最高法院裁定，患者擁有聯邦憲法權利，即使他們並非身處疾病末期，也可以透過預立醫療指示拒絕治療（Cruzan 1990）。

雖然不像法定預立醫療指示那樣常被討論，但非法定指示有特別的授權。例如，密西根州（Michigan）沒有認可指示性預立醫療指示（又名生前預囑）的法規。沒有法規規定建立具有約束力的文件需要哪些要素。即便如此，州最高法院還是認定指示性預立醫療指示是有效的（Martin 1995）。同樣，雖然愛達荷州有預立醫療指示法規，但它要求「應尊重個人對醫療所表達的任何真實意願」（Idaho § 39-4509（3））。

密西根州和愛達荷州並非特例。一個人也可以在其他州完成非法定指示。例如，埃斯特爾·布朗寧（Estelle Browning）寫了一份佛羅里達州的預立醫療指示，表示她不想接受人工營養及給水。埃斯特爾後來中風，導致永久性的腦損傷，使她無法吞嚥。她的病情並非末期，因為她可以靠人工營養活到不確定多久的時間。這是個問題，因為佛羅里達州的法規僅在患者末期時才會授權預立醫療指示。結果，埃斯特爾的代理人很難執行該預立醫療指示。

最終，州最高法院裁定可以（並且應該）遵循埃斯特爾的預立醫療指示，埃斯特爾和她的代理人獲得了成功。法院解釋說，對該法規的遵守是非強制性的。埃斯特爾完成法定預立醫療指示的權利是「對（她）現有權利的補強。……通過成文法、普通法或憲法」（Browning 1990）。

　　然而，技術合法性與實際可執行性是不同的。儘管出於與自主斷食合法的相同理由，非法定的斷食預立醫療指示可能在法律上有效，但醫療提供者卻可能會拒絕遵行它。首先，非法定指示不像符合黑白分明的法定要求的預立醫療指示那樣的清楚和明顯有效（Meisel 1995）。擁有憲法權利與能夠行使該權利之間存在著實質性的差異。例如，美國最高法院裁定南希‧庫魯森（Nancy Cruzan）擁有拒絕治療的憲法權利（Cruzan 1990）。但法院直到1990年12月14日才作出裁決，距南希的父母首次要求停止治療（1987年5月28日）已經過了三年多。

　　其次，預立醫療指示法規提供的不僅僅是明確的有效性。它們還為出於善意的配合者提供民事、刑事和紀律的豁免（California § 4740）。該豁免適用於非法定指示的情況則沒有那麼清楚（Meisel et al. 2020 §§ 7.01[C][3]、7.05[B]、7.03[F]、11.11）。這種不確定性對於醫護人員來說尤為凸顯，他們對法律的感知往往要比法律的實際要求來得更為嚴謹並具防禦性。

　　總而言之，非法定指示雖然可能透過司法行動推行，但實際上可能無法強制醫療提供者執行（Margolis 2020）。儘管如此，雖然使用非法定的預立醫療指示來**取代**法定的預立醫療指示可能並不明智，但用它來**補充**法定的預立醫療指示則相當的明智。第7章中查爾斯的案例說明了錄音的價值。錄音或錄影記錄有助於闡明當事人的意圖，並表明他是在具有能力以及理解的情況下完成預立醫療指示的（Pope 2020）。據此，本書附錄B中所蒐集的那些工具，目的在於補充，而非取代傳統的預立醫療指示。

10.5. 有些預立醫療指示法規允許預立醫療指示斷食

在評估斷食是否可用預立醫療指示合法授權時，我們首先必須確定該法規是否容許就飲食方面做出決定。此處一共有四種變體。第一，有些預立醫療指示法規明確地允許預立醫療指示斷食。第二，有些法規可能允許預立醫療指示斷食，因為它們容許個人留下有關醫療照顧和個人照顧的約束力指示。第三，有些法規明確的禁止預立醫療指示斷食。第四，在其他僅授權「醫療」照顧指示的州，尚不清楚自主斷食是否能得到授權。

1. 明確授權。2019年10月，內華達州的一項新法規成為第一個明確承認預立醫療指示斷食合法性的法規（Pope 2019b）。該法律授權了一項新的「失智症指示」，其中包括一個「生命終末決定附錄意願聲明」。該附錄允許個人對以下陳述選擇「是」或「否」：「即使我不想用藥或接受治療，我還是想得到食物和水」（Nevada § 162A.870）。

這個「食物和水」聲明明確地在講斷食，因為它被列為一種「藥物」和「治療」之外的選項。內華達州法律將「人工」營養和給水視為治療。例如，標準的持久醫療照顧授權將人工營養及給水稱為「治療」。因此，失智症指示的用語將「食物」和「水」與「治療」對照說明，就明確指的是用手餵食或經口給水。[4]

2. 可能授權。雖然不像內華達州那樣明確，但其他司法管

4　內華達州表格的框架表明只有當患者「難過和痛苦」時才會觸發該意願聲明。一些潛在使用者可能會擔心，無法達到符合預立醫療指示斷食的先決條件，因為晚期失智患者通常不會感覺當下有什麼痛苦。但是，此一潛在挑戰可以透過不要提及「痛苦」字眼來輕鬆規避。該法規僅要求失智症指示「實質上合乎⋯⋯法規的格式」。

轄區的預立醫療指示法律也可能授權預立醫療指示斷食。例如在加拿大，兩項最近的學術回顧研究得出結論認為，大多數加拿大省份都允許預立醫療指示斷食（Mader and Apold 2019; Trowse 2019）。在美國，維蒙特州允許個人不只提出關於其「醫療照顧」，也可提出關於其「個人情況」的指示（Vermont § 9702（a）（12））。事實上，維蒙特州的一項法定指示可以指示個人是否拒絕「由醫療提供者，或醫療照顧機構，或照顧機構提供的協助日常生活活動的服務」（Vermont §§ 9702（a）（5），9701（12））。而吃喝肯定是「日常生活活動」。

3. 禁止。雖然一些州明確地或有可能授權預立醫療指示斷食，許多其他州卻明確地禁止它。[5]例如，雖然科羅拉多州允許個人「指示不給或撤除維持生命的治療」，但它排除了「營養的干預」，除非是用管餵或靜脈注射給予（Colorado§§ 15-18-104（1）、15-18-103（3）、15-18-103（10））。威斯康辛州規定，只有在「醫療禁忌」時，個人才可以授權不給或撤除「聲明者透過餵食管以外的方式得到」的營養或水分（Wisconsin §154.03（1）；Wisconsin Attorney General 2014）。

在其他州，有些看似是禁止的內容可能不適用預立醫療指示斷食。例如，馬里蘭州要求醫療照顧提供者做出「合理的努力為人提供經口的食物和飲水，並根據需要幫助那個人自主進食和飲水」。但是，如果那個人在他的預立醫療指示中明確拒絕了這種協助，那麼這個責任可能就被解除了。向已經預立醫療指示了斷食的人提供食物和水並不「合理」（Maryland § 5-611（d））。

5　這些州法規包括了阿拉巴馬州，愛達荷州，愛荷華州，和懷俄明州（Alabama § 8A-4（a）；Oklahoma § 3101.8; Iowa §§ 144B.2, 144A.3（1），144A.2（8）；Idaho §§ 39-4510, 39-4514（4）；Wyoming §§ 35-22-402, 35-22-403（a））。

　　4. 不明確。在其餘的州，由於用語含糊的緣故，不清楚是否允許預立醫療指示斷食。例如，在田納西州，預立醫療指示可以直接拒絕「健康照顧」（Tennessee § 68-11-1803）。這被定義為「影響一個人身體狀況……的任何照顧、治療，或服務，或步驟……包括醫療照顧」（Tennessee 68-11-1802（a）（6））。雖然「健康」照顧比「醫療」照顧更廣泛，但它依然不一定包括人工餵食。然而，至少就晚期失智症患者而言，由於他們必須依賴有照機構中的有照提供者（如護理師和護理師助理），情況會更有說服力一些。

　　同樣，在明尼蘇達州，相關法規將「健康照顧」定義為「維持、診斷，或以其他方式影響一個人的身體或精神狀況的任何照顧、治療、服務，或步驟」（Minnesota Statutes）。這定義也許包括用手餵食，因為用手餵食是一種「影響一個人的身體……狀況」的「服務或步驟」。不無爭議的說，既然個人可以拒絕明尼蘇達州預立醫療指示中的任何「健康照顧」，他們就可以預立醫療指示斷食。然而，這個結論並不像在內華達州或維蒙特州那樣的肯定。

10.6. 許多預立醫療指示法規要求觸發條件

　　就算預立醫療指示法規允許關於自主斷食的決定，但其中許多法規都立下了各種「觸發」條件。換句話說，預立醫療指示法規不僅限制了可以不給或撤除「什麼」，還限制了「何時」。一個幾乎放諸四海皆準的觸發條件是，在患者喪失能力之前，該預立醫療指示不會生效。這種情況沒有問題，因為它符合預立醫療指示的基本精神。[6]但有些其他常見情況會要求預立醫療指示（或

6　在許多州，個人可以起草說他們的預立醫療指示在他們喪失行為能力之前就生效。

至少其中關於營養和水分的規定）在患者「末期」或處於「持續性植物人狀態」之前不生效（Connecticut § 19a-571）。[7]

對於大多數有興趣使用預立醫療指示斷食的人來說，將預立醫療指示限制在這樣狹窄的診斷類別中是一大障礙。即使是晚期失智症患者也可能無法滿足這些條件。雖然少數一些法院認為阿茲海默症患者處於「末期疾病」，但不一定會有這個結論。大多數失智症患者還有多年的剩餘生命，並且至少還有一些認知意識以及與環境互動的能力。

幸運的是，一些州的觸發條件要求不高。例如，佛羅里達州規定，不限定當患者處於末期或持續性植物人狀態，只要當患者處於「終末狀態」時，就會觸發預立醫療指示（Florida §765.302）。這指的是「因傷害或疾病引起的不可逆狀況導致逐漸嚴重並持續的惡化，並且在合理的醫學可能性範圍內，對該狀況的治療將是無效的」（Florida § 765.101（4））。進行性失智症就算是一種終末狀態。其他州，比如加利福尼亞州和田納西州，則根本不規定任何觸發條件（Reilly and Coppolo 2008）。

到了這裡，預立醫療指示斷食看起來似乎過於複雜、不確定，以及充滿變數，以至於不是個實用的選項。但這是過度的簡化了。我們不妨把上述的分析比作交通燈的顏色（綠色、紅色、黃色）來總結。一些司法管轄區開綠燈：預立醫療指示斷食是個可靠的授權選項。一些司法管轄區亮紅燈：禁止預立醫療指示斷食。其餘管轄區亮黃燈：是否允許預立醫療指示斷食尚不清楚。

　　例如，在加利福尼亞州，「代理人的權力只有在確定委託人缺乏行為能力時才會生效……除非另行指明」（California § 4682）。

7　如上所述，這些條件可能會違憲。然而，在被成功挑戰之前，還是要認定它們是有效的（Ogden v. Saunders 1827）。

10.7. 用互惠法則規避本州法律

雖然預立醫療指示斷食可能僅在某些州獲得授權，但其法律可行性則透過預立醫療指示法規中常見的互惠法則擴展到這些州之外。[8] 例如，加利福尼亞州遺囑認證法規定：「書面預設醫療照顧指示……在另一個州執行……符合該州的法律……在本州也有效且可強制執行，一如在本州執行的有效書面預立醫療指示。」（California § 4676）這意味著內華達州或維蒙特州有效的預立醫療指示在加利福尼亞州也是有效的。[9]

許多其他州遵循相同的互惠法則。例如，明尼蘇達州的患者可以完成內華達州的失智症指示。該文件可以構成明尼蘇達州的有效預立醫療指示。因此，明尼蘇達州的患者透過在內華達州失智症指示中提出要求，可能比透過明尼蘇達州的預立醫療指示提出要求更有著明確的預立醫療指示斷食權利。[10]

10.8 無意中的撤銷和否決

就算斷食的預立醫療指示是合法且可執行的，也還有其他的挑戰存在。最常造成問題的是，患者可能會發出似乎與他先前的指示互相矛盾的手勢或話語。我們在第 7 章的 H 太太和史蒂夫的案例中看到，他們都擔心他們以後可能會要求食物和飲料。這樣

8　就算州立法沒有互惠條文，州際禮儀也可能可以達到同樣的結果，意即一種政治實體間必須相互承認彼此立法行為的法律原則（Baldwin 1978）。

9　律師使用「法院選擇」一詞來描述根據哪個法院可能提供最有利的結果來選擇提出訴訟的法院的做法（Garner 2009, 726）。

10　不是內華達州居民的人可以寫一份「內華達州指示」看起來似乎很奇怪，但大多數互惠法則並不要求居住的事實。

的表達是否會撤銷該預立醫療指示呢？

　　荷蘭最近的一起涉及安樂死預設請求的法庭案件表明，答案是否定的（Asscher, Alida, and van de Vathorst 2020; Regional Euthanasia Review Committee 2020）。2015年，一名七十歲的荷蘭婦女在失智症進行中完成了要求安樂死的預立醫療指示。和瑪格特‧本特利一樣，這位荷蘭婦女曾看到其他人因嚴重的失智症在護理之家滯留了很長時間。她知道那是她無法忍受的生活。但是，在2016年4月，當這名荷蘭婦女的醫生上門執行安樂死時，患者表現出一些改變主意的跡象。儘管如此，醫生還是繼續進行了（Miller, Dresser, and Kim Kim 2019; Regional Euthanasia Review Committee 2016）。雖然檢察官對醫生提出了刑事指控，但荷蘭法院宣判無罪，認為一旦患者進入晚期失智症，她就無法在知情和自願的情況下撤銷她早先在有能力狀況下做出的決定。

　　美國的許多州都遵循類似的規則：只有有能力的人才能撤銷他們的預立醫療指示。例如，加利福尼亞州允許患者「在任何時間以任何方式來表達撤銷的意圖」來撤銷全部或部分的預設醫療照顧指示，但前提是患者要有能力（California § 4695（b））。

　　但患者到底在什麼時候算是有能力？我們在第8章從臨床角度，以及第9章從醫學倫理的角度討論過這個問題，現在從法律的角度來討論一下。在晚期失智症中，當護理之家工作人員將一勺食物或濃稠液體放入患者口中時，他可能會張開嘴吞嚥。由於能力是一項針對決策的要求，有些人可能會爭辯說，即使在晚期失智症中，患者也知道他想吃東西，因而正在表達這種願望。

　　如果這些患者具有同意用手餵食的決定能力，那麼他們同意用手餵食的表現就構成了對先前斷食預立醫療指示的撤銷。這正是在瑪格特‧本特利案例中發生的事情。就算她的預立醫療指示對斷食的敘述更清楚一些，法院還是會認為那無關緊要，因為瑪格特仍然有進食與否的決定能力。由於她處於阿茲海默症的第 7級，瑪格特缺乏大多有關醫療和個人的決定能力。但能力不是一個全有或全無的概念，它是因不同的決定而異的。法院認為瑪格特仍保有接受或拒絕食物和飲水的能力（Bentley 2014）。

這種決定能力的測試標準驚人的低。但這似乎是本特利訴訟案中因證據受限所產生的特殊後果。有三名醫學專家出庭作證。其中只有代表該機構作證的兩人有阿茲海默症的經驗。他們兩位都作證說瑪格特有表示同意的能力，還有她是透過張開或不張開嘴來表示同意與否。這兩位專家解釋說，瑪格特的行為不僅僅是反射，因為當有人將湯匙或杯子壓在她的嘴唇上時，她在不同的日子會接受不同類型和不同數量的食物和液體。他們作證說，瑪格特表達了對某些口味的偏愛，而當她看來感到飽了時，就會停止張嘴。初審法院解釋說，它看重這兩位專家的證據甚於那位代表家人的專家，一位一般科醫師的證據（Bentley 2014）。

在發現瑪格特有能力並且正在給予餵食的「當下同意」後，法院合乎邏輯地得出結論，瑪格特的預立醫療指示以及其他早先表達的願望都是無關緊要的。瑪格特具有同意協助進食的能力，並且她繼續地表示同意。因此，法院裁定她的照顧提供者必須繼續提供此一協助。

法院的結論讓那些熟悉醫療法和醫學判例的人感覺震驚。當湯匙或杯子被壓在一個患有嚴重失智症的人的嘴唇上時，僅僅因為他張開嘴巴就判定他有能力決定繼續進食和飲水，似乎頗不尋常。事實上，這僅僅符合四個廣被接受的能力要件中的第一個。這位患者雖然也許（1）能夠表達一個選擇，但他卻無法（2）理解相關的訊息，（3）了解該情況以及其後果，或（4）判斷治療的選項（Appelbaum 2007）。

　　歸根結底，許多司法管轄區都認為能力問題無關緊要。這些州的預立醫療指示法規並不要求患者必須要神智健全才能撤銷該指示，有些甚至明確規定可以隨時撤銷指示，而不需考慮聲明者的神智狀態（Meisel et al. 2020 §§ 7.03[E], 7.08[A][5]）。這是預立醫療指示斷食的一個潛在問題，因為它讓患者很容易在無意中撤銷了自己的預立醫療指示。

　　例如，南澳大利亞州的法規規定：「如果醫療從業者有合理的理由相信……該條款並未反映當事人當前的意願……則醫療從業者可以拒絕遵守預設醫療指示的規定。」（South Australia § 36（2）（b））。馬里蘭州的法規規定：「本副項中的任何內容不授權任何行動……如果醫療照顧提供者知道患者……表示了不同意該行動。」（Maryland § 5-611（e）（2））。

10.9. 尤利西斯條款可以解決無能力的撤銷問題

　　解決撤銷問題的方法之一是使用尤利西斯條款（Ulysses clause）（Clausen 2014）。預立醫療指示中的這種特殊語句指明它適用的干預措施（治療），包括明確的聲明，說患者希望所提出的這些干預措施，即使在他們自己表示想要時也不要給他們。[11] 換句話說，尤利西斯條款允許代理人和醫護人員無視一個無能力患者的異議和反對而停止治療。尤利西斯條款允許有能力的預立醫療指示者推翻他自己日後無能力時的反對意見。[12]

11　理想情況下，照顧者會先嘗試提醒患者他先前的計畫，並緩解他的口渴症狀。那也許可以解決任何明顯的「想喝」請求，避免患者過去的指示與現在的願望之間的衝突。

12　注意，尤利西斯條款並不允許有能力的人否決他們後來**有能力**的反對意見。具有決定能力的人隨時可以撤銷自己的預立醫療指示。

「Ulysses」這個詞來自荷馬史詩《奧德賽》（*Odyssey*）中的希臘神話英雄（Homer 2017）。[13]特洛伊戰爭結束後返回家園時，尤利西斯聽人說海中女妖會用甜美的歌聲引誘水手，害死他們。尤利西斯想聽聽那奇妙的歌曲，但不想讓船撞到岩石上。於是，尤利西斯命令他的船員把他綁在桅杆上，讓船直行。尤利西斯知道他將受到海中女妖的強大誘惑，就命令手下，無論他之後多麼懇切地請求，都不可以釋放他。簡而言之，尤利西斯要手下服從他早先有能力時下的命令，而無視他後來無能力時下的命令。

尤利西斯條款在精神健康指示中很常見。一個有過精神疾病發作的人，不知道自己病了，可能會拒絕別人的幫助。因此，他們會在還有能力時，授權日後不顧自己的反對加以治療。尤利西斯條款在預設醫療指示中則不那麼常見。事實上，馬里蘭州、維蒙特州，和維吉尼亞州是唯一明確承認尤利西斯條款的州（Virginia § 54.1-2986.2; Maryland § 5-604（a）（2）; Vermont § 9707（h）（1））。如果執行得當，維蒙特州法規要求醫護人員「不顧患者的反對」而遵循代理人的指示。

正如人們所預期，在授予代理人這麼多權力之前，法規要求它必須符合許多保障措施（Vermont §9707（h）（3））。首先，代理人必須以書面形式接受這一責任。其次，一位醫護人員必須簽署這份尤利西斯約定，並確認患者看來了解拒絕治療的好處、風險，和替代方案。第三，一位監察員、律師或某些其他人員必須簽署一份聲明，確認患者是在知情和自願的情況下簽署了這個尤利西斯條款。

雖然只有馬里蘭州、維蒙特州和維吉尼亞州依法容許尤利西

13　奧德賽是該英雄和神話人物的希臘名字，尤利西斯則是他的拉丁文名字。

斯條款，但其他州的患者也可能可以達到同樣的目的。他們可以在非法定指示，或所在州法定指示的補充說明中放進尤利西斯條款。雖然這是一個更簡單和更容易獲得的選擇，但大多數州的預立醫療指示法規並不承認尤利西斯條款。其中一些法規甚至明確規定，無能力者的表示就足以撤銷預立醫療指示。因此，當事人可以改為（或額外）考慮完成一份馬里蘭州、維蒙特州或維吉尼亞州的預立醫療指示（帶有尤利西斯條款）。那麼，根據共同的互惠法則，他們的本州可能會承認外州的預立醫療指示也是有效的。

10.10. 指定的醫療委任代理人

到目前為止，我們一直聚焦在預立醫療指示，因為它可能是達成預立醫療指示斷食的最有效機制。但是要注意一個重點，預立醫療指示幾乎總會包括代理人指示。因為書面文件很少會完全明確而能自動執行，所以立下預立醫療指示而不指定一位解釋和執行它的代理人是不明智的。

雖然大多數預立醫療指示包含代理人指示，但許多代理人指示卻不包含預立醫療指示。那些僅指定了代理人的指示，並沒有提供患者要還是不要哪些個別的治療照顧的具體說明。它們只指定了一名代理人（或持久醫療照顧授權）。家屬和醫護人員經常會有疑問，一個代理人在沒有患者本人任何具體書面指示的情況下，是否可以指示斷食。同樣的，答案會因司法管轄區而異。

共有三種變體。在某些州，代理人可以在沒有患者事先明確指示或許可的情況下指示斷食。在其他一些州，他們不可以。在其餘的州，答案尚不清楚。

1. 允許（加利福尼亞州）。有些州允許代理人為無能力的患者做出範圍廣泛的決定，而無需有患者的明確許可來做出這些決定。[14] 例如，加利福尼亞州法律明確授權個人完成預立醫療指示，授權他們的代理人不僅可以做「醫療」照顧的決定，也可以做「人身」照顧的決定，包括關於「提供食物」的決定（California §§ 4615、4623、4670、4671、4684）。

儘管如此，就算像加利福尼亞這樣的州的代理人，有被授權在沒有患者具體指示的情況下為無能力的患者進行斷食，但透過明確的指示來強化代理人的權威會更安全些。一個代理人必須按照患者的意願行事（California § 4684）。因此，澄清這些願望到底是什麼才是明智的。實際上，有些法規認定除非患者明確授予該權限，否則代理人不得做出有關營養和給水的決定（New York § 2982（2））。

2. 禁止（威斯康辛州）。相對的，有些其他州明確禁止代理人做出關於斷食的決定。[15] 例如，威斯康辛州定義醫療委任代理人的權力和義務的法規，主張代理人「除非提供營養或水分是醫學上的禁忌，否則不得同意不給或撤除口服攝入的營養或水分」（Wisconsin § 155.20（4））。

3. 不清楚（紐約）。加利福尼亞等州的代理人有權指示斷食，而威斯康辛州等州的代理人沒有，在其餘一些州代理人指示斷食的權限則尚不清楚。例如，在紐約，一位代理人僅有權做出

---

14 這些州包括科羅拉多州、田納西州、維蒙特州和懷俄明州（Colorado §§ 15-14-506, 15-14-505（7）; Tennessee §68-11-1803; Vermont § 9701; Wyoming §§ 35-22-402 35-22-403（b））。

15 這些州包括阿拉巴馬州、愛荷華州、麻薩諸塞州、密蘇里州、內布拉斯加州、新罕布夏州和南達科他州（Alabama §§ 22-8A-3（3）22-8A-4（b）; Iowa § 144B1; Massachusetts § 201D13l; Missouri § 404.820; Nebraska §§ 30-3418, 30-3402; New Hampshire §§ 137-J:19, 137-J:18, 137-J:32; Oregon § 127.505; South Dakota § 34-12D-1）。

「醫療照顧決定」（New York § 2982（1））。這被定義為關於「診斷或治療個人身體或心理狀況的任何治療、服務或程序」的決策（New York § 2980（4））。正如我們在第4章中討論的，目前尚不清楚這是否包括進食和飲水。

10.11. 當然代理人和監護人

如果病患沒有指定醫療委任代理人，則會為他指派一位替代決策者（Surrogate Decision-Maker）（Meisel et al. 2020 ch.8; Pope 2012; Pope 2017c）。通常情況下，幾乎每個州都是由醫療提供者根據該州當然代理人法律擔任這個角色。偶爾，會由法院指派一位監護人或保護人。這兩類決策者通常擁有比病患自己選擇的代理人更少的權限（Shepherd 2014; Meisel et al. 2020 ch.8; Tennessee § 68-11-1806（e））。因此，在缺乏預立醫療指示的情況下，當然代理人或監護人極不可能為無能力的病患指示斷食。

實際上，一些州的法規明確禁止當然代理人為無能力的病患指示斷食。例如，紐約家庭醫療決策法案不僅規定代理人只能做出「醫療」照顧決策，而且這些決策必須在該法規中的「標準和限制」之內（New York § 2994d（3））。該法規明確將「無需依賴醫療治療的經口營養及給水」排除在代理人的權限範圍之外（New York § 2994a（12））。

在沒有病患意願的證據（理想情況下應該在書面預立醫療指示中）的情況下，代理人必須根據病患的「最佳利益」做出決策。通常用以下七個因素來指引最佳利益的標準：（1）病患目前的身體、感官、情緒，和認知功能；（2）生活品質，預期餘命，以及有或無治療下的恢復預後；（3）各種治療方案及其個別的風險、副作用，和好處；（4）該狀況引起的身體疼痛或難過的性質和程度；（5）所提供的治療是否正在引起或可能引起痛苦、難過或嚴重併發症；（6）如果撤除該治療會對病患造成的痛苦或難過；以及（7）任何特定治療方案在病患獲得的益處與對病患造成的負擔之間是否相稱（Pope 2018b）。

斷食是否是病患的客觀最佳利益仍存在不明確性。一些法院曾表示它可能是（A v. E 2012）。但當病患當下並未明顯感受痛苦時，就很難支持這個結論（Dildy and Largent 2021）。2019年，急性後期及長期照顧醫學會得出結論，預立醫療指示斷食永遠都不會符合病患的最佳利益。因此，該學會建議了對社區中的所有晚期失智症患者都實施舒適導向餵食的政策（Wright et al. 2019）。由於最佳利益分析的不確定性，只有在病患留下明確且知情的指示時，預立醫療指示斷食才會是個現實可行的選項。

10.12. 基於良心的反對

在第4章中，我們闡明即使一個人在法律上有權利進行自主斷食，醫護人員或機構仍然可以提出基於良心的反對而拒絕參與。同樣地，醫護人員和機構也可以基於良心而反對預立醫療指示斷食。事實上，幾乎所有的預立醫療指示法規都明確允許提供者「基於良心原因拒絕遵從個人的指示或醫療決定」（California § 4734）。這並不意味著提供者可以阻撓計畫或拋棄病患。提出基於良心的反對的提供者必須通知病患或代理人，做出合理的努力將病患轉到願意遵從的提供者處（California § 4736）。

10.13. 結論

幾個州的預立醫療指示法規明確允許有關進食和飲水或人身照顧的指示。其他一些州的法規雖僅適用於「醫療」照顧，但通常也包括進食和飲水。然而，就算法規授權斷食的預立醫療指示，個人仍應該補充一個「尤利西斯條款」，以防自己以後失去能力時的話語或手勢在無意間撤銷了指示。

為了最大程度地確保斷食的預立醫療指示能夠被尊重，當事人應該盡最大努力仔細填寫指示。他們應該全面記錄：（1）他們的能力，（2）他們的代理人任命，（3）他們對預立醫療指示斷食的理解，（4）他們對斷食的意願，（5）他們希望何時進行它，（6）該如何衡量觸發條件，以及（7）他們的尤利西斯條款。此外，最好不只以書面，還要加上錄影來完成這些。在本書末尾的附錄A中，我們提供了一份更完整的有關斷食預立醫療指示的建議要件摘要。

10.14. 回到案例

案例7.1 H太太，早期阿茲海默症患者

鑑於預立醫療指示斷食面臨的挑戰，H太太選擇在她還有決定能力時自主斷食來加速自己的死亡。在過程中，H太太要求喝水。

重點結論

- 人無法完全確定任何形式的預立醫療指示是否會被遵從。在斷食預立醫療指示方面這種不確定性更大。

- 預立醫療指示斷食通常需要醫療委任代理人、醫護人員，以及照顧機構的參與。斷食預立醫療指示在法律上具有約束力的所在地，才比較有可能被遵從。

- 一旦當病患失去能力（無論是在進行自主斷食還是預立醫療指示斷食當中），他可能會要求喝水，而沒有意識到這

會破壞他的計畫。提醒病患他的計畫,並緩解口渴的感覺,可以避開病患是否在撤銷預立醫療指示的困難問題。在斷食的預立醫療指示中加入尤利西斯條款,可以預防病患在失去能力時撤銷指示。

案例7.2 史蒂夫,患有早期失智症的丈夫

史蒂夫已經撰寫了一份清楚的斷食預立醫療指示,並要求家人忽略他未來可能提出的任何喝水要求。

重點結論

- 史蒂夫明智地預見到,他未來失去能力時可能會破壞自己的預立醫療指示斷食計畫。
- 鑑於史蒂夫已經患有早期失智症,為了最大程度確保他的斷食預立醫療指示的效力,最好也記錄下他完成指示當時具有的能力。
- 在許多司法管轄區中,史蒂夫後來對水的要求將構成對他的斷食預立醫療指示的合法撤銷,就算他在提出要求時已經失去了決定能力。
- 只有少數司法管轄區授權預立醫療指示中允許醫護人員無視無能力患者的要求的尤利西斯條款。住在其他司法管轄區的患者,可以完成這些少數州的預立醫療指示,並在其居住州得到承認。或者他們可以在其居住州完成非法定的、包含尤利西斯條款的指示。

案例7.3 派翠西亞,患有中度失智症的學者

與前兩個案例中的H太太和史蒂夫不同,派翠西亞已經有

著中度失智症。她對預立醫療指示斷食的前景感到不舒服，因此選擇服用過量的巴比妥藥物來加速死亡。

重點結論

- 雖然透過自主斷食或預立醫療指示斷食來加速死亡可能不算自殺，但透過藥物過量來加速死亡則是自殺。
- 派翠西亞在沒有家人幫助或在場的情況下自行服藥，她小心地保護他們免於受到刑事調查或被指控協助自殺。

案例7.4 查爾斯，備有完整文件的早期失智症患者

最初，收治查爾斯的安寧機構對於允許他通過斷食死亡抱持猶豫態度。但因為那些詳細的書面記錄、錄音，以及精神評估，他們最終遵從了他的要求。

重點結論

- 根據州法和聯邦法，醫護人員和機構有法律義務獲取並遵從患者的預立醫療指示。
- 由於預立醫療指示斷食是個比較少為人知的選項，許多醫護人員和機構不確定預立醫療指示的相關規定是否同樣也要求或允許他們遵從斷食的預立醫療指示。
- 由於預立醫療指示斷食看似不尋常，醫護人員可能會質疑患者是否真正理解並真正希望要它。雖然對傳統的預立醫療指示來說不尋常，但查爾斯的出奇詳盡的記錄，對斷食預立醫療指示來說是最明智的。

第 11 章

機構議題

大衛・格魯尼瓦爾德

11.1. 簡介

為患者倡導的人士還有醫療記者，開始在關注患者及其家人在面對晚期失智症和其他永久性認知障礙疾病時，如何確保其預立醫療指示受到遵守，限制照顧機構中提供的用手協助餵食（Aleccia 2017a）。越來越多擔心因失智症而導致長期失能情況的患者和家屬，被建議應在入住機構之前與機構管理者先明確討論過這個問題。

在本章中，我討論了患者在機構環境中透過預立醫療指示停止進食和飲水（預立醫療指示斷食）所面臨的問題。正是在這些環境中，（1）個人自主權和自我決定權與（2）社會保護弱勢群體的義務之間的道德張力最容易浮現出來。我簡要討論了長期照顧機構常遇到的老年居民「失智憂慮」議題，大多預立醫療指示的局限性，以及「舒適導向餵食」做法如何解決這些住民的擔憂。我討論了專業長照圈對於實施針對失智症的明確指出在哪些條件下應當停止口服營養和水分的預立醫療指示的抵制，還有針對預立醫療指示斷食在道德上的正當性的反對論點。最後我透過確認共識，以及建議滿足一些老人不希望長期處於晚期失智症狀態的願望來下結論，但同時也認可其他的人，能從照顧最終仍接受甚至喜歡口服食物和飲水的老年失智患者中發現意義。

11.2. 老年人的「失智憂慮」很常見

正如本書其他部分所述，對生活在晚期失智症狀態下的擔憂，在老年人當中非常的普遍。許多人希望能夠掌握自己生命的終結，他們可能更擔心失智症的漫長死亡過程甚於死亡本身。不像其他通常有著更短的末期病程的疾病（例如晚期癌症），失智症患者即使僅接受「只有舒適措施」的照顧計畫，還是可能在失去決定能力的狀態下存活好些年。一些被診斷為早期失智症的人選擇在仍有能力時以某種形式的自殺方式結束自己的生命，而不願面對在嚴重失智中存活多年的情況（Volicer, Pope and Steinberg 2019）。一些在長期照顧機構居住期間自殺的人，動機可能也同樣是出於這種「失智憂慮」。其結果是喪失了好些仍令人滿意甚至高品質的生存時間，並造成對家人、朋友，以及專業照顧者的心理創傷。

傳統的預立醫療指示未能完全解決有「失智憂慮」的人的問題。這類指示通常在面對逐漸進展的失智症時不足以指引照顧方向。因為沒有定期重新評估照顧目標，醫護人員就可能會繼續提供那些與沒有失智症的情況下相同的醫療。許多人希望在失智症嚴重程度惡化時改變照顧計畫，通常是逐漸減少干預性的醫療，代之以注重提高生活品質和舒適的方法。

此一困境促使人們提出針對失智症的特定預立醫療指示，在其中照顧計畫是根據與失智症嚴重程度相關的認知「里程碑」進行調整（Gaster, Larson and Curtis 2017；附錄 B）。作為改善生活品質，並減少因失智症導致延長死亡的風險的照顧計畫的一部分，舒適導向餵食被提出來建議作為照顧晚期失智症患者的最佳實行方案（Palecek et al. 2010）。舒適導向餵食是只要在進食時沒有出現咳嗽或嗆到等不適的跡象，就繼續給予失智症患者用手餵食，其目標是保持舒適。要注意舒適導向餵食通常無法防止嚴重失智症患者的體重下降，雖然有時攝食量與體重會穩定下來。在舒適導向餵食中，如果口服攝取導致不適，則應該停止或減少口服餵食。

儘管有了這些觀念上的進步，舒適導向餵食以及許多針對失智症的特定預立醫療指示也可能無法完全解決那些不希望長久活在晚期失智、寧願加速死亡也不願長期失能的人的憂慮。許多失智症的病例，並沒有任何停掉了就足以致命的維生治療。越來越多的人轉向具體言明，到了晚期失智時要限制口服營養和水分的預立醫療指示（亦即在晚期失智症時實施預立醫療指示斷食）。

11.3. 在長期照顧機構的晚期失智病人實施預立醫療指示斷食最容易出現挑戰

在晚期失智症實施預立醫療指示斷食的相關道德、法律，和實施的挑戰最有可能在長期照顧機構當中浮現出來，因為照顧機構的工作人員，可能會在是否應該遵從無決定能力居民的指示，指定在何種情況下不再提供口服食物和水分這方面面臨衝突（Aleccia 2020）。相較之下，在家中居住並接受家人和／或朋友提供的無償照顧支持的晚期失智症患者，很可能會有一些不涉及正式醫療系統的預立醫療指示斷食案例（Aleccia 2020）。在其他情況下，醫療提供者和工作人員，包括安寧工作人員，可能會在晚期失智症患者的家中提供對預立醫療指示斷食的非正式支持。據筆者所知，這類在家庭環境中得到支持或未經支持的預立醫療指示斷食的盛行率和發生率還不曾被研究過。

許多患有日益嚴重失智症的人最終需要在機構設施中接受照顧，在美國，患有失智症的人最有可能在長期照顧機構中去世（Cross and Warraich 2019）。在照顧機構內，一些表示希望接受以舒適為導向的照顧的住民，可能仍然會被工作人員給予積極性的口服餵食以作為「基本照顧」的一部分，旨在提供生理上足夠的長期營養和水分。

某些情況下，晚期失智症患者可能會被照顧人員哄騙或勸說，甚至強逼進食或喝水（Aleccia 2017a）。在奧瑞岡州一家長期照顧機構居住的晚期失智患者諾拉‧哈里斯（Nora Harris）的案例中，儘管她的代理決策者認為她在這種情況下不會希望接受協助性的經口餵食和水分，但該機構的管理者在法庭上成功地辯稱，直到她停止張嘴或開始咳嗽和嗆到之前，她都必須被餵食（Aleccia 2017b; Schwarz 2019。參見第10章第3節）患有失智症的人可以搬離長期照顧機構，或可能由他們的家人選擇將他們移出，以避免在失智症晚期接受協助餵食，但缺乏財力或家人和朋友支持的人則沒有辦法這樣做。

法院通常認為，除非在預立醫療指示中有明確提到停止經口營養及給水，否則該指示中所說的停止營養和水分，應該指的是**醫療輔助**的營養和給水（Pope 2019; Schwarz 2019）。正如第10章（第10.3節，10.8節）所描述的，英屬哥倫比亞省照顧機構的住民瑪格特‧本特利的案例中，英屬哥倫比亞省最高法院裁定本特利女士的預立醫療指示不夠清楚。她的指示表明她的代理決策者有權做出醫療決策，但不清楚他們是否也有權做出關於人身照顧的決策（根據法院的認定，這包括關於經口營養及給水的決策）。本特利女士指示她「不要通過人工手段或非常措施來維持生命」，並且「不提供營養或液體」，但法院認為她的指示並沒有明確言明要停止經口營養及給水。此外，由於本特利女士在被提供食物時有張開嘴巴，應認定她已經給予接受食物及飲水的「當下同意」，從而撤銷了她的預立醫療指示或使其不適用（Pope and West 2014；參見第10章第10.3節）。在第二點上，醫護人員和法律學者指出，所謂的給予同意並不是表達一種選擇就算，還應該要有理解相關訊息，知道治療和照顧的選項，以及當下情況和各個選項的後果的能力才能算（Appelbaum 2007; Pope and West 2014）。

正如在第9章（第9.2節，「改變主意」）中更深入探討的那樣，長期照顧機構的工作人員對於失智症患者張開嘴巴接受手工協助餵食時的含義可能有不同的解釋。這是一種原始反射呢，還是對進食和飲水的積極興趣的跡象呢？對於任何照顧者而言，當嚴重失智的患者有一份要求停止口服營養和水分的預立醫療指示，但該住民又似乎對餵食的行為配合時，該如何因應是一個很有挑戰性的問題。有人提出了將配合被人餵食的表現解釋成對飲食的積極興趣的疑慮。一些專家指出，嚴重失智的人「已經沒有足夠的心智去改變」，儘管在某一瞬間他可能感到一種非反射的進食渴望，但那並不構成有意義的「改變主意」（Menzel 2019; Schwarz 2019）。

11.4. 在長期照顧機構中實施限制口服營養和水分的失智症指示的阻力

新的針對失智症的指示比較有可能讓晚期失智症時停止手工協助餵食的願望被尊重（Aleccia 2017a; Aleccia 2018）。這些指示描述了**觸發**舒適導向的照顧（包括舒適導向餵食），或完全停止口服營養和水分的個別具體情況（Volicer、Pope and Steinberg 2019）。這些「觸發」臨床條件也許包括了失去決定能力、失去自行進食能力，以及醫師判定失智症已處於晚期或末期。目前尚不清楚某些觸發條件是否會比其他觸發條件更讓斷食預立醫療指示受到尊重，但合理的假設是，當失智症達到極晚期時，例如已經無法言語溝通、並且日常生活的所有活動都完全依賴他人時，在長期照顧機構中的預立醫療指示斷食比較有可能得到支持。

明確指示停止口服營養和水分的失智症指示，例如本書前面所述的華盛頓和紐約的指示（參見第10章第10.3節和附錄B中蒐集的其他指示），在長照機構中尚未得到廣泛實施。長照機構的工作人員和管理人員需要熟悉這些新的指示，並制定新政策和程序來應對限制或停止口服營養和水分的要求。長照機構圈內曾出現過針對明確要求在晚期失智症中進行斷食的失智症指示的抵制。從2019年3月開始，美國醫療主管協會—急性後期及長期照顧醫學會（AMDA — The Society for Post-Acute and Long-Term Care Medicine）的政策是，長期照顧機構應該一律拒絕停止食物和飲水的預立醫療指示（AMDA 2019）。[1]取而代之，該學會的倫理委員會建議儘管有患者的斷食預立醫療指示仍應實施或繼續進行「舒適導向餵食」（如前述定義）（Paleceket al. 2010）。

1　AMDA前稱為美國醫療主管協會（The American Medical Directors Association），本文中稱「該協會」，它是一個代表醫療主管、醫師、護理師、醫師助理和其他在不同的急性後和長期照顧機構工作的執業者的醫療專業協會（AMDA 2020）。為了簡便和易讀，本章中將「急性後和長期照顧」和「長期照顧」視為可互換使用。該協會的成員在專業護理中心、協助生活機構、退休社區、居家照顧、安寧照顧，以及其他機構中工作。其使命包括改善急性後和長期照顧機構環境中的照顧品質、專業發展、臨床指導，以及倡導工作（AMDA 2020）。

　　該協會主張，針對嚴重失智症實施斷食預立醫療指示將無法避免不公的選擇：如果長期照顧工作人員拒絕實施斷食的預立醫療指示，他們就侵犯了寫下指示的人的自主權。但另一方面，如果工作人員不提供食物和飲水給仍然接受食物的患者，他們就對當下的那人做出了不公正的對待（AMDA 2019）。該協會主張長期照顧醫護人員對當下的那個人（現在之我）有較大的責任，而不是對寫下了斷食的預立醫療指示的那個人（過去之我）。該協會主張所有長期照顧住民都有權接受舒適導向餵食，直到出現痛苦或拒絕的表現為止。該協會的此一立場，是基於對患有嚴重失智症患者生命價值的重視，以及拒絕那種依賴狀態下的生命價值就比較低的「老年歧視」。

　　該協會尚對嚴重失智症中實施斷食預立醫療指示提出了其他的擔憂，包括以下觀點：（1）實施停止進食和飲水的住民在用餐時間就必須與其他住民分開；（2）工作人員和訪客需要被告知不要協助住民經口進食和給水；（3）如果不協助住民進食造成躁動或不適的話可能必須使用鎮靜劑（AMDA 2019）。

11.5. 在長照機構環境限制經口營養及給水的失智症指示的倫理根據

　　其他倫理學家以及自主斷食和預立醫療指示斷食的專家認為，在晚期失智症中實施斷食的預立醫療指示在倫理上是正當的。史瓦茲承認，限制人工餵食的指示對於長期照顧機構的工作人員來說是一個新概念，但也同時指出現在已被廣泛接受的中止醫療輔助營養和水分的做法，也曾經被認為是不道德、非法的，和可能是謀殺（Schwarz 2019）。同樣的，蒙則爾指出，我們明確的賦予患者（以及代表患者的代理人）透過預立醫療指示來中止或不給不想要的呼吸器支持的權利，即使呼吸是生命中最基本的需求（Menzel 2019）。弗里舍（Volicer）等人指出，照美國醫療主管協會——急性後期及長期照顧醫學會的政策，將不容許患有晚期失智症的長照機構住民利用斷食預立醫療指示逃離，而讓他們長久的生活在失智當中（Volicer, Pope and Steinberg 2019）。

　　波普注意到，一個患有末期失智症且已立下斷食預立醫療指示的人，在長照機構的工作人員把一勺食物放進他口中時，他並不了解進食可能會延長他在不可忍受的狀況下的生命。因此，他進食飲水的「決定」是沒有能力可言的，所以可認為他的預立醫療指示仍然有效力（Pope 2019）。蒙則爾主張在決定是否遵守晚期失智症的斷食預立醫療指示時採取一種「平衡」的方式：隨著晚期失智症惡化中患者擁有的主觀生存價值日益減少，明確陳述的預立醫療指示以及可信賴的醫療委任代理人的價值比重就應隨之增加（Menzel 2019）。

　　針對該協會所關切的一點，即斷食的預立醫療指示可能不再符合晚期失智症患者當下的利益，弗里舍等人批評「當時之我與現在之我」的困境是個假的二分法（Volicer, Pope, and Steinberg 2019）。他們強調，決定能力取決於該決定的性質，他們觀察到患有晚期失智症的人仍然能以非語言方式表達他們要不要食水的選擇。從這個觀點來看，考慮人的整體並且提供以人為中心的照顧，就包括要小心解讀當下已嚴重失智的人所表達的進食飲水的意願，將之置於他先前表達過的意願下考量。他們還指出，依據該協會的觀點，他人對「現在之我」最佳利益的意見優於當事人在預立醫療指示中表達過的意願，這與預立醫療指示的目的相悖。

　　關於該協會對接受斷食的居民在用餐時間需要與其他居民隔離，以及需要使用鎮靜劑壓制進食飲水欲望的擔憂，弗里舍等人指出，即使是嚴重失智的住民，仍可用口頭或非口頭方式表達他們想不想要進食和飲水，如果一位住民表達需要協助經口進食，就應該提供協助（Volicer, Pope, and Steinberg 2019）。

弗里舍等人（2019）提出了一種策略來避開該協會所提的倫理和實行憂慮：只在被要求時才**協助**進食和飲水。在預立醫療指示指定的條件發生之前，先提供舒適導向餵食，之後照顧者將繼續提供食物和水分在伸手可及的範圍之內。只有在當事人口頭或非口頭表示希望得到協助進食和飲水時，才提供這個協助，這些不再被協助進食飲水的住民，還是像往常一樣能與其他住民社交。

11.6. 結論——長照機構設置中的斷食預立醫療指示

長照圈中有關針對失智症的限制人工餵食的可接受性的意見分歧，應該還會繼續存在。在幾個方面也許有達成共識的機會。首先，即使是嚴重失智的人，也可能有能力以口頭或非口頭的方式表達他們進食和飲水的意願。其次，住在長照機構中的嚴重失智症患者，即使對進食和飲水的渴望或能力逐漸減弱，也必須讓他們在用餐時間繼續有社交的機會。最後，當（1）一位當下失智的住民之前表示過希望加快死亡而不是長時間生活在嚴重失智症中，以及（2）協助進的負擔現在超過益處，例如居民表現不適或食物和飲水引起咳嗽和嗆到（還有也許包括對食物和飲水無動於衷）時，則應停止協助進食。

停止協助進食的決定，有賴於一份措辭清楚、明定停止進食條件的指示，加上一位可靠且無利益衝突的代理人的決策支持，該代理人與熟知情況的長照機構人員和管理人員緊密合作，優先考慮以人為本的生命終末照顧。代理人的任務是決定當事人在何時因嚴重失智症而受苦，或當下對生活的享受和參與已經太少，以至於現在該優先考慮他先前的意願。鑑於長照機構也許存在著對實施斷食預立醫療指示的抗拒，已經完成斷食預立醫療指示的當事人及其家人，應該在造訪可能會入住的機構時攜帶其指示的副本，並且詢問管理人和臨床工作人員是否會在他們的機構中遵守這份指示。

11.7. 機構角度的案例評論

讓我們試想一下，類似案例7.2的情況要是在長照機構的住民發生，最終可能如何演變。史蒂夫的斷食預立醫療指示規定，當他在嚴重失智症（功能評估分級測試第6級）並無法自行進食時就應實施斷食。一旦斷食開始，就應該無視所有他可能提出的恢復飲食的要求。他拒絕以舒適導向餵食作為替代策略，而是希望透過脫水來加速自己的死亡，並且在當中接受緩解症狀的治療，包括必要時使用鎮靜藥物，以免受苦。他指定的醫療委任代理人和主治醫師在上述條件滿足時就要開始實施斷食。

要注意，功能評估分級測試第6級的特點是失去執行基本日常生活活動的能力，例如穿衣、沐浴、上廁所以及大小便的控制（Reisberg 1988）。對於患有阿茲海默症類型失智症的人來說，疾病進展和生存預後的差異相當大，功能障礙也可能是逐漸出現的，這也許會讓選擇開始啟動預立醫療指示斷食的時間點變得困難。進展到「第6級」失智症的患者在身體上可能依然相對健壯，尤其是剛開始的時候，就算失去了其他日常生活功能時，也許還能夠在某種程度上自行進食。

案例7.2中描述了在家中實施史蒂夫的斷食預立醫療指示的困難。在長照機構中實施他的指示則可能會更困難。大多數長照機構的提供者和照顧者可能會對於使用大量鎮靜劑來鎮靜一個看起來健壯且愉快的失智患者感到抗拒，因為這個患者已經無法理解當初追求斷食的理由和決心。事實上，使用大量鎮靜劑來鎮靜這種情況下的住民，是美國醫療主管協會——急性後期及長期照顧醫學會反對實施斷食預立醫療指示的理由之一。用於治療行為症狀的潛在鎮靜藥物通常僅保留在特定情況使用，例如具有傷害風險的攻擊性或精神病發作，並對非藥物處理方式無效的案例（Gerlach and Kales 2018）。此外，無論斷食的預立醫療指示有多明確，許多情況下因為患者仍然用非口頭的方式表達對進食的渴望和享受，還是不可能執行停止口服食物和飲水的要求（如案例7.1和7.2）。即使有明確的預立醫療指示存在，要家屬在這種情況下執行也都很困難，更不用說那些受過訓練以提供食物和水分為核心職責的專業照顧者了。

針對案例的其他評論

在案例7.4中，查爾斯在機構（住院安寧）環境中成功的實施了預立醫療指示斷食。然而，主治的安寧醫師最初拒絕遵守該指示，只有在接到了額外的訊息後才默許，這些額外訊息包括（1）書面聲明確認當事人在完成預立醫療指示時具有決定能力；（2）一張他口述的價值觀，希望預立醫療指示斷食的原因，以及對替代方案與利弊的理解的錄音光碟；以及（3）與那位提供當事人預設照顧計畫建議的醫師討論治療選項的邀約。

第7章中的每個案例，都展現了一種長時間框架下的照顧計畫、疾病進展，以及醫療決策浮現的複雜情境。很少有長照機構具備足夠的資源來良好的支持這些持續的、反覆的討論，並將該過程引導達到雙方都能接受的結論（預立醫療指示斷食、舒適導向餵食，或是其他結果）。來自安寧／緩和照顧或一位高度投入的第一手醫療提供者的支持極可能是必要的。

重點結論

- 除了在第5章描述的機構環境中即時實施自主斷食的障礙之外，在長照機構中實施預立醫療指示斷食還有著更多的後援困難以及倫理困難。第7章四個案例特別值得注意之處，在於家庭成員的支持程度，以及那些擁有照顧目標商談、失智症過程評估，以及與專業照顧者和／或管理者談判的技能的專家們的全心投入。

- 在長照機構環境中「成功」的實施預立醫療指示斷食可能需要以下幾個方面的結合：（1）主動選擇願意考慮預立醫療指示斷食的長照機構，（2）關於個人想要預立醫療指示斷食的原因的詳細而有說服力的陳述，（3）一位稱職且投入的醫療委任代理人對當事人預立醫療指示斷食要求的持續倡導，（4）來自安寧／緩和照顧加上或許其他專家的支持，以及（5）長照機構中一位願意支持預立醫療指示斷食的提供者的參與。

- 想要在長照機構中預立醫療指示斷食，但缺乏一或多個上述實施要素的住民，可能別無選擇，只好接受舒適導向餵食作為不完美的次佳選項。

免責聲明

本作品部分由美國退伍軍人事務部支持。本文中所表達的觀點僅代表作者個人觀點，不一定反映美國退伍軍人事務部或美國政府的觀點。

第12章

預立醫療指示斷食的最佳實踐，持續挑戰，以及機會

提摩西・奎爾、保羅・蒙則爾、塔迪
烏斯・波普，與茱蒂絲・史瓦茲

　　前面四章從臨床、倫理、法律和機構的角度探討了預立醫療指示斷食。在本章中，我們將以三個章節提供關鍵的觀點總結。首先，我們建議考慮或實施預立醫療指示斷食時的**最佳實踐**。其次，我們描述了**持續的挑戰**並提出克服這些挑戰的方法。第三，我們指出預立醫療指示斷食為患者和家屬提供的**機會**。

12.1. 最佳實踐

　　舒適治療：在啟動預立醫療指示斷食之前，患者應該要有一位熟練、投入的醫護人員夥伴，使用各種緩和措施，包括在需要時給予相稱鎮靜，來治療任何不適。

　　要有預立醫療指示的討論、規畫以及文檔記錄：在患者還有能力的情況下，應該強烈鼓勵甚至要求患者、家屬、治療醫護人員、照顧者，以及機構管理者之間進行預立醫療指示的討論。這

些討論應該涉及整個的預立醫療指示斷食計畫，包括患者的動機和意圖。這樣的討論對於各方來說是必要的，以便發現並調和針對預立醫療指示內容及其未來實施方法的不同意見。

確保全面理解：患者必須了解預立醫療指示斷食的風險、好處和替代方案。他必須理解一旦啟動該過程，可能會有一些短期的痛苦，並且他到時可能會要求給水，不明白這將延長自己的死亡過程。

確認失去能力時由誰擔任主要代理人：患者保有能力時，仍然會做出自己的決策，但如果他們失去了能力時，醫護人員該跟誰商討並做出決策呢？除了指定一位代理人之外，患者應該與指定的代理人進行廣泛的討論，如果失去決定能力後，他們希望和不希望接受什麼樣的治療。

清楚說明啟動預立醫療指示的時機：患者應該清楚指明啟動他們的斷食預立醫療指示的臨床條件，既反映自己的實際意願，也盡量減輕照顧者代為決定時機所承受的壓力。

明確說明要放棄什麼：除了明確說明**何時**停止進食和飲水的臨床條件外，斷食預立醫療指示尚應明確說明該提供或不提供**哪些類型**的進食和飲水。例如，（1）提供造成舒適的最多或最少量（與安寧的照顧常規一樣）；（2）提供仍與舒適相容的最少量；（3）放棄所有協助進食；或者（4）放棄所有協助進食，甚至在患者仍然能自行進食時也不給食物和水。就算預立醫療指示中詳細說明了應提供或停止的食物和飲水的類型和數量，患者還是應該明確地將此類決定的最終微調權交給指定的醫療委任代理人。

指定患者在預計實施預立醫療指示斷食時希望在哪裡接受照顧：許多患有晚期失智症的人將在長照機構接受照顧，而其中許多機構可能對預立醫療指示斷食不熟悉或持反對態度。可能情況下，鼓勵患者在還具有決定能力時，與家人提前探詢哪些機構最有可能遵守這些指示。

使用錄影指示：患者不僅應該在書面預立醫療指示中清楚說明「何時啟動」和「放棄什麼」，最好還要加上錄影補充。這給醫護人員和未來的照顧者更大的信心，患者確實理解並想要自己做出的選擇。

12.2. 持續挑戰

一旦失去能力就未必能執行：儘管在大多數司法管轄區自主斷食在法律上是可行（沒有法律禁止）的，但預立醫療指示斷食則只有在某些地區是明確合法的。因此，許多醫護人員可能無法或不願意遵守即使寫得很好的斷食預立醫療指示。

可能的主意改變：就斷食預立醫療指示（如同任何預立醫療指示一樣）而言，並沒有即時同意的保證，就不能排除患者在執行時已經改變主意的可能。雖然這未必構成使用斷食預立醫療指示的障礙，但這種不確定性對於這些預立醫療指示的執行可能會帶來特殊的問題。因為當滿足觸發條件時，患者卻又表現得想要進食或飲水的樣子。要判定這種意願的表現是否構成改變主意可能會很困難。

家人和醫護人員關於同意的困擾：在沒有患者即時同意的情況下，家人和醫護人員很可能感到很大的負擔和道德困擾，因為他們必須決定（1）**何時啟動**斷食過程，以及（2）**如何回應**患者在啟動斷食過程後可能口頭和非口頭表達的進食和飲水要求。

失去能力後的症狀處理：自主斷食（由具有能力的患者啟動）的最困難部分，是要對抗通常開始後幾天內會出現的嚴重口渴和口腔乾燥。而預立醫療指示斷食中的口乾和口渴可能會更難評估與處理，因為患者並不清楚是自己在控制此一具有明確的結束目標的過程，因而無法理解那些相伴而來的不易緩解的不適。

過去之我／現在之我的問題：如果已經開始執行預立醫療指示斷食的無能力患者表現（口頭或非口頭）出持續渴望喝水（或進食）的話，照顧者是應該聽從「過去之我」的指示，還是「現在之我」的行為呢？有時候有辦法適當的區分出該願望看起來是無意的還是有意義的改變主意，但就算患者的表現被認定不是有意義的改變主意，過去之我／現在之我的問題也仍然非常有挑戰性。

啟動時機的困難：開始預立醫療指示斷食的最可行時機，應該是該患者無法自行進食的時候。但對多數希望藉著預立醫療指示斷食來避免活到嚴重失智的人來說，這個「可行」的預立醫療指示斷食啟動時間，卻來得比他們希望的要晚，無法確保他們不進入那個想逃避的嚴重階段。而要提早辨識一個啟動預立醫療指示斷食的明確時機通常很困難。

考慮與實行之間的不確定落差：例如，在醫助死亡合法的華盛頓州，每六位末期患者中就有一位與家人討論到這個選擇，每五十位患者中有一位與他們的醫師討論，然而醫助死亡卻僅占大約兩百位死亡患者中的一位（CDC 2019, Ganzini 2015, Oregon Department of Health 2020）。顯然，在考慮和實行之間存在著落差。同樣的現象在斷食預立醫療指示來說可能更加顯著，這讓代理人在判定是否以及何時啟動斷食上面臨著難題，因為他們所代理的當事人已經填寫了此類文件，但現在卻缺乏決定啟動時機的能力。

12.3. 機會

因為不過早行動而有可能活得更久：對於仍然覺得自己的生活有意義，但害怕失去控制死亡時間和情境的心智能力的患者來說，斷食的預立醫療指示可能很有吸引力。它可以讓他們免於在仍然具有決定能力的情況下，被迫過早啟動自主斷食或其他立即加速死亡的措施。

患者和照顧者間預先建立共識：如果一位患者真正在考慮啟動預立醫療指示斷食，所有相關方（患者、家人、治療醫護人員、支持計畫、涉及的機構）都有責任審視上面以及第6章中的「持續挑戰」內容，並確保他們在如何應對這些挑戰上盡可能達成共識。

提供舒適導向餵食作為標準的後備措施：目前具有決定能力，但預計在不久的將來可能需要啟動斷食預立醫療指示的患者，應該被提供在過度期間先以「舒適導向餵食」來處理的可能。這樣一來，如果在他們的斷食預立醫療指示中指定的條件完全達到之前，就已經發生危及生命的事件的話，他們就可以利用這個「死亡的機會」，可能就因而免掉了預立醫療指示斷食及其固有的挑戰。此外，如果對於以前以不太明確的方式表達預立醫療指示斷食願望的人該何時啟動斷食無法達成共識的話，則應該依據患者先前的偏好，改採舒適導向餵食或「最低量舒適導向餵食」作為後備方案。

知情同意是不變的目標：考慮在未來進行預立醫療指示斷食的患者，應該讓自己和家人了解所有替代的「最後手段」選擇，看是否有哪個現在或將來的選項要更好些。受諮詢的專家和照顧者，對患者事先了解他們的選項方面可以提供巨大的幫助。患者決策輔助工具也可能很有價值。一個可行且通常有效、但常被忽略掉的選項是，在相對常見的病況（例如肺炎）發生時，拒絕基本維持生命的治療（例如抗生素）。

臨終事務依然非常重要：如果一位患者及其支持團隊認真地考慮包括預立醫療指示斷食在內的未來計畫的話，他們應試著在患者還具有決定能力時充分利用剩下來的時間，可能包括與家人和朋友們共同處理臨終事務。

探討患者的狀況發生變化時的備用選項：如果一位有著斷食預立醫療指示（或準備要執行此預立醫療指示）的患者的生活品質發生惡化，並且無法透過最佳的緩和照顧改善的話，那麼就該趁患者仍然具有能力來做決定時，重新考慮自主斷食以及其他可能可用的「最後手段」選項。

尤利西斯條款：只有少數司法管轄區允許在預立醫療指示中放進尤利西斯條款（參見第10章第10.9節）。因為一位已經啟動預立醫療指示斷食的失去能力的患者可能會表現出（口頭或非口頭）渴望進食（或飲水）的意願，尤利西斯條款可以澄清患者一開始填寫預立醫療指示文件時的偏好，而家人和醫護人員應該聽從「當時之我」而不是「現在之我」。如果後來對進食和飲水的渴望特別強烈的話，預立醫療指示斷食就可能難以執行，而考慮最低量舒適導向餵食的後備方案。

預立醫療指示法規：雖然預立醫療指示斷食可能符合預立醫療指示法律所授權的決策範圍，但許多家屬和專業照顧人員對此卻沒有把握。斷食預立醫療指示的法律效力，可以透過修訂相關法規，獲得司法宣判，或獲得一份總檢察長的諮詢意見來加以澄清。

機構政策：大多數醫療機構都有著關於不給和撤銷維生治療

的政策。在合法允許醫助死亡的管轄區，機構有醫助死亡的政策。然而，很少醫療機構有針對自主斷食或預立醫療指示斷食的政策。缺乏政策，照顧者（尤其是安寧和長照的工作人員）可能就會不確定該不該或該如何遵守斷食的預立醫療指示。明確的機構政策不僅對照顧人員有所幫助，也有助於患者及其代理人挑選不同的機構。

明辨生命價值：如果斷食預立醫療指示中的觸發條件已經達到，但當事人並未感到痛苦（嚴重的失智，但在其他方面似乎還活得不錯），代理人和照顧者可能會覺得很難在這種情況下執行該指示。想要尊重先前撰寫指示的人的意願，卻與他當下表現的對生活的興趣相衝突。然而，如果好好注意當事人在預立醫療指示中表達過的生命價值觀，此一困難也許就可以減輕。如果當事人不再能期待明天，到了明天，又無法記得昨天（極晚期失智症中常見的情況），並且他在預立醫療指示中早就明確表示過，他認為在這種情況下自己的生存價值大大的降低，那麼遵循他的指示就不那麼的困難了。

對話：由於（1）患有失智症的老年人數量不斷增加，（2）對於失智症前景的憂慮增加，（3）具有決定能力的人對自主斷食選項普遍缺乏認識，以及（4）許多急性後期和長期照顧專業人員普遍對斷食預立醫療指示抗拒的這許多情況加在一起，持續的對話以及共識的建立就很有必要，以尋得針對相關困境的基於相互尊重和開放態度的可接受解決方案。

對於那些在達到生命終點前感到不可接受的痛苦，或是害怕未來會有這樣的痛苦或惡化的人來說，自主斷食越來越被廣泛認可為是一種合法可行的生命終末選擇。斷食的預立醫療指示對具有決定能力的患者來說，則是自主斷食的重要補充方案。預立醫療指示斷食讓一位患者能表達他自己在自主斷食執行過程中失去能力時繼續進行下去的意願，即使他已經意識混亂並且要求恢復飲食。

以一份明確的預立醫療指示支持的斷食，不僅是自主斷食的重要補充方案，也可以是一個重要的獨立選項。這個方式對於那些認為自己目前的狀況還可以接受，並希望在失去決定能力之前不要提前加速死亡的患者具有潛在的優勢。這些患者仍希望在失去能力後，有人代替他們啟動斷食過程。

不過，在失去決定能力後啟動預立醫療指示斷食，遠比用預立醫療指示作為有能力的患者啟動自主斷食後的補充方案要來得複雜和有爭議。我們擬定了一些對應並或許可以解決預立醫療指示斷食相關的重大臨床、倫理、法律，和機構挑戰的途徑，但如果想要把這些途徑可預期、可靠，並且安全地提供給人們的話，還有非常多的工作要做。

儘管如此，我們不應低估預立醫療指示斷食的未來前景。拒絕維生治療的預立醫療指示現在已相當常見，從數十年前首次被提出以來至今已經大有進展（包括針對性，照顧者接受度，法律支持，以及公眾認知方面的改善），儘管它們也面臨著同樣的改變主意和過去之我／現在之我間衝突等基本難題的挑戰。隨著優質的自主斷食越來越被廣泛認可為基本的病人權利，並且也是個慈悲的選擇，那麼透過一份精心撰寫表達的預立醫療指示來斷食也應該越來越能實現。

附錄

塔迪烏斯・波普、保羅・蒙則爾、
提摩西・奎爾，與茉蒂絲・史瓦茲

A. 斷食預立醫療指示的建議涵蓋要件

B. 斷食預立醫療指示範例

C. 死亡診斷書的死因

D. 立場聲明及臨床指引

E. 個人陳述

F. 詞彙表

附錄A　斷食預立醫療指示的建議涵蓋要件

　　具有決定能力的個人如果想要避免當前或迫在眉睫的痛苦或惡化，可以自主斷食。但是，對於那些想要避免未來遭受痛苦或惡化，但又害怕到那時已經失去能力，以至無法付諸行動的人呢？斷食預立醫療指示可能會有所幫助。當某人已無法當下授權時，它授權其他人代表那個人限制或停止飲食。此外，斷食預立醫療指示甚至可以幫助那些在完全有能力的情況下開始自主斷食

的人，確保他們如果在此過程中失去能力，需要依賴他人時還能
繼續進行下去。

斷食預立醫療指示的涵蓋要件包括：

- 停止**哪些**食物和飲料
- **何時**停止食物和水分
- 由**哪裡**提供照顧
- 如果一個人表達出與預立醫療指示相反的願望時怎麼辦
- 此過程中想要的緩和支持強度
- 提出這份斷食預立醫療指示的核心理由和價值觀
- 撰寫／錄下當下具有決定能力的證明
- 指定一位醫療委任代理人
- 與指定代理人討論預立醫療指示的內容

以下是這些最基本涵蓋要件以及其他強烈推薦要件的細節，
分為三個階段：準備、記錄，以及後續。

I. 準備

A. 了解基本選項。其中包括書面預立醫療指示，指定醫療
委任代理人，也許包括記錄當事人意願的錄影／錄音。理想情況
下，有關這些選項的信息應由一位熟悉生命終末諮詢的人員提
供，該人員具有（1）對患者預立醫療指示可能涉及的病症相當
的臨床了解，（2）對完成預立醫療指示的相關州法律相當的了
解，以及（3）對此類文件所涉及的心理社會的複雜性一定程度
的認識。

B. 完成常規預立醫療指示。斷食的預立醫療指示應該一定
要是一份涵蓋更廣，包括未來其他醫療面向的更「常規」的預立
醫療指示的一部分或補充。在美國律師協會的醫療決策資源網頁

（American Bar Association 2020）中可以找到許多優良的預立醫療指示指引的連結。

C. 討論選項。與想要諮詢的人（例如最親近的家人和重要的其他人）、擁有相關知識的人，以及自己的主治醫師和可能直接涉及執行該指示的其他醫護人員討論選項。討論內容應包括將斷食包含在預立醫療指示內的預期好處和潛在負擔。考慮立下斷食預立醫療指示的人應該做好準備，一些醫護人員並不熟悉此類文件，會對該過程缺乏認識和／或抵制。但就算某個特定的安寧或長期照顧機構最終不願意遵從斷食預立醫療指示，其他機構也可能願意。對此選項感興趣的人可以在入住前探詢該機構對此一議題的看法和價值觀。

D. 確認撰寫預立醫療指示當下的決定能力。在大多數情況下，對大多數成年人來說，這種確認是例行公事，此一證詞是經簽署見證的預立醫療指示文件的一部分。在某些情況下（例如，早期至中度失智症），則應該獲取對決定能力的額外專業評估，也許來自照會神經科醫師或精神科醫師。

E. 重審與更新。當事人應該明白，定期的對預立醫療指示以及代理人任命重審、註明日期，並簽名是比較明智的。若是長時間缺乏這樣的重審重申（或修訂），可能會讓人質疑該指示是否仍然表達了當事人的意願。此類重審還可以提供與重要參與方，例如自己的醫療委任代理人、親密的家庭成員，以及主治醫師會面的機會，以確保他們願意支持個人所表達的選擇。

II. 記錄

A. 斷食預立醫療指示（作為一般預立醫療指示的一部分或單獨的文件）。

該指示應涵蓋：

1. 停止哪些食物和飲料，以及何時觸發該過程（「觸發」條件）。有三個基本選項：

a. 最低量舒適導向餵食

哪些：僅提供舒適所需的最低量的食物和飲水，不管維持生命的營養是否充足。其目的是在保持舒適的同時也加速死亡。最低量舒適導向餵食通常適用於用手協助餵食，但也適用於自行進食（見下一個選項b）。

何時：在某些疾病（例如阿茲海默症）的晚期階段，食慾和其他功能通常降低，常會自然出現只攝取滿足舒適而營養不夠的少量食物的情況。在預立醫療指示斷食的情況，由於當事人正好有著在達到規定條件後盡量減少進食、以加速死亡的指示，因此當食慾降低時，此處的選擇就是最低量舒適導向餵食。

在較常規的「舒適導向餵食」中，會提供當事人不多於也不少於符合舒適的量的食物和水分，而不論營養是否充足。其目的是保持舒適，既不企圖延長生命，也不企圖加速死亡。在安寧中，公認當事人的最大利益是維持舒適與尊嚴，而非延長或縮短生命。舒適導向餵食通常被視為「安寧照顧常規」。在標準照顧的情況下，無需在預立醫療指示中指定舒適導向餵食。然而因為加速死亡並不是這種舒適導向餵食的目的，所以它就不是立下斷食預立醫療指示的人的主要選擇。相較之下，最低量舒適導向餵食對於那些想要同時提供舒適又加速死亡的人來說是可行的。

b. 僅限自行進食

哪些：沒有用手協助餵食。食物僅供自助取用。另外，透過指示，還可以進一步把量限制成為僅供舒適所需，通常是為了不進一步延長生命。

何時：只有當某人至少部分依賴用手協助餵食時，「僅限自行進食」才能對攝入的食物或液體量構成真正的限制。在進行性失智中，這種依賴性通常發生在原發退化性失智症整體惡化評估量表和功能評估分級測試的第6和7級（參見第8章，第8.1節，表8.1）。當事人可以將「僅限自行進食」規定與其他所需的觸發條件配對並列，例如，當事人無法再認出朋友和親人時，或者惡化到任何特定的功能評估分級測試或原發退化性失智症整體惡化評估量表的某階段時，停止所有用手協助餵食，無論當事人當時是否感覺到痛苦。

c. 完全斷食

哪些：基於患者事先明確的書面請求，停止所有食物和飲水，就算他有辦法自己進食也是。

何時：當事人指定的觸發條件達到時——例如無法進行口頭或書面交流，大部分失禁並無法走動，持續感到痛苦。當事人可以選擇參照原發退化性失智症整體惡化評估量表或功能評估分級測試量表的後期階段之一為標準，並且可能最好清楚地表明，無論自己當時是否感到痛苦，都一體適用。

然而，要找到一個比「不再能夠自行進食」更早的標記點來實施預立醫療指示斷食可能很困難。當一個人失去能力但仍然可以自行進食，並且似乎願意這樣做時，實施前面兩種選擇之一（最低量舒適導向餵食或僅限自行進食）會比實施停止**所有**食物和飲水要可行一些。因此，謹慎的做法可能是指定其中一種作為「備用選項」，以防照顧者在法律、機構，或專業面向上不被允許，或自身不願意停止所有食物和飲水。

2. 出現相反的表示時該怎麼辦：最完整的斷食預立醫療指示可以解決這樣一種潛在的情況：在執行指示時，當事人仍可能表達出與預立醫療指示相反的對食物和飲水的明顯渴望。屆時，當事人將不再具有修改或撤銷指示的決定能力，但這種表達可能會給代理人和照顧者帶來道德和法律的困擾，不知是否仍該遵循指示。當事人可以選擇直接在預立醫療指示裡面解決這些問題。有人可能會說，這種表達應該壓過預立醫療指示中先前的斷食指示。或者截然不同的，當事人可以指示自己的代理人和照顧者繼續進行斷食——一項「尤利西斯條款」（第10章，第10.9節）。這通常需要更多的正式手續，例如讓律師確認，當事人了解他正在授權他的代理人，就算未來失去能力的他自己反對，還是要遵循該預立醫療指示。此類條款的法律地位可能很複雜，有時會在州法律中述及（Vermont Medical Society 2007）。

3. 想要的緩和支持。 為了在預立醫療指示中規定的任何程度的飲食限制下保持舒適，只要有可能，當事人應該也要表達他們要求使用藥物的程度，例如抗焦慮或抗譫妄藥物、鎮痛藥、鎮靜藥物，以及希望達到的鎮靜程度。

注意：最大程度的緩和治療（可能包括大量鎮靜）可以讓無能力的患者停止所有食物和飲水（上述II-A-1-c）的死亡過程舒適，就如同可以讓有決定能力患者的自主斷食死亡過程舒適一樣。能夠做到這一點的話，可能就可以強化允許預立醫療指示斷食的論據。

4. 提出這份預立醫療指示的理由和價值觀。 如果有闡明過這些理由和價值觀，代理人、家人，和照顧者在遵從和解釋該指示，做實施的決策時應該會更容易些。它也表明患者了解他所做決定的風險、益處，和替代方案。如果實施預立醫療指示的必要條件不包括感覺痛苦的話，這一點一定要寫清楚。基本動機和價值觀的闡述通常包含在預立醫療指示的主體本身中，有時候作為一件補充內容，並且可以放在一份錄影中。

5. 關於維持生命治療的其他指示。撰寫斷食預立醫療指示的人可能過於專注斷食幫助他們避免長期生活在失智症等慢性疾病的功能，以至於沒有仔細注意傳統預立醫療指示中的要件，亦即不給維生的治療，它也有助於實現相同的目標。無論當事人在預立醫療指示中設定停止食物和飲水的觸發條件是什麼，他們也應該會希望停掉其他可以挽救生命的治療。當事人可以抓住加速死亡的「機會之窗」，在該特定觸發條件到達之前拒絕維生的治療（例如拒絕使用抗生素來治療肺炎），因為這樣的機會可遇而不可求。

B. 證明決定能力：預立醫療指示的撰寫者的決定能力，應在寫作當時得到明確的驗證。通常這從詳實的預立醫療指示文件本身中就能得到證明。但對於特別有爭議性的指示，例如**即使患者似乎想要食物和飲水也不能經口提供**（有時稱為「尤利西斯」條款），那麼建議要另外有一份醫師開具的能力評估證明。（在某些州，例如維蒙特州，這是必須的—— Vermont Medical Society 2007, 4 and 8-11。）

C. 錄音或錄影：這些可以強化決定能力的證明，並提供強有力的額外證據，證明當事人確實想並且理解要求停掉哪些東西，他希望在什麼情況下執行，以及他做出該決定的原因。

D. 指定醫療委任代理人：不僅應指定代理人和後備代理人，患者還應與代理人討論他們的任務，包括患者在某些情況下如果想要的話，是偏好舒適導向餵食還是最低量舒適導向餵食。一些州要求醫療委任代理人簽下書面同意才能合法指定。當事人也應該明確賦予代理人裁量權來解釋預立醫療指示中的要件，選擇適當的實施時機，並根據代理人的最佳判斷，填補患者沒有

（或無法）預見的情況下當事人到底想要什麼的空白（「替代判斷」）。這種明確授予的裁量權在斷食預立醫療指示中尤其重要，如果代理人要有權忽略／否決已失去能力的人對食物和飲水的要求。

III · 後續討論以及其他文件

A. 與代理人、家人，和主治醫師溝通：針對斷食預立醫療指示的內容和界限的疑慮與問題，應該在當事人尚有能力參與的時候，與當事人的代理人、近親，和主治醫師分享。除了其他好處外，這樣的溝通有助於把以後的分歧降到最小。

B. 複製和共享主要文件：患者應與其代理人、候補代理人，和主要醫療照顧提供者分享所有的主要文件和錄影的副本。患者還應該與其他以後可能直接或間接參與他的照顧或終末狀況的親近家庭成員與朋友們分享這些文件。此外，許多州都有可以安全儲存這些材料的電子登錄。

附錄B　斷食預立醫療指示範例

越來越多的生命終末倡導組織和個人開發出一些工具和表格，以幫助完成一份斷食的預立醫療指示。雖然其中並非所有都能滿足我們在附錄A中提出的推薦涵蓋要件，我們在下面蒐集了許多引用和連結。請注意，並非所有稱為「失智症指示」的表格和工具都是斷食的預立醫療指示。我們並未列入非斷食預立醫療指示的失智症指示（如https://dementia-directive.org）。

Bunnell, Megan E., Sarah M. Baranes, Colin H. McLeish, Charlotte E.
Berry, and Robert B. Santulli. 2020. "The Dartmouth Dementia

Directive: Experience with a Community-Based Workshop Pilot of a Novel Dementia-Specific Advance Directive." *Journal of Clinical Ethics* 31, no. 2: 126-135.

Cantor, Norman. 2017. "My Revised Advance Directive." https://blog.petrieflom.law.harvard.edu/2017/04/20/changing-the-paradigm-of-advance-directives/.

Caring Advocates. 2020. "Natural Dying Advance Directive." https://caringadvocates.org/.

Caring Advocates. 2018. "My Way Cards for Natural Dying." https://caringadvocates.org/.

Caring Advocates. 2020. "An Effective Living Will for Dementia: Plan Now, Die Later -To Live Longer." https://caringadvocates.org/.

Chabot, Boudewijn. 2008. *A Hastened Death by Self-Denial of Food and Drink*. Amsterdam: Chabot.

Chandler-Cramer, M. Colette. 2014. "The Advance Directive for Dementia of M. Colette Chandler-Cramer." Included in Menzel, Paul T., and M. Colette Chandler-Cramer. 2014. "Advance Directives, Dementia, and Withholding Food and Water by Mouth." *Hastings Center Report* 44, no. 3 (May-June): 23-37. https://onlinelibrary.wiley.com/doi/abs/10.1002/hast.313.

Compassion & Choices. 2020. "Dementia Healthcare Provision." https://compassionandchoices.org/end-of-life-planning/plan/dementia-provision/.

Dartmouth University Geisel School of Medicine at Dartmouth. 2020. "Dartmouth Dementia Directive." https://sites.dartmouth.edu/dementiadirective/.

End of Life Choices New York. 2020. "Advance Directive for Receiving Oral Food and Fluids in Dementia." https://endoflifechoicesny. org/directives/dementia-directive/.

End of Life Washington. 2020. "Dementia Directives." https:// endoflifewa.org/choices-and-planning/dementia-directives/.

EXIT. 2020. "EXIT Living Will with Innovations." Nov. 23, https:// exit.ch/artikel/exit-patientenverfuegung-mit-neuerungen/.

Final Exit Network. 2020. "Supplemental Advance Directive for Dementia (SADD)." https://finalexitnetwork.org/.

Hawkins, Lamar. 2020. "Elective Advance Directive for Dementia." https://www.thegooddeathsocietyblog.net/.

Hemlock Society of San Diego. 2019. "Draft Addendum to Advance Health Care Instructions." https://www.hemlocksocietysandiego. org/draft-addendum-to-advance-health-care-instructions-v-7/.

Hensel, William Arthur. 1996. "My Living Will." *JAMA* 275: 588.

Patient Choices Vermont. 2020. "Guide to Advance Care Planning for Dementia." https://www.patientchoices.org/guide-to-advance-care-planning-for-dementia.html.

Pflege Durch Angehorige. 2019. "Fasting to Death — Supplement to the Living Will." https://www.pflege-durch-angehoerige.de/sterbefasten/ .

附錄C　死亡診斷書的死因

　　醫師在死亡診斷書上寫的「死因」具有潛在的重大影響。例如，如果一個人的死亡被視為「自殺」，這可能會妨礙到領取人壽保險金，造成某些宗教的埋葬地位問題，可觀的社會汙名，甚至可能立即引起法醫或警方的法律調查。

其實就算在最理想狀況下，死亡診斷書在確定實際死因方面的準確性也很差（McGivern et al. 2017; Schuppener, Olson, and Brooks 2020）。因此，只要不存在邪惡行為的可能，大多數法醫和警方就不會過度關注這種差異，因為法律調查的主要目的是為了保護弱勢患者。

死亡診斷書所確定的要素

死亡診斷書用於確定幾個死亡相關的要素：（1）死亡原因是自然死亡、意外死亡、自殺、他殺，還是未確定？（2）死亡的「直接原因」是什麼？（3）死亡的「先行原因」是什麼（包括從它們開始到死亡的時間間隔）？

（1）死亡原因是自然死亡、意外死亡、自殺、他殺，還是未確定？ 除自然原因之外的任何原因都將提交給法醫進行調查。該分類中的任何死亡事件都可能會帶來與家人、醫護人員、警察，以及其他持有相關訊息的人士的會談。接著很快就會決定是否需要屍體解剖以確定死因。如果承認或被發現是自主斷食，接下來會發生的調查程度可能相當難以預測，從將死亡認定為「自然」，到詳盡到令人疲勞的調查都有可能，那主要取決於最初的調查者的觀點。

（2）直接死亡原因是什麼？ 這個問題的重點是死亡當下導致其發生的確切原因。就自主斷食而言，真實的答案應該是「脫水」，這是許多患有嚴重疾病的失能虛弱患者常見的最後死因。然而，自主斷食引起的脫水可能會引發法醫的評估，而因先行疾病所引起的脫水則會被視為自然原因，不會觸發法醫評估。從開始自主斷食到死亡的時間間隔通常為10-14天，與許多「自然」

死亡類似。兩種狀況下也都可能列出直接導致死亡的其他疾病，例如肺炎或部分腸阻塞。

（3）死亡的先行原因是什麼（包括從開始到死亡的時間間隔）？ 就自主斷食而言，列出的主要先行原因包括阿茲海默症、癌症，和／或心臟病等。無論自主斷食是否是直接死亡原因的一部分，死亡診斷書這一部分都是一樣的。

揭示直接死亡原因的方式

當自主斷食是患者死亡當下的一個重要造成因素時，可以採用三種可能的方式來回答直接死亡原因：（1）死亡前的公開討論，（2）死亡後的公開討論，以及（3）將死亡記錄為自然原因。

（1）提前與患者、家屬，和法醫誠實討論如何最好地應對這一挑戰。 如果患者和家人同意，這可能是最好的方法。如果在患者仍然具有完全決定能力，並且可以確認他同意啟動整個過程的情況下進行，則效果最佳。如果當事人考慮將來採用預立醫療指示斷食，只要患者在要求時是有能力的，這種方式仍然是最好的，但也要冒著法醫不願參與的風險，也許就會造成了在啟動前或後的任何階段納入了不該納入的其他人的問題。

（2）主治醫護人員在患者死亡後致電法醫，誠實解釋所發生的事，包括自主斷食或預立醫療指示斷食，並詢問有關填寫死亡診斷書以及是否需要進行調查的建議。 這種方式的一個積極面向是，它讓調查人員知道醫護人員和家人並不害怕說出真相，也不認為發生了任何不道德（或非法）的事。如果該過程是預立醫療指示斷食，那麼記載患者意願的文件的水準就會非常重要。無論是自主斷食還是預立醫療指示斷食，在患者死亡後立即（而不是提前）打電話給法醫，仍然存在被召來救護車和警察的風險，並且稍有可能被嘗試施予不必要的心肺復甦術和／或被當成犯罪現場進行調查。

（3）主治醫護人員在患者死亡後致電法醫，解釋一名病情嚴重的安寧患者死於「脫水」，並確認沒有任何可疑情況，並且該患者不希望（或希望）屍體解剖，跟一般例行死亡的做法相同。脫水死亡是一個半真半假的說法，它省略了脫水是在患者仍然能夠進食和飲水時自行啟動的，以求提前死亡。除非存在其他異常跡象，否則省略此信息不會引起任何懷疑，這可能是現實中最常見的方式。看來似乎是「你不問，我不說」的一種版本，因為勞師動眾的大調查可能造成重大傷害，而且什麼好處都沒有。但它確實涉及沒說出全部真相。在這種情境下這算不算撒謊？

在報告死因方面確實存在一些潛在的道德歧義。它們應該繼續被認真的考慮，而不是在這種習慣性的、例行公事的、不加批判地接受不完全誠實的狀態中讓它們煙消雲散，讓誠實本身變得不再是一種美德。雖然家屬和醫護人員應該了解法醫和警方的做法，但那些做法的本身無疑也需要受到倫理評估。

自主斷食與醫助死亡和拒絕維生治療的比較

上面的最後一個方式（在死亡診斷書中忽略提及自主斷食）在法律和實踐中都得到了廣泛支持。例如，當患者死於醫助死亡或拒絕維生治療時，醫助死亡或拒絕維生治療都不會被列在死因當中（Aiken et al. 2015）。

在美國，有四項醫助死亡法規禁止將醫助死亡列為患者死亡診斷書上的死因（科羅拉多州、哥倫比亞特區、夏威夷州、華盛頓州）。相對的，死亡診斷書必須列出導致當事人使用醫助死亡的末期疾病。在其他四個州，儘管法規沒有規定，但州機構指南仍指示列出先前的末期疾病（加利福尼亞州、新澤西州、奧瑞岡州、維蒙特州）。例如，加州公共衛生部規定：「開具者……在死亡診斷書上報告先前的末期疾病作為死亡原因。這種方法……實現了加州立法機關讓個人對參與該行動保密的意圖。」（California Department of Public Health 2020）同樣的，新澤西州衛生部「建議提供者將先前的末期疾病記錄為死亡原因，並將死亡方式標記為『自然』」（New Jersey Department of Health 2019）。

　　政府公共衛生機構就拒絕維生治療提供了相同的指引（Centers for Disease Control 2003, 23-24）。例如，紐約市衛生局提供了這樣的例子：「一名帕金森病患因吸入性肺炎入院，並在長期呼吸衰竭後由家人決定撤除呼吸器支持後在加護病房中死亡。」（New York City Health 2020）該機構建議將「吸入性肺炎」列為直接死因，將「帕金森病」列為先行原因。死亡診斷書上沒有註明撤除呼吸器。此外，大多數醫療照顧決策法規都明確禁止將不給或撤除維持生命治療視為自殺（New Hampshire 2021）。

　　另一方面，一些指引文件建議，不單單因疾病而造成的死亡應向當地驗屍官或法醫報告（Hanzlick 2006, 81）。由於自主斷食死亡是由與死亡直接相關的故意行為引起的，而不完全由主要的先行疾病所引起，因此這些指引建議此類死亡應歸類為「自殺」而不是「自然」。一些醫療法律評論者同樣認為，「既定的實行原理（和健全的邏輯）」都要求將末期疾病（例如胰臟癌）記錄為死亡的「先行原因」，而將醫助死亡或自主斷食作為後續的先行原因（Downie & Oliver 2016）。

理由、條件，和原因

死亡的「先行」或「背景」原因既不是「直接」原因也不是「充分」原因。它們是所發生事件的必要條件，或者它們只是「要不是的話」意義上的原因。任何特定事件都有諸多我們不會將之視為該事件的原因的條件，因此。它們並不是真正造成**該事件的「原因」**，而只是事件發生的**條件**。例如，出現阿茲海默症的早期症狀是H太太採取行動（自主斷食）加速死亡的一個條件（案例1.3和7.1），但它只是如此而已，她做出決定的一個條件。當這樣的條件成為一個導致死亡的決定的關鍵，如阿茲海默症對H太太來說那樣，那麼它們就成為那個決定的**理由**。

這是概念樣貌。但當涉及到在實際情況中說話和行動時，實際的考慮可能會與此一概念樣貌產生衝突。阿茲海默症並非造成H太太死亡的原因，是自主斷食造成了她死亡，但實際在死亡診斷書上陳述「死因」時，我們卻應關注該行為的目的。如果其實際目的如上文所述，那麼將比方「癌症」列為一個人用自主斷食加速了原本僅由癌症會導致的死亡的原因，可能就沒有什麼不恰當。我們可以將條件或理由視為等同於原因，這未必有什麼錯。語彙是在文化和專業理解的情境下使用的。

當然，我們通常可以從道德角度來反對說謊，也可以用來責成講述「全部的真相（並且除了真相之外別無其他）」。然而，未說出全部的真相並不一定就是「說謊」或「不誠實」。習慣用不拘於字面完全準確的方式使用某些詞語，比方「死亡原因」，同樣也可能不算不誠實，特別是當那些聽到這些詞語的人並不期待完全的誠實，也不會被這些不拘於字面準確的詞語欺騙或誤導時。對此類問題進行實際臨床判斷，有著比我們有時所承認的更大的道德餘地。

話雖如此，關於宣告何種死因，這樣的餘地並不是無限的。參與死亡診斷的各方應該認識到這種緊張關係，而不是將其埋藏在習以為常的、不加批判的做法之中。

附錄D　立場聲明及臨床指引

本附錄包括專業協會立場聲明和臨床指引的引文和連結。這些內容分為四個部分：（1）主要組織的立場聲明；（二）臨床指引聲明和文章；（3）機構政策樣本和（4）盛行率的測量。

I. 主要組織立場聲明

有十幾個國家和國際專業醫療照顧協會已發布關於自主斷食的立場聲明和政策聲明。許多都是新的，是在過去四年以內發行的。我們按字母順序列出這些組織，附上其立場聲明的引文或連結。

急性後期及長期照顧醫學會（AMDA—The Society for Post-Acute and Long-Term Care）

- Wright, James L., Peter M. Jaggard, Timothy Holahan, Ethics Subcommittee of AMDA—The Society for Post-Acute and Long-Term Care. 2019. "Stopping Eating and Drinking by Advance Directives (SED by AD) in Assisted Living and Nursing Homes." JAMDA 20: 1362-1366.
- Jaggard, Peter, and James Wright. "Stopping Eating and Drinking by Advance Directives: Choose Your Injustice." *Caring for the Ages* (April 2019): 12-13.

美國安寧與緩和醫學學會（American Academy of Hospice and Palliative

Medicine)

- AAHPM. 2016. "Advisory Brief: Guidance on Responding to Requests for Physician-Assisted Dying." http://aahpm.org/positions/padbrief.

美國女性醫學從業人員協會 (American Medical Women's Association)

- American Medical Women's Association. 2018. "Position Statement on Medical Aid in Dying." https://www.amwa-doc.org/wp-content/uploads/2018/09/Medical-Aid-in-Dying-Position-Paper.pdf.

美國護士協會 (American Nurses Association)

- ANA Center for Ethics and Human Rights. 2017. "Revised Position Statement: Nutrition and Hydration at the End of Life." https://www.nursingworld. org/~4af0ed/globalassets/docs/ana/ethics/ps_nutrition-and-hydration-at-the-end-of-life_2017june7.pdf.

美國腸外和腸內營養學會 (American Society for Parenteral and Enteral Nutrition, ASPEN)

- Schwartz, Denise B, Albert Barrocas, Maria Giuseppina Annetta et al. 2021. "Ethical Aspects of Artificially Administered Nutrition and Hydration: An ASPEN Position Paper." Nutrition in Clinical Practice (forthcoming), DOI: 10.1002/ncp.10633.

澳大利亞國家健康與醫學研究委員會 (Australian National Health and Medical Research Council)

- ANHMRC. 2006. "Guidelines for a Palliative Approach in Residential Aged Care." https://www.caresearch.com.au/caresearch/abid/3587/Default.aspx.

奧地利緩和照顧學會（Austrian Palliative Society）

- Feichtner, Angelika, Dietmar Weixler, and Alois Birklbauer. 2018. "Voluntary Refraining from Food and Fluids to Accelerate Death: A Statement from the Austrian Palliative Society (OPG)" ["Freiwilliger Verzicht auf Nahrung und Flüssigkeit umdas Sterben zu beschleunigen: Eine Stellungnahme der österreichischen Palliativgesellschaft (OPG)"]. *Vienna Medical Weekly [Wien Med Wochenschr]* 168: 168-176.

基督教醫學和牙科協會（Christian Medical and Dental Associations）

- CMDA. 2019. *CMDA Position Statements: Based on Scientific, Moral, and Biblical Principles.* https://cmda.org/position-statements/.

歐洲臨床營養及代謝學會（European Society for Clinical Nutrition and Metabolism）

- Druml, Christiane, Peter E. Ballmer, Wilfred Druml, Frank Oehmichen, Alan Shenkin, Pierre Singer, Peter Soeters, Arved Weimann, and Stephan C. Bischoff. 2016. "ESPEN Guideline on Ethical Aspects of Artificial Nutrition and Hydration." *Clinical Nutrition* 35, no. 3: 545-556.

德國緩和醫學會（German Society of Palliative Medicine）

- Nauk, Friedemann, Christoph Ostgathe, and Lukas Radbruch. 2014. "Physically Assisted Suicide: Help with Dying—No Help with Dying." *German Medical Journal [Dtsch Arztebl]* 111, no. 3: A67-A71.

- Radbruch, Lukas, Urs Münch, Bernd-Oliver Maier et al. 2019. "Position Paper of the German Society for Palliative Medicine to

Voluntarily Refrain from Eating and Drinking," https://www. dgpalliativmedizin.de/category/167-stellungnahmen-2019. html.

哈佛社區倫理委員會（Harvard Community Ethics Committee）

- Harvard Community Ethics Committee. 2016. "Palliated and Assisted Voluntary Stopping of Eating and Drinking." https:// bioethics.hms.harvard.edu/about/community-ethics-committee.

國際安寧暨緩和照顧協會（International Association for Hospice and Palliative Care）

- De Lima, Liliana et al. 2017. "International Association for Hospice and Palliative Care Position Statement: Euthanasia and Physician-Assisted Suicide." *Journal of Palliative Medicine* 20: 8-14.

- Baracos, Vickie E. 2017. "International Association for Hospice and Palliative Care Endorses Volitional Death by Starvation and Dehydration." *Journal of Palliative Medicine* 20: 577.

- Radbruch, Lukas, and Liliana De Lima. 2017. "Response Regarding Voluntary Cessation of Food and Water." *Journal of Palliative Medicine* 20: 578-579.

荷蘭皇家醫學會（Royal Dutch Medical Association）[*Koninklijke Nederlandsche Maatschappij tot bevordering der Geneeskunst*（KNMG）]

- KNMG. 2011. "The Role of the Physician in the Voluntary Termination of Life." https://www.knmg.nl/actualiteit-opinie/ nieuws/nieuwsbericht/euthanasia-in-the- netherlands.htm.

瑞士醫學學院（Swiss Academy of Medical Sciences [SAMS]）

- Swiss Academy of Medical Sciences. 2018. "Management of Dying and Death." https://www.sams.ch/en/Publications/ Medical-ethical-Guidelines.html.

美國天主教主教會議 (United States Conference of Catholic Bishops)

- USCCB. 2009. "Ethical and Religious Directives for Catholic Health Care Services (5th edition)." http://www.usccb.org/issues-and-action/human-life-and-dignity/health-care/upload/Ethical-Religious-Directives-Catholic-Health-Care-Services- fifth-edition-2009.pdf.

世界醫學會 (World Medical Association)

- World Medical Association. 2016. "Declaration of Tokyo." https://www.wma.net/policies-post/wma-declaration-of-tokyo-guidelines-for-physicians-concerning-torture-and-other-cruel-inhuman-or-degrading-treatment-or-punishment-in-relation-to-detention-and-imprisonment/.

II. 臨床指引聲明和文章

　　醫學協會和同業評審的醫學文獻提供有關如何諮詢和協助患者進行自主斷食的臨床指引。我們蒐集了一些比較有用的資源的引文和連結。

Beneker, Christian. 2020. "Assisted Suicide Allowed - What Will Become of the Alternative Fasting?" *Medscape*, Sept. 16, https://deutsch.medscape.com/artikelansicht/4909282.

Bolt, Eva. 2020. "Stop Eating and Drinking." *Pallium*, Nov. 20, https://www.palliumtotaal.nl/magazine-artikelen/stoppen-met-eten-en-drinken/.

Chabot, Boudewijn. 2017. "Informationen zum freiwilligen Verzicht auf Nahrung und Flüssigkeit: Was zu tun ist." In: *Ausweg am*

Lebensende: Selbstbestimmt sterben durch freiwilligen Verzicht auf Essen und Trinken 59-80, edited by Boudewijn Chabot and Christian Walther. 5th ed. München: Reinhardt.

Chabot, Boudewijn. 2015. *Stopping Eating and Drinking, a Guide.* Amsterdam: self-published.

Chabot, Boudewijn, and Christian Walther. 2017. Way Out at the End of Life: Death Fasting — Self-Determined Death by Refraining from Eating and Drinking [*Ausweg am Lebensende: Sterbefasten— Selbstbestimmtes Sterben durch Verzicht auf Essen und Trinken*]. Munich: Reinhardt Ernst.

Chargot, Jane, Drew A. Rosielle, and Adam Marks. 2019. "Voluntary Stopping of Eating and Drinking in the Terminally Ill #379." *Journal of Palliative Medicine* 22, no. 10: 1281-1282.

Coors, Michael, Bernd Alt-epping, and Alfred Simon. 2019. *Voluntary Waiver of Food and Fluids Medical and Nursing Basics-Ethical and Legal Assessments* [*Freiwilliger Verzicht auf Nahrung und Flüssigkeit*]. Stuttgart: Kohlhammer.

Danis, Marion. 2021. "Stopping Nutrition and Hydration at the End of Life." In: UpToDate, Post, TW (Ed), UpToDate, Waltham, MA, https://www.uptodate.com/contents/stopping-nutrition-and-hydration-at-the-end-of-life/print.

Eastman, Peter, Danielle Ko, and Brian H. Le. 2020. "Challenges in Advance Care Planning: the Interface between Explicit Instructional Directives and Palliative Care." *Medical Journal of Australia* 213, no. 2: 67-68.

Lowers, Jane, Sean Hughes, and Nancy J. Preston. 2021. "Experience of

Caregivers Supporting a Patient through Voluntarily Stopping Eating and Drinking." *Journal of Palliative Medicine* 24, no. 3: 376-81.

Lowers, Jane, Sean Hughes, and Nancy J. Preston. 2021. "Overview of Voluntarily Stopping Eating and Drinking to Hasten Death." *Annals of Palliative Medicine* (forth-coming), https://apm.amegroups.com/article/view/44492.

Quill, Timothy E., Linda Ganzini, Robert D. Truog, and Thaddeus M. Pope. 2018. "Voluntarily Stopping Eating and Drinking Among Patients with Serious Advanced Illness — Clinical, Ethical, and Legal Aspects." *JAMA Internal Medicine* 178, no. 1: 123-127.

Royal Dutch Medical Association (KNMG) and Dutch Nurses' Association (V&VN).2014. "Caring for People Who Consciously Choose Not to Eat and Drink So as to Hasten the End of Life." https://www.knmg.nl/advies-richtlijnen/knmg-publicaties/publications-in-english.htm.

Wax, John W., Amy W. An, Nicole Kosier, and Timothy E. Quill. 2018. "Voluntary Stopping Eating and Drinking." *Journal of American Geriatrics Society* 66, no. 3: 441-445.

III. 機構政策樣本

安寧機構、醫院，以及長期照顧機構應該制定有關自主斷食的制度政策。由於提供者在起草新政策前，通常會先參閱其他機構的政策樣本，因此我們在此處蒐集了其中一些。

Benton Hospice Service [now Lumina Hospice & Palliative Care in

Corvallis, Oregon]. 2015. "Voluntarily Stopping Eating and Drinking (VSED) Policy."

Post, Linda Farber, and Jeffrey Blustein. 2015. *Handbook for Health Care Ethics Committees 2nd edition*. Baltimore: Johns Hopkins University Press. https://www.press.jhu.edu/books/supplemental/Post_Handbook_Ch%2017_policies.pdf.

Visiting Nurse Service of New York. 2017. "VSED: Responding to a Patient's Desire to Voluntarily Stop Eating and Drinking."

IV. 盛行率的測量

全世界的研究人員進行過實證研究來測量自主斷食的盛行率。我們蒐集了其中一些研究的引述。

Chabot, Boudewin E., and A. Goedhart. 2009. "A Survey of Self-Directed Dying Attended by Proxies in the Dutch Population." *Social Science & Medicine* 68, no. 10: 1745-1751.

Bolt, Eva E., Martijn Hagens, Dick Willems, and Bregie D. Onwuteaka-Philipsen. 2015. "Primary Care Patients Hastening Death by Voluntarily Stopping Eating and Drinking." *Annals of Family Medicine* 13, no. 5: 421-428.

Fringer, André, and Sabrina Stängle. 2020. "Fasting for Death — Medical Nursing Science." In *Handbook of Dying and Death [Handbuch Sterben und Tod]* 409-412, edited by Héctor Wittwer, Daniel Schäfer, and Andreas Frewer. Berlin: J. B. Metzler.

Hoekstra, Nina Luisa, and Alfred Simon. 2019. "Empirical Data on Voluntary Waiver of Food and Liquid." In *Voluntary Waiver of Food and Fluids Medical and Nursing Basics—Ethical and Legal Assessments* 94-105, edited by Michael Coors, Bernd Altepping, and Alfred Simon. Stuttgart: Kohlhammer.

Onwuteaka-Philipsen, Bregje D., Arianne Brinkman-Stoppelenburg, Corine Penning, Gwen J.F. de Jong-Krul, Johannes J.M. van Delden, and Agnes van der Heide. 2012. "Trends in End-of-Life Practices Before and after the Enactment of the Euthanasia Law in The Netherlands from 1990 to 2010: A Repeated Cross-Sectional Survey." *Lancet* 380, no. 9845: 908-915.

Shinjo, Takuya, Tatsuya Morita, Daisuke Kiuchi, Masayuki Ikenaga, Hirofumi Abo, Sayaka Maeda, Satoru Tsuneto, and Yoshiyuki Kizawa. 2019. "Japanese Physicians' Experiences of Terminally Ill Patients Voluntarily Stopping Eating and Drinking: A National Survey." *BMJ Supportive Palliative Care* 9, no. 2: 143-145.

Stängle, Sabrina, Wilfried Schnepp, Daniel Büche, Christian Häuptle, and André Fringer. 2020. "Long-term Care Nurses' Attitudes and the Incidence of Voluntary Stopping of Eating and Drinking: A Cross-Sectional Study." *Journal of Advanced Nursing* 76, no. 2: 526-533.

Stängle, Sabrina, Wilfried Schnepp, Daniel Büche, and André Fringer. 2020. "Voluntary Stopping of Eating and Drinking in Swiss Outpatient Care." *GeroPsych*, https://doi.org/10.1024/1662-9647/a000249.

Stängle, Sabrina, Wilfried Schnepp, Daniel Büche, Christian Häuptle, and André Fringer. 2020. "Family Physicians' Perspective on Voluntary Stopping of Eating and Drinking: A Cross-Sectional

Study." *Journal of International Medical Research* 48, no. 8: 1-15.

附錄 E　個人陳述

在本書的前面部分，我們介紹了九個初始的、以前從未發表過的案例。我們在第1章中納入了四個自主斷食案例，在第2章中又納入了一個。我們在第7章中納入了四個預立醫療指示斷食的案例。但我們並不孤單。許多人都寫過他們或家人使用自主斷食或預立醫療指示斷食的經歷。本附錄包含了這些個人敘述的引文和連結。這些內容分為四個部分：（1）書籍，（2）文章，（3）錄影和錄音記錄，以及（4）案例集。

I. 書籍

Brewer, Colin O. 2019. *Let Me Not Get Alzheimer's, Sweet Heaven: Why Many People Prefer Death or Active Deliverance to Living with Dementia. Bloxham*: Skyscraper Publications.

Davidson, Sean. 2008. *Before We Say Goodbye*. Cape Town: Penguin.

Gross, Jane. 2011. *A Bittersweet Season: Caring for Our Aging Parent—and Ourselves*. New York: Alfred A. Knopf.

Jury, Mark, and Dan Jury. 1978. *Gramp*. New York: Penguin Books.

Kaufmann, Peter, A. Fringer, M. Trachsel, S. Stängle, J. Meichlinger, and C. Walther. 2020. *Sterbefasten—25 Fallbeispiele zur Diskussion über den freiwilligen Verzicht auf Nahrung und Flüssigkeit (FVNF)*. Stuttgart: Kohlhammer.

Lowers, Jane. 2020. *Caring for Someone Who Has Chosen to Stop Eating and Drinking to Hasten Death Lancaster University*. Doctoral dissertation, https://eprints.lancs.ac.uk/id/eprint/146437/1/2020lowersphd.

pdf.

Mehne, Sabine. 2019. *I Die as I Want: My Decision to Fast at Death [Ich Sterbe, Wie Ich Will Meine Entscheidung zum Sterbefasten]*. Munich: Ernst Reinhardt Verlag.

Shacter, Phyllis. 2017. *Choosing to Die: A Personal Story: Elective Death by Voluntarily Stopping Eating and Drinking (VSED) in the Face of Degenerative Disease*. Scotts Valley, CA: CreateSpace.

Sutherland, Cassandra. 2018. *A 'Good' Death with Dementia: An Autoethnographic Exploration of Voluntary Stopping Eating and Drinking (VSED)*. University of Washington M.P.H. thesis, https://digital.lib.washington.edu/researchworks/handle/1773/42051.

Terman, Stanley A. 2007. *The Best Way to Say Goodbye: A Legal Peaceful Choice at the End of Life*. Carlsbad, CA: Life Transitions.

Zur Nieden, Christiane. 2016. *Fasting to Death. Voluntary Waiver of Food and Fluids—A Case Description*. Frankfurt: Mabuse-Verlag.

Zur Nieden, Christiane, and Hans-Christoph Zur Nieden. 2019. *Dealing with Fasting: Practical Cases. Frankfurt*: Mabuse-Verlag.

II. 文章

許多人都寫下了他們或家人使用自主斷食的經歷。以下是按患者姓氏排序的文章。

Anonymous

- Douglas, Carol, and Bill Lukin. 2016. "My Life—My Death." *Narrative Inquiry in Bioethics* 6, no. 2: 77-78.

- Marks, Adam. 2016. " 'I'd Like to Choose my Own Way:' VSED in the Non-Terminal Patient." *Narrative Inquiry in Bioethics* 6, no. 2: 90-92.

Anonymous

- Henig, Robin Marantz. 2015. "Despite Sweeping Aid in Dying Law, Few Will Have that Option." *NPR*, October 7, https://www.npr.org/sections/health-shots/2015/10/07/446631786/despite-sweeping-death-with-dignity-law-few-will-have-that-option.

Beatrice Belopolsky

- Schaffer, Susan B. 2010. "Life, Death on Her Terms." *Philadelphia Inquirer*, July 25, https://www.inquirer.com/philly/opinion/currents/20100725_Life__death_on_ her_terms.html.

Margaret Bentley

- Hammond, Katherine. 2016. "Kept Alive — The Enduring Tragedy of Margot Bentley." *Narrative Inquiry in Bioethics* 6, no. 2: 80-82.

Bernard

- Dziedzic-Carroll, Julie. 2016. "The Less, the Better: One Patient's Journey with VSED." *Narrative Inquiry in Bioethics* 6, no. 2: 78-80.

Christine Bregnard

- Ita, Luisa. 2021. "I Want to Finally Redeem My Wife." *Blick*, Jan. 11, https://www.blick.ch/schweiz/bern/roger-bregnard-70-kaempft-dafuer-dass-seine-demenzkranke-christine-73-sterben-darf-ich-will-meine-frau-endlich-erloesen-id16285892.html.

Jeptha Carrell

- Menzel, Paul T. "Carpe Diem: The Death of Jeptha Carrell," based on interview of Carrell's surviving spouse, Demaris Carrell. 2010, updated 2013. https://sites.google. com/a/plu.edu/menzelpt/selected-unpublished-documents. https://docs.google. com/viewer?a=v&pid=sites&srcid=cGx1LmVkdXxtZW56ZWx wdHxneDphM2F mY2FlMWMwMzIwOGY.

Kate Christie

- Christie, Kate. 2017. "Let Me Tell You About My Mother." https://katejchristie.com/2020/03/05/let-me-tell-you-about-my-mother/.
- Christie, Kate. 2017. "Let Me Tell You About My Mother II." https://katejchristie.com/2020/03/05/let-me-tell-you-about-my-mother-ii/.

Appendices 267

Alain Cocq

- AFP. 2020. "Alain Cocq Wants to Let Himself Die Again — He Announced That He Would Cease All Hydration, Diet and Treatment, Except Painkillers from Monday." *Le Monde*, October 10, https://www.lemonde.fr/sante/article/2020/10/10/alain- cocq-veut-a-nouveau-se-laisser-mourir_6055584_1651302.html.

Dorothy Stetson Conlon

- Seidman, Carrie. 2014. "The Traveler's Final Journey." http://finaljourney. heraldtribune.com/.

Virginia Eddy

- Eddy, David. 1994. "A Conversation with My Mother." *JAMA*

272: 179-181.

- Eddy, David. 2007. "I'm Still Telling Others How Well This Worked for My Mother." In *The Best Way to Say Goodbye: A Legal Peaceful Choice at the End of Life*, edited by Stanley A. Terman. Carlsbad, CA: Life Transitions.

- LaBarbera, Jennifer. 1994. "Editors of Medical Journals Wield Pens with the Deftness of Scalpels." *Physicians Financial News*, Sept. 30, at 26.

Grandpa

- Halpern, Scott D. 2020. "Learning about End-of-Life Care from Grandpa." *New England Journal of Medicine* 384, no. 5: 400-401.

Del Greenfield

- Span, Paula. 2016. "The VSED Exit: A Way to Speed Up Dying, Without Asking Permission." *New York Times*, October 21, https://www.nytimes.com/2016/10/25/health/voluntarily-stopping-eating-drinking.html.

Klaus Grosch

- Parth, Christian. 2019. "Deadly Means 'Only in Extreme Individual Cases.'" *Spiegel*, July 28, https://www.spiegel.de/panorama/sterbehilfe-bei-todkranken-im-extremen-einzelfall-a-1277361.html.

- Ebert, Sandra. 2019. "Fasting to Death: The Sad Story Behind Klaus Grosch's Obituary Notice." *Kölner Stadt-Anzeiger*, May 17, https://www.ksta.de/region/rhein-sieg-bonn/troisdorf/-ich-klage-an--die-traurige-geschichte-hinter-der-todesanzeige-von-klausgrosch-32550778.

Estelle Gross

- Gross, Jane. 2008. "What an End-of-Life Adviser Could Have Told Me." *New York Times*, December 15, https://newoldage. blogs.nytimes.com/2008/12/15/what-an-end-of-life-advisor-could-have-told-me/.

Jo Ann Hallen

- MacWhyte, Marie. 2021. "Voluntary Stopping Eating and Drinking（VSED）, an End-of-Life Alternative." *LinkedIn*, https://www.linkedin.com/pulse/voluntary-stopping-eating-drinking-vsed-end-of-life-marie-macwhyte.

William Arthur Hensel

- Hensel, William Arthur. 1996. "My Living Will." *JAMA* 275: 588.

Polly Jose

- Jose, Elizabeth Keller, and William S. Jose. 2016. "VSED at Home with Hospice: A Daughter's and Husband's Experience." *Narrative Inquiry in Bioethics* 6, no. 2: 82-88.

Ken

- Wolfe, Warren. 1994. "Three Lives, Three Journeys." *Star Tribune*, February 27, at 14A.

Margaret

- Henry, Blair. 2016. "Hunger Games." *Narrative Inquiry in Bioethics* 6, no. 2: E7-E9.

Michelle

- Jay Niver. 2020. "Alzheimer's: the Torture of Dementia." *Final

Exit Network Newsletter 19, no. 3: 1-2.

Mother

- Christie, Kate. 2017. "Let Me Tell You about My Mother." *Homodramatica*, Oct. 6, https://katejchristie.com/2017/10/06/let-me-tell-you-about-my-mother/.

- Christie, Kate. 2020. "Let Me Tell You about My Mother II." *Homodramatica*, Mar. 5, https://katejchristie.com/2020/03/05/let-me-tell-you-about-my-mother-ii/.

Mom

- Ann, Laurie. 2016. "Mom's VSED Journey." *Narrative Inquiry in Bioethics* 6, no. 2: E1-E4.

- Brown, David L. 2016. "She Never Met a Stranger—Death is No Stranger." *Narrative Inquiry in Bioethics* 6, no. 2: E4-E7.

- Webster, Deacon Gregory. 2016. "The Deacon's Mom Wants to Die." *Narrative Inquiry in Bioethics* 6, no. 2: 105-107.

David Muller

- Muller, David. 2012. "Physician-Assisted Death Is Illegal in Most States, So My Patient Made Another Choice." *Health Affairs* 31: 2343-2346.

Neta

- MacDonald, Richard. 2020. "Peace and Love: VSED Bests COVID for Neta." *Final Exit Network Newsletter* 19, no. 3: 4-5.

Margaret Page

- Chug, Kiran, Stacey Wood, and Tim Donoghue. 2010. "Margaret Page Dies in Rest Home after 16 Days." *Dominion Post,* March 31, https://www.stuff.co.nz/dominion-post/

news/3531167/Margaret-Page-dies-in-rest-home-after-16-days.

Noa Pothoven

- Mackintosh, Eliza. 2019. "Teenager's Death Ignites Debate over Euthanasia." *CNN*, June 8, https://www.cnn.com/2019/06/08/europe/noa-pothoven-euthanasia-debate-intl/index.html.

Debbie Purdy

- BBC. 2014. "Debbie Purdy: Right-to-Die Campaigner Dies." *BBC News*, December 29, https://www.bbc.com/news/uk-england-leeds-25741005#:~:text=Right%2Dto%2Ddie%20campaigner%20Debbie,and%20had%20sometimes%20refused%20food.

Armond and Dorothy Rudolph

- Uyttebrouck, Olivier. 2011. "Couple Transported Out of Facility After Refusing Food." *Albuquerque Journal*, January 8, https://www.abqjournal.com/news/metro/08232859metro01-08-11.htm.

Sam

- Mitchell, Marilyn. 2016. "Sam's Final Story." *Narrative Inquiry in Bioethics* 6, no. 2: 92-94.

Sandra

- Terman, Stanley A. 2016. "To Live Long Enough to Warm the Hearts of Others: Reflections on Informing my Patient about a Peaceful Way to Die." *Narrative Inquiry in Bioethics* 6, no. 2: 101-105.

Sarah

- Schwarz, Judith K. 2016. "Sarah's Second Attempt to Stop Eating and Drinking: Success at Last." *Narrative Inquiry in*

Bioethics 6, no. 2: 99-101.

Beatrice Schaffer

- Schaffer, Susan, Elliott Schaffer, and Janet Malek. 2016. "Life and Death on Her Own Terms." *Narrative Inquiry in Bioethics* 6, no. 2: 96-99.

Alan Shacter

- Shacter, Phyllis R. 2016. "Not Here by Choice: My Husband's Choice About How and When to Die." *Narrative Inquiry in Bioethics* 6 no. 2: 94-96.

Christina Symanski

- Kerwin, Jeanne. 2016. "The Art of Suffering: Christina's Story." *Journal of Pain & Symptom Management* 52, no. 5: 756-59.
- Symanski, Christina and James Morganti. 2012. Amazon Kindle.
- Symanski, Christina. 2012. *Life; Paralyzed*, lifeparalyzed. blogspot.com.

Mrs. T.

- Kohlhase, Wendy. 2016. "Voluntary Stopping of Eating and Drinking: A Patient's Right to Choose or an Act of Suicide?" *Narrative Inquiry in Bioethics* 6, no. 2: 88-90.

Avis Vermilye

- Hooks, Cody, and Morgan Timms, 2019. "A Remarkable Life, a Chosen Death." *Taos News*, February 21, https://www.taosnews. com/news/a-remarkable-life-a-chosen-death/article_dc01cb0e-e1c9-53cd-b58c-1d3a5cfa4071.html.

III. 錄影和錄音記錄

許多人都錄下了他們或家人使用自主斷食的經歷。以下是按患者姓氏排序的錄影或播客資源。

Beatrice Belopolsky

- Schaffer, Susan, and Elliott Schaffer. 2019. "VSED (Voluntary Stopping of Eating and Drinking) Part 1." https://www.youtube.com/watch?v=-7k20b_h900.

- Schaffer, Susan, and Elliott Schaffer. 2019. "VSED (Voluntary Stopping of Eating and Drinking) Part 2." https://www.youtube.com/watch?v=9Lwz1VHlRuw.

- Schaffer, Susan, and Elliott Schaffer. 2020. "Voluntary Stopping of Eating and Drinking." https://www.youtube.com/watch?v=baaB9aDVVxg.

Margot Bentley

- Wells, Karin. 2015. "In the Presence of a Spoon." *CBC Sunday Edition*, https://www.cbc.ca/player/play/2669369280

Rosemary Bowen

- Bahrampour, Tara. 2019. "At 94, She Was Ready to Die by Fasting. Her Daughter Filmed It." *Washington Post*, November 3, https://www.washingtonpost.com/local/social-issues/at-94-she-was-ready-to-die-by-fasting-her-daughter-filmed-it/2019/11/03/41688230-fcd9-11e9-8190-6be4deb56e01_story.html.

- "Rosemary Bowen's Fast." https://youtu.be/FpEwH6AKeVA

J case

- Om, Jason. 2011. "Sounds of Summer: Angela's Last Wish."

World Today, January 21. http://www.abc.net.au/worldtoday/content/2011/s3118110.htm.

Michael Miller

- "DyingWish"https://www.dyingwishmedia.com/.
- Vetter, Pam. 2008. "Dying Wish Documents Death of Dr. Michael Miller with Conscious Choice to Stop Eating and Drinking." *American Chronicle*, July 28, https://www.dyingwishmedia.com/press/.
- Scheidt, Rick J. 2017. "Dying Wish." *The Gerontologist* 57: 1001-1003.

Diane Rehm

- PBS. 2016. "Diane Rehm Shares the Painful Story of Her Husband's Death." *PBS NewsHour*, March 3, https://www.pbs.org/video/diane-rehm-shares-the-painful-story-of-her-husband-s-death-1464310462/.

Jean Rough

- Hull, Rhonda. 2020. "Interview with Jim Rough: A Courageous Conversation about V.S.E.D." https://youtu.be/yS--RqHNOwU.

Herta Sturmann

- Sturmann, Jan. 2019. "It's My Right: The Handmade Death of Herta Sturmann." https://vimeo.com/359407878.

IV. 案例集

Campaign for Dignity in Dying. 2019. *The Inescapable Truth*. https://features.dignityindying.org.uk/inescapable-truth/.

End of Life Washington. 2021. *Voluntary Stopping Eating and Drinking*

(VSED). https://endoflifewa.org/end-life-choices/vsed/.

Kaufmann, Peter, Manuel Trachsel, and Christian Walther. 2020. *Sterbefasten: Fallbeispiele Zur Diskussion Uber Den Freiwilligen Verzicht Auf Nahrung Und Flussigkeit*. Stuttgart: Kohlhammer.

Palliacura. "Case Studies." https://sterbefasten.org/fallbeispiele.php.

Symposium. 2016. "Voluntarily Stopping Eating and Drinking." *Narrative Inquiry on Bioethics* 6, no. 2: 75-126.

Terman, Stanley A. 2007. *The Best Way to Say Goodbye: A Legal Peaceful Choice at the End of Life*. Carlsbad, CA: Life Transitions.

VSED Resources Northwest. 2020. "Personal Stories." http://vsedresources.com/vsed-stories.

Western Australia Parliament. 2018. "Inquiry into the Need for Laws in Western Australia to Allow Citizens to Make Informed Decisions Regarding Their Own End of Life Choices." https://www.parliament.wa.gov.au/Parliament/commit.nsf/(EvidenceOnly)/702507C2CB8742824825818700247E53?opendocument

附錄 F　詞彙表

預設照顧計畫（Advance Care Planning, ACP）：為防當事人失去決定能力而為未來的醫療照顧做準備的過程，包括：（a）獲取可得治療類型的訊息，（b）決定誰應該代表當事人發言，（c）決定當事人想要或不想要什麼類型的治療，（d）與家人和醫護人員分享自己的價值觀和偏好，以及（e）完成一份預立醫療指示（相當於我國「病人自主權利法」之「預立醫療照護諮商」）。

預立醫療指示（Advance Directive, AD）：由具有決定能力的當事人填寫的文件，在他將來喪失能力時提供有關他的醫療照顧（有時還有人身照顧）的指引。另請參閱**生前預囑**。預立醫療指示也可用於指定一名醫療委任代理人／委託人，在當事人未來喪失能力時代他發言。另請參閱**醫療委任代理人**和**持久醫療照顧授權**（相當於我國「病人自主權利法」規範中，本人經「預立醫療照護諮商」後簽署之「預立醫療決定」〔Advance Decision, AD〕）。

斷食預立醫療指示（Advance Directive for Stopping Eating and Drinking, AD for SED）：特殊類型的預立醫療指示（或傳統預立醫療指示的補充），指示照顧者當事人若是喪失了能力後，在特定時間或臨床情況下，停止全部或部分的食物和液體。

代理人（Agent）：通常是醫療委任代理人、委託人，或持久醫療照顧授權的同義詞。在某些司法管轄區也是替代人（Surrogate）的同義詞。

人工營養及給水（Artificial Nutrition and Hydration, ANH）：一種針對最近可能無法自行進食或飲水來維持生命的患者，（通過餵食管或靜脈注射）來維持生命的治療形式。可以給予，不給，也可以開始使用之後再撤除。這有時被稱為「醫助營養及給水」。參見**經口營養及給水**以資對比。

預設安樂死（Advance Euthanasia）：由醫護人員根據患者之前明確表達的請求，向沒有決定能力的重病患者提供並施用致命藥物，以加速死亡的方法。

協助餵食（Assisted Feeding）：一個人給另一個無法自己進食的人經口餵食的行為。也稱為「用手餵食」或「經口餵食」。另請參見**經口營養及給水**。

能力（Capacity）：能夠了解別人提議的治療或干預的顯著好處、風險，以及替代方案，而且做出並表達知情的醫療照顧決定的能力，亦稱決策能力。

舒適導向餵食（Comfort Feeding Only, CFO）：根據患者顯現的喜好，提供最多或最少的食物和飲料，而不考慮「充足的水分和營養」（如果患者的目標包括長期生存的話，則需要考慮充足的水分和營養）。另請參見**最低量舒適導向餵食**。

決定能力（Decision-making Capacity）：能力的同義詞。

勿插管（Do Not Intubate, DNI）：如果患者無法自行充分呼吸，勿將呼吸管插入患者體內提供輔助換氣。

勿施行復甦（Do Not Resuscitate, DNR）：心肺驟停（心臟停止有效跳動）時不進行心肺復甦術。類似指示：**勿嘗試復甦**（Do Not Attempt Resuscitation, DNAR）：相同情況下勿**嘗試**復甦。（某些圈子裡偏好後一稱呼，因為成功的復甦相對罕見，**勿嘗試復甦**闡明了該干預只是**嘗試**復甦，而不表示預期它會成功的觀點。）

持久醫療照顧授權（Durable Power of Attorney for Health Care, DPAHC）：當事人指定另一人（**醫療委任代理人或委託人**）在當事人喪失能力時為他做出醫療照顧決定的文件。持久醫療照顧授權通常包含在預立醫療指示的內容之中。

安樂死（Euthanasia）：由醫護人員依據有決定能力的重病患者的要求，在患者自己選定的時間，對他提供並施用致命藥物，以加速死亡的方法。這種做法也被稱為「**自願主動安樂死**」（Voluntary Active Euthanasia, VAE）。參見**醫助死亡**以資對比。荷蘭還允許患者提前申請在未來喪失決策能力時實施安樂死。

功能評估分級測試（Functional Assessment Staging Test, FAST）：經過充分驗證的功能量表，用於衡量失智症的進展情況。功能評估分級測試將失智症分為七級。

整體惡化評估量表（Global Deterioration Scale, GDS）：測量失智症患者認知功能的分級。與功能評估分級測試量表一樣，它將失智症分為七個不同級別（與功能評估分級測試有所重疊但不同）。

用手餵食（Hand Feeding）：由另一個人將食物放入患者口中餵食患者的做法。另請參閱**經口營養及給水**與**協助餵食**。

醫療委任代理人（Health Care Agent）：被指定爲當事人在失去決定能力時代替他做出醫療照顧（有時人身照顧）決定的人。該任命被正式記錄在預立醫療指示或持久醫療照顧授權中。另請參閱**持久醫療照顧授權**以及**委託人**。

醫療委託人（Health Care Proxy, HCP）：通常是醫療委任代理人或持久醫療照顧授權的同義詞。在某些司法管轄區也是替代人的同義詞。

安寧照顧（Hospice Care）：在末期疾病的最後階段（最後六個月）提供的支持性照顧，重點是舒適與生活品質，而不是治愈疾病。安寧照顧也是一項美國聯邦醫療保險、聯邦醫療補助，以及私人保險業的給付範圍，支付緩和藥物和舒適導向物品、間歇性護理人員訪視，以及每週多達兩到四個小時的居家醫療護佐支持。安寧照顧哲學的一部分是**既不加速也不推遲死亡**。

維生治療（Life-Sustaining Treatment）：基於合理醫學判斷的干預措施，旨在維持患者的生命，否則患者就會死亡。該術語包括維持生命的藥物和人工生命支持，例如呼吸器、透析治療，以及人工營養及給水。

生前預囑（Living Will）：比較少用的預立醫療指示稱呼，提供患者未來失去決定能力時的醫療指引。

長期照顧（Long Term Care, LTC）：機構提供的醫療照顧環境，包括多種服務，有助於滿足無法長期照顧自己的慢性病或失能患者的醫療和非醫療需求。

長期照顧機構（Long Term Care Facility）：為需要此一層次幫助的人提供許多或全部長期照顧需求的居住設施。當中包括優良的護理照顧機構，協助生活機構，持續照顧退休社區和居住機構等。它們靠的是各種不同的給付來源，包括個人資金、政府計畫（聯邦醫療保險與聯邦醫療補助），以及私人融資選擇。

醫助死亡（Medical Aid in Dying, MAID）：由醫師為患者提供致命藥物處方，然後患者在自己選擇的時間親手服用（或可能不服用）的一種加速死亡的方法。**醫助死亡**也被稱為「醫師協助死亡」、「醫師幫助死亡」，和「幫助死亡」。這種做法有時也被稱為「醫師協助自殺」，不過不是一個理想用語，因為自殺與精神疾病有關。在加拿大，該術語也包括安樂死。

最低量舒適導向餵食（Minimum Comfort Feeding Only, MCFO）：標準舒適導向餵食的修改版，其中給予的食物和液體量（無論是自行進食還是由照顧者協助）是「舒適所需的最低量」，而不是「與舒適相容的最多或最少量」。最低量舒適導向餵食可以作為患者先前的自主斷食或預立醫療指示斷食計畫的一部分，依據先前商定的標準啟動。

經口營養及給水（Oral Nutrition and Hydration, ONH）：透過自行進食或照顧者協助餵食經口攝入的食物和液體。目標可以是（a）僅為舒適，（b）充足的水分和營養，或（c）兩者兼而有之。經口營養及給水一詞不包括通過鼻胃管或胃造廔管輸送的人工營養及給水。

緩和照顧（Palliative Care）：透過緩解嚴重或造成失能疾病的疼痛、症狀，以及壓力，並且幫助做出困難的醫療決定，來改善患者及其家屬的生活品質的醫療照顧形式。緩和照顧可以與任何或所有想要的疾病導向治療一同提供，或者它也可以是治療的唯一目的（例如在安寧照顧當中）。

喪失意識的緩和鎮靜（**Palliative Sedation to Unconsciousness, PSU**）：因應通常來自無法用其他方法緩解的醫療／緩和急症的嚴重、急性的痛苦，一步到位的給予鎮靜到喪失意識。與在緩和照顧中相對常見的相稱的緩和鎮靜不同（見下一項），喪失意識的緩和鎮靜應該是一種針對無法透過其他方式緩解的嚴重痛苦的相對罕見的因應措施。

相稱的緩和鎮靜（**Proportionate Palliative Sedation, PPS**）：根據需要逐漸增加鎮靜劑量，以減輕重病患者的痛苦（相對常見的做法），同時盡可能保持意識。該過程用的較輕鎮靜若是無法提供足夠緩解，最終可能以喪失意識的緩和鎮靜收場。

維生治療醫囑（**Provider Orders for Life-Sustaining Treatment, POLST**）：可立即使用的攜帶式醫囑集，通常涵蓋患者對心肺復甦、呼吸器、透析，以及其他可能延長生命的治療的偏好。維生治療醫囑從簽署之日起就指示可能接受的治療，而預立醫療指示則僅在患者未來喪失能力時才會生效。許多司法管轄區使用不同的縮寫，例如維生治療醫療指示（Medical Orders for Life Sustaining Treatment, MOLST），維生治療醫護指示（Clinician Orders for Life Sustaining Treatment, COLST），或治療範圍醫師指示（Physician Orders for Scope of Treatment, POST）。

委託人（**Proxy**）：通常是醫療委託人、醫療委任代理人，或持久醫療照顧授權的同義詞。在某些司法管轄區也是替代人的同義詞。

委託人指示（**Proxy Directive**）：持久醫療照顧授權的同義

詞。另請參閱預立醫療指示。

拒絕維生治療（Refusing Life-Sustaining Treatment, RLST）：由重病患者或其代理決定者做出的決定，不給或撤除可能有效的維持生命治療（呼吸器、心肺復甦術、餵食管、透析等等）。這種拒絕可能發生在此類治療實際開始之前，也可能是決定停掉之前在不同情況下已經開始的治療。在大多數圈子和司法管轄區，拒絕維生治療已在法律、倫理，以及臨床實施中得到廣泛的接受。

預立醫療指示斷食（Stopping Eating and Drinking by Advance Directive, SED by AD）：根據預立醫療指示明確表達患者在當前病況下不要食物或液體，而不給該失去能力的患者提供任何食物或液體。

自我解脫（Self-Deliverance）：除了在醫學監督下加速死亡的措施之外，有些人還利用書籍、網站，或「逃出指南」中的訊息探尋「自助」的方法。自我解脫涉及例如窒息的多種方法。

停止用手協助經口進食和液體（Stopping Manually Assisted Food and Liquids by Mouth）：不協助因身體狀況而無法自行進食的人吃喝。在自主斷食中，這是基於對當前願望的明確理解。在預立醫療指示斷食中，能力已經喪失了，則是基於患者事先明確表達的意願。

替代人（Surrogate）：替代決策者的同義詞。

替代決策者（Surrogate Decision-Maker）：為喪失能力的個人做出醫療照顧決定的人。大多數司法管轄區在患者沒有可用的代理人或監護人時，都有默認（或法定）的名單順序，指定誰可以為該無能力患者發言。若是由患者本人正式任命的話，此人就稱為患者的**醫療委任代理人。**

尤利西斯約定（Ulysses Contract）：個人可能包含在預立醫療指示中的特殊條款，旨在未來約束他們自己和照顧者。在當事人後來喪失能力的時候，尤利西斯約定指示提供者聽從當事人「過去」的自己（如同預立醫療指示所記載），而不是「現在」的自己。

自願協助死亡（Voluntary Assisted Dying）：醫助死亡的同義詞。該術語主要在澳大利亞使用，僅當患者無法自行服用藥物時才包括安樂死在內。

自願主動安樂死（Voluntary Active Euthanasia, VAE）：由醫護人員依據有決定能力的重病患者的要求，在患者自己選定的時間，對他提供並施用致命藥物，以加速死亡的方法。這種做法也簡稱為「**安樂死**」。參見**醫助死亡**以資對比。

自主斷食（Voluntarily Stopping Eating and Drinking, VSED）：有決定能力並且身體狀況有辦法自己吃喝的人，完全停止所有的口服食物及水分，目的是加速自己的死亡。

編著人簡介

提摩西・奎爾醫師，羅徹斯特大學醫學院（University of Rochester School of Medicine）醫學、精神醫學、醫學人文，以及護理學的教授，也是該校緩和照顧部門的創始主任。他是美國安寧與緩和醫學學會（American Academy of Hospice and Palliative Medicine）的理事和前主席，也是美國最高法院奎爾對瓦可（Quill v. Vacco）案件中的首席醫師原告，該案測試了醫助死亡的法律可允許性。奎爾是一位執業的緩和照顧醫師，是七本書以及多篇主要醫學期刊同行評審文章的作者／編輯，並且是醫療決策、醫病關係、緩和照顧，以及生命終末等方面議題的常規講師和評論者。

保羅・蒙則爾博士，太平洋路德大學（Pacific Lutheran University）哲學名譽教授。他發表了大量有關衛生經濟學和衛生政策中道德問題的文章，包括《猛藥：醫療照顧的道德配額》（*Strong Medicine: The Ethical Rationing of Health Care*）以及《預防對治療：什麼是正確的平衡？》（*Prevention vs. Treatment: What's the Right Balance?*）（作為共同作者）。他近來寫作有關臨終問題的議題，包括失智症預立醫療指示和自主斷食。曾任甘迺迪倫理學院

（Kennedy Institute of Ethics）、洛克菲勒中心—貝拉吉奧（Rockefeller Center-Bellagio）、布羅徹基金會（Brocher Foundation）、香港中文大學（Chinese University of Hong Kong），以及莫納什大學（Monash University）的訪問學者。

塔迪烏斯・波普博士，明尼蘇達州聖保羅米切爾哈姆林法學院（Mitchell Hamline School of Law in Saint Paul, Minnesota）法學教授。他在頂尖的醫學期刊、法律評論、律師期刊、護理期刊、生物倫理學期刊，以及相關書籍中發表過二百多篇文章。他與人合著了一千五百頁的《死亡的權利：生命終末決策的法律》（*The Right to Die: The Law of End-of-Life Decision Making*），並經營著頗受歡迎的「**當醫療無用部落格**」（Medical Futility Blog）。波普與人共同撰寫了臨終醫助死亡的臨床實踐指引，以及專業醫學會重症加護倫理的主要政策聲明。除了學術研究之外，波普還在涉及生命終末治療的法庭案件中擔任法律顧問和專家證人。

茱蒂絲・史瓦茲博士，護理師，紐約生命終末選擇組織（End of Life Choices New York）的臨床主任，也是慈悲與選擇組織（Compassion & Choices）的東海岸臨床主持者。她為數以百計患有無法治癒並持續惡化或末期的疾病患者及其家人提供關於生命終末選擇的諮詢。她經常在護理以及緩和照顧期刊上發表文章。多年來，她的工作重點是自主斷食，以此作為達成患者可控制的、安詳的死亡選項。最近她開始回應一些被診斷為早期失智症患者的要求。她與其他領域的同仁們一同制定了紐約生命終末選擇組織的「失智症指示」，該指示已經有數百人完成使用。

其他章節作者

迪娜・戴維斯博士，擔任理哈伊大學（Lehigh University）健康人文與社會科學院（Health—Humanities & Social Sciences）講座主席，也是克利夫蘭-馬歇爾法學院（Cleveland-Marshall College of Law）的名譽教授。戴維斯曾是國家人類基因組研究所（National Human Genome Research Institute），亞利桑那州立大學（Arizona State University），布羅徹基金會（Brocher Foundation），以及黑斯廷斯中心（Hastings Center）的訪問學者。她的最新著作是《遺傳困境：生殖技術、父母選擇以及兒童未來》（*Reproductive Technology, Parental Choices, and Children's Futures*）。她曾擔任印度、印尼、以色列、意大利和瑞典的傅爾布萊特學者（Fulbright scholar）。她曾在美國宗教學院（American Academy of Religion）以及美國生物倫理與人文學會（American Society of Bioethics and Humanities）理事會任職，並且是愛默生學院（Emerson College）的董事。

大衛·格魯尼瓦爾德醫師，華盛頓州西雅圖退伍軍人事務部普吉特灣醫療系統（Veterans Affairs Puget Sound Healthcare System, Seattle, WA.）緩和照顧與安寧服務科的醫療主任。他也是華盛頓大學（University of Washington）醫學院醫學系老年學和老年醫學部的副教授。他是一位執業的緩和醫學以及老年醫學醫師，撰寫了多篇關於緩和醫學和老年醫學主題的同行評審文章，包括在長照機構環境的自主斷食題目。

佩里亞科伊爾醫師，史丹福大學（Stanford University）醫學院副教授，也是史丹福大學緩和照顧教育培訓以及安寧與緩和醫學獎學金的項目主任。她擔任《緩和醫學雜誌》（*Journal of Palliative Medicine*）的資深副主編和《美國老年醫學會雜誌》（*Journal of the American Geriatrics Society*）的副主編。她是多個老年醫學、民族老年醫學和緩和醫學領域的國家專業委員會的成員和創始主席。在臨床領域，她擔任VA帕洛阿爾托醫療中心（VA Palo Alto Health Care Center）緩和照顧服務的副主任。

其他案例作者

瑪格麗特·巴汀博士，猶他大學（University of Utah）哲學和醫學倫理學的傑出教授。她撰寫，合著，編輯，或共同編輯了約二十本書，包括《藥物與正義》（*Drugs and Justice*）、《作為受害者的病人》（*The Patient as Victim*），與《媒介：倫理與傳染病》（*Vector: Ethics and Infectious Disease*）；兩本關於生命終末議題的合集，《最不糟糕的死亡》（*The Least Worst Death*）和《結束生命》（*Ending Life*）；以及一本深入的資料書《自殺的倫理：歷史淵源》（*The Ethics of Suicide: Historical Sources*）。她目前正在完成一本關於現實世界的思想實驗的書《性與後果：拯救地球和活在假想之地的思想實驗》（*Sex & Consequences: A Thought Experiment for Saving the Planet and Living in What-If Land*）。她被稱為「生物倫理學之母」之一。

羅伯特·霍洛維茲醫師，羅切斯特大學醫學中心（University of Rochester Medical Center）的緩和照顧戈斯內爾傑出教授（Gosnell Distinguished Professor）及緩和照顧科主任。他擔任急診科醫師多年，並擔任羅切斯特大學醫學中心成人囊腫性纖維化計畫（URMC Adult Cystic Fibrosis Program）主任。此外，他還教授醫護人員、醫護學員，以及社區成員有關促進困難對話、預設照顧計畫，還有一系列「緩和照顧」的議題，並時而在這些領域發表學術文章。

泰·馬卡姆，執業臨床心理學家以及長期教育者。身為一位充滿熱情的環保主義者，她在猶他州創立並主持了一個非營利環境組織多年。她繼續擔任該理事會成員，並在另一個非營利組織「猶他州風景」的理事會任職。現在，處於半退休狀態，在猶他州的一處紅岩國家公園附近經營一家季節性健康休閒／住宿加早餐生意，她最喜歡的消遣是與家人和朋友一起健行。

　　斯坦利‧特曼醫師，加利福尼亞州索薩利託（Sausalito, CA）的生物倫理學家及精神科專科醫師，他於 2007 年著作了《告別的最佳方式：生命終末的合法安詳選擇》（*The BEST WAY to Say Goodbye: A Legal Peaceful Choice at the End of Life*），向一般讀者介紹自主斷食，他持續致力於幫助那些害怕未來在晚期失智症中拖長死亡的人，以及那些想要幫助已經晚期失智的親人尋求方法的家屬。他的兩個方案，「戰略性預設照顧計畫」（Strategic Advance Care Planning）和「NOW 照顧計畫」（NOW Care Planning）使用了**我的選擇卡片**（My Way Cards®）（一種患者決策輔助工具，它說明並描述了大約五十種情況，詢問「這種情況是否會導致您遭受足夠的痛苦以致想要死亡？」）。特曼醫師目前正在撰寫有關如何透過使用「足夠嚴重的痛苦」標準來克服當前預立醫療指示中的一些缺陷的文章。

參考資料

序

New York Times. 2016. "Aid in Dying Movement Advances" (editorial). *New York Times*, October 10, 2016, A20.

簡介

Abohaimed, Shaikhah Salah, Basma Matar, Hussain Al-Shimali, Khalid Al-Thalji, Omar Al-Othman, Yasmin Zurba, and Nasra Shah. 2019. "Attitudes of Physicians towards Different Types of Euthanasia in Kuwait." *Medical Principles and Practice* 28: 199-207.

Canada Department of Justice. 2016. "Legislative Background: Medical Assistance in Dying." https://www.justice.gc.ca/eng/rp-pr/other-autre/index.html.

Casarett, David J., and Timothy E. Quill. 2007. "'I'm not ready for hospice': Strategies for Timely and Effective Hospice Discussions." *Annals of Internal Medicine* 146, no. 6: 443-449.

Cassel, Eric J. 1982. "The Nature of Suffering and the Goals of Medicine."

New England Journal of Medicine 306, no. 11: 639-645.

Cherny, Nathan I., and Russel K. Portenoy. 1994. "Sedation in the Management of Refractory Symptoms: Guidelines for Evaluation and Treatment." *Journal of Palliative Care* 10, no. 2: 31-38.

Health Canada. 2019. "Fourth Interim Report on Medical Assistance in Dying in Canada." https://www.canada.ca/en/health-canada/services/ publications/health-system-services/medical-assistance-dying-interim-report-april-2019.html.

Horowitz, Robert, Bernard Sussman, and Timothy Quill. 2016. "VSED Narratives: Exploring Complexity." *Narrative Inquiry in Bioethics* 6, no. 2: 115-120.

Jansen, Lynn A., and Daniel P. Sulmasy. 2002. "Sedation, Alimentation, Hydration, and Equivocation: Careful Conversation about Care at the End of Life." *Annals of Internal Medicine* 136, no. 11: 845-849.

Lo, Bernard, and Gordon Rubenfeld. 2005. "Palliative Sedation in Dying Patients: 'We turn to it when everything else hasn't worked'." *JAMA* 294, no. 14: 1810-1816.

Lynn, Joanne. 2001. "Perspectives on Care at the Close of Life. Serving Patients Who May Die Soon and Their Families: The Role of Hospice and Other Services." *JAMA* 285, no. 7: 925-932.

McCann, Robert M., William J. Hall, and Ann-Marie Groth-Juncker. 1994. "Comfort Care for Terminally Ill Patients: The Appropriate Use of Nutrition and Hydration." *JAMA* 272, no. 16: 1263-1266.

Miller, David G., Rebecca Dresser, and Scott Y.H. Kim. 2019. "Advance Euthanasia Directives: A Controversial Case and Its Ethical Implications." *Journal of Medical Ethics* 45, no. 2: 84-89.

Quill, Timothy E., Barbara Lee, and Sally Nunn. 2000. "Palliative Treatments of Last Resort: Choosing the Least Harmful Alternative."

Annals of Internal Medicine 132, no. 6: 499-493.

Quill, Timothy E., Bernard Lo, and Dan W. Brock. 1997. "Palliative Options of Last Resort: A Comparison of Voluntarily Stopping Eating and Drinking, Terminal Sedation, Physician-Assisted Suicide, and Voluntary Active Euthanasia. *JAMA* 278, no.23: 2099-2014.

Quill, Timothy E., Linda Ganzini, Robert D. Troug, and Thaddeus M. Pope. 2018. "Voluntarily Stopping Eating and Drinking: Clinical, Ethical, and Legal Aspects." *JAMA Intern Med* 178, no. 1: 123-127.

Quill, Timothy E., Vyjeyanthi J. Periyakoil, Erin Denney-Koelsch, Patrick White, and Donna Zhurhovsky. 2019. *Primer of Palliative Care, 7th Edition*. Chicago, IL: American cademy of Hospice and Palliative Medicine.

Rietjens, J.A., L. van Zuylen, H. van Veluw, L. van der Wijk, A. van der Heide, and C.C. van der Rijt. 2008. "Palliative Sedation in a Specialized Unit for Acute Palliative Care in a Cancer Hospital: Comparing Patients Dying With and Without Palliative Sedation." *Journal of Pain Symptom Management* 36, no. 3: 228-234.

Stevens, Kenneth R. 2006. "Emotional and Psychological Effects of Physician Assisted Suicide and Euthanasia on Participating Physicians." *Linacre Q* 73, no. 3: 203-216.

第1章　代表性案例

Battin, Margaret P. 1996. *The Least Worst Death*. New York: Oxford University Press.

第2章　臨床議題

Ahluwalia, Indu B., Janice M. Dodds, and Magda Baligh. 1998. "Social Support and Coping Behaviors of Low-Income Families Experiencing Food Insufficiency in North Carolina." *Health Education and Behavior* 25, no. 5: 599-612.

Ayala, Guadalupe X., Barbara Baquero, and Sylvia Klinger. 2008. "A Systematic Review of the Relationship Between Acculturation and Diet Among Latinos in the United States: Implications for Future Research." *Journal of the American Dietetic Association* 108, no. 8: 1330-1344.

Battin, Margaret P. 1996. *The Least Worst Death*. New York: Oxford University Press.

Bolt, Eva E., Martijn Hagens, Dick Willems, and Bregie D. Onwuteaka-Philipsen. 2015. "Primary Care Patients Hastening Death by Voluntarily Stopping Eating and Drinking." 2015. *Annals of Family Medicine* 13, no. 5: 421-428.

Braun, Whitney. 2008. "Sallekhana: the Ethicality and Legality of Religious Suicide by Starvation in the Jain Religious Community." *Medicine and Law* 27, no. 4: 913-924. PMID: 19202863.

Byock, Ira. 2014. *Four Things that Matter Most: A Book About Living*. New York: Simon and Schuster.

Casarett, David J., and Timothy E. Quill. 2007. "'I'm Not Ready for Hospice': Strategies for Timely and Effective Hospice Discussions." *Annals of Internal Medicine* 146, no. 6: 443-449.

Chilton, Mariana, and Sue Booth. 2007. "Hunger of the Body and Hunger of the Mind: African American Women's Perceptions of Food Insecurity, Health, and Violence." *Journal of Nutrition, Education, and*

Behavior 39, no. 3: 116-125.

China Daily. 2004. "Zhongyua Festival—Hungry Ghost Festival." *China Daily*, August 30, 2004 (retrieved October 20, 2008).

Dhillon, Jaapna, L. Karina Diaz Rios, Kaitlyn J. Aldaz, Natalie De La Cruz, Emily Vu, Syed Asad Asghar, Quintin Kuse, and Rudy M. Ortiz. 2019. "We Don't Have a Lot of Healthy Options: Food Environment Perceptions of First-Year, Minority College Students Attending a Food Desert Campus." *Nutrients* 11, no. 4: 816-830.

Dubowitz, Tamara, Madhumita Ghosh-Dastidar, Deborah A. Cohen, Robin Beckman, Elizabeth D. Steiner, Gerald P. Hunter, Karen R. Flórez, Christina Huang, Christine A. Vaughan, Jennifer C. Sloan, Shannon N. Zenk, Steven Cummins, and Rebecca L. Collins. 2015a. "Diet And Perceptions Change With Supermarket Introduction In A Food Desert, But Not Because Of Supermarket Use." *Health Affairs* 34, no. 11: 1858-1868.

Dubowitz, Tamara, Shannon N. Zenk, Bonnie Ghosh-Dastidar, Deborah A. Cohen, Robin Beckman, Gerald Hunter, Elizabeth D. Steiner, and Rebecca L. Collins. 2015b. "Healthy Food Access for Urban Food Desert Residents: Examination of the Food Environment, Food Purchasing Practices, Diet and BMI." *Public Health Nutrition* 18, no. 12:2220-2230.

Ganzini, Linda, Tomasz M. Beer, Matthew Brouns, Motomi Mori, and Yi-Ching Hsieh. 2006. "Interest in Physician-Assisted Suicide Among Oregon Cancer Patients." *Journal of Clinical Ethics* 17, no. 1: 27-38.

Ganzini, Linda, Elizabeth R. Goy, and Steven K. Dobscha. 2008. "Prevalence of Depression and Anxiety in Patients Requesting Physicians' Aid in Dying: Cross Sectional Survey." *British Medical Journal* 337: 1682.

Ganzini, Linda, Elizabeth R. Goy, and Steven K. Dobscha. 2009. "Oregonians' Reasons for Requesting Physician Aid in Dying." *Archives of Internal Medicine* 169, no. 5: 489-492.

Ganzini, Linda, Elizabeth R. Goy, Lois L. Miller, Theresa A. Harvath, Ann Jackson, and Molly A. Delorit. 2003. "Nurses' Experiences With Hospice Patients Who Refuse Food and Fluids to Hasten Death." *New England Journal of Medicine* 349, no. 4: 359-365.

Ganzini, Linda, Melinda A. Lee, Ronald T. Heintz, Joseph D. Bloom, and Daren S. Fenn. 1994. "The Effect of Depression Treatment on Elderly Patients' Preferences for Life- Sustaining Medical Therapy." *American Journal of Psychiatry* 151, no. 11: 1631-1636.

Hill, Brittany G., Ashely G. Maloney, Terry Mize, Tom Himelick, and Jodie L. Guest. 2011. "Prevalence and Predictors of Food Insecurity in Migrant Farmworkers in Georgia." *American Journal of Public Health* 101: 831-833.

Horowitz, Robert, Bernard Sussman, and Timothy Quill. 2016. "VSED Narratives: Exploring Complexity." *Narrative Inquiry in Bioethics* 6, no. 2: 115-120.

In My Own Words. 2020. Video Advance Recording Service, Oakland, CA. http://inmyownwords.com (accessed June 5, 2020).

Ivanovic, Natasa, Daniel Buche, and Andre Fringer. 2014. "Voluntary Stopping of Eating and Drinking at the End of Life—a "Systematic Search and Review" Giving Insight Into an Option of Hastening Death in Capacitated Adults at the End of Life." *BMC Palliative Care* 13, no. 1: 1.

Kaiser, Lucia L., Hugo Melgar-Quiñonez, Marilyn S. Townsend, Yvonne Nicholson, Mary Lavender Fujii, Anna C. Martin, and Cathi L. Lamp. 2003. "Food Insecurity and Food Supplies in Latino Households with

Young Children." *Journal of Nutrition, Education, and Behavior* 35: 148-53.

Meier, Diane E., Anthony L. Back, and Robert S. Morrison. 2001. "The Inner Life of Physicians and Care of the Seriously Ill." *JAMA* 286, no. 23: 3007-3014.

Munger, Ashley L, Tiffani D.S. Lloyd, Katherine E. Speirs, Kate C. Riera, and Stephanie K. Grutzmacher. 2015. "More Than Just Not Enough: Experiences of Food Insecurity for Latino Immigrants." *Journal of Immigrant and Minority Health* 17, no. 5: 1548-1556.

Olson, Christine M. 1999. "Nutrition and Health Outcomes Associated with Food Insecurity and Hunger." *Journal of Nutrition* 129, no. 2: 521S-524S.

Quill, Timothy E. 1993. "Doctor, I Want to Die. Will You Help Me?" *JAMA* 270, no. 7: 870-873.

Quill, Timothy E. 2000. "Initiating End-of-Life Discussions with Seriously Ill Patients: Addressing the 'Elephant in the Room.'" *JAMA* 284, no. 19: 2502-2507.

Quill, Timothy E., and Amy P. Abernethy. 2013. "Generalist Plus Specialist Palliative Care—Creating a More Sustainable Model." *New England Journal of Medicine* 368, no. 13: 1173-1175.

Quill, Timothy E., and Margaret P. Battin. 2020. "Physician Assisted Death: Understanding, Evaluating and Responding to Requests for Medical Aid In Dying." UpToDate (website), Robert M. Arnold, section editor: https://www.uptodate.com/contents/physician-assisted-dying-understanding-evaluating-and-responding-to-requests-for-medical-aid-in-dying.

Quill, Timothy E., Robert Arnold, and Anthony L. Back. 2009. "Discussing Treatment Preferences with Patients Who Want 'Everything.'" *Annals of Internal Medicine* 151, no. 5: 345-349.

Quill, Timothy E., Rebecca Dresser, and Dan W. Brock. 1997. "The Rule of Double Effect—a Critique of its Role in End-of-Life Decision Making." *New England Journal of Medicine* 337, no. 24: 1768-1771.

Quill, Timothy E., Linda Ganzini, Robert D. Truog, and Thaddeus M. Pope. 2018. "Voluntarily Stopping Eating and Drinking Among Patients With Serious Advanced Illness-Clinical, Ethical, and Legal Aspects." *JAMA Internal Medicine* 178, no. 1: 123-127.

Quill, Timothy E., Bernard Lo, and Dan W. Brock. 1997. "Palliative Options of Last Resort: a Comparison of Voluntarily Stopping Eating and Drinking, Terminal Sedation, Physician-Assisted Suicide, and Voluntary Active Euthanasia." *JAMA* 278, no. 23: 2099-2104.

Schwarz, Judith K. 2007. "Exploring the Option of Voluntarily Stopping Eating and Drinking Within the Context of a Suffering Patient's Request For a Hastened Death." *Journal of Palliative Medicine* 10, no. 6: 1288-1297.

Stangle, Sabrina, Wukfried Schnepp, and Andre Fringer. 2019. "The Need to Distinguish between Different Forms of Oral Nutrition Refusal and Different Forms of Voluntary Stopping of Eating and Drinking." *Palliative Care & Social Practice* 13:1-7.

Teiser, Stephen F. 1996. *The Ghost Festival in Medieval China*. Princeton, NJ: Princeton University Press.

Walker, Renee E., Christopher R. Keane, and Jessica G. Burke. 2010. "Disparities and Access to Healthy Food in the United States: A Review of Food Deserts Literature." *Health and Place* 16, no. 5: 876-884.

Woodruff, Rebecca C., Regine Haardörfer, Ilana G. Raskind, April Hermstad, and Michelle C. Kegler. 2020. "Comparing Food Desert

Residents With Non-Food Desert Residents on Grocery Shopping Behaviours, Diet and BMI: Results From a Propensity Score Analysis." *Public Health Nutrition* 23, no. 5: 806-811.

World Health Organization. 2018. "Global Hunger Continues to Rise, New UN Report Says" (September 11, 2018). https://www.who.int/news-room/detail/11-09-2018-global-hunger-continues-to-rise---new-un-report-says (accessed June 5, 2020).

第3章　倫理議題

American Association of Suicidology. 2017. "Statement of the American Association of Suicidology: 'Suicide' Is Not the Same as 'Physician Aid in Dying,'" approved October 30, 2017. https://suicidology.org/wp-content/uploads/2019/07/ AAS-PAD-Statement-Approved-10.30.17-ed-10-30-17.pdf.

Badham, John (director). 1981. "Whose Life Is It Anyway?" (film). Beverly Hills: Metro-Goldwyn-Mayer.

Beauchamp, Tom L., and James F. Childress. 2001. *Principles of Biomedical Ethics, 5th ed.* New York: Oxford University Press.

Birnbacher, Dieter. 2015. "Ist Sterbefasten eine Form von Suizid?" *Ethik in der Medizin* 27, no. 4 (December). Unpublished English version from the author: "Is Voluntarily Stopping Eating and Drinking a Form of Suicide?"

Boyle, Joseph. 2017. "Intention, Permissibility, and the Consistency of Traditional End-of-Life Care." In *Euthanasia and Assisted Suicide: Global Views on Choosing to End Life*, edited by Michael J. Cholbi, 255-275. Santa Barbara, CA: Praeger/ABC-CLIO.

Burton, Keith. 1989. "A Chronicle: Dax's Case as It Happened." In *Dax's*

Case: Essays in Medical Ethics and Human Meaning, edited by Lonnie D. Kliever, 1-12. Dallas: Southern Methodist University Press. Reprinted in Steinbock et al. 2013, 343-347.

Cantor, Norman L. 2006. "On Hastening Death Without Violating Legal and Moral Prohibitions." *Loyola University Chicago Law Journal* 37: 101-125.

Cantor, Norman L. 2020. *My Eccentric Family: Memories from a Communist, Mafioso, Zionist Past.* Tel Aviv-Yafo, Israel: eBookPro Publishing.

Cowart, Dax, and Robert Burt. 1998. "Confronting Death: Who Chooses, Who Controls?" *Hastings Center Report* 28, no. 1 (January-February): 14-24. Reprinted in Steinbock et al. 2013, 348-353.

Friesen, Phoebe. 2020. "Medically Assisted Dying and Suicide: How Are They Different, and How Are they Similar?" *Hastings Center Report* 50, no. 1 (January- February): 32-43.

H Ltd v J (2010, 107 SASR 352).

In re Browning 568 So. 2d (Fla. 1990).

Jansen, Lynn A. 2004. "No Safe Harbor: The Principle of Complicity and the Practice of Voluntary Stopping of Eating and Drinking." *Journal of Medicine and Philosophy* 29, no. 1: 61-74.

Jansen, Lynn A., and Daniel P. Sulmasy. 2002. "Sedation, Alimentation, Hydration, and Equivocation: Careful Conversation about Care at the End of Life." *Annals of Internal Medicine* 136, no. 11 (June): 845-849.

Jox, Ralf J., Isra Black, Gian Domenico Borasio, and Johanna Anneser. 2017. "Voluntary Stopping of Eating and Drinking: Is Medical Support Ethically Justified?" *BMC Medicine* 15: 186-190.

Meisel, Alan, Kenneth Cerminara, and Thaddeus M. Pope. 2020. *The Right to Die: The Law of End-of-Life Decisionmaking, 3rd ed.* New

York: Wolters Kluwer Law & Business. Loose-leaf publication from 2004, with annual supplements.

Menzel, Paul T. 2013. "Advance Directives, Dementia, and Eligibility for Physician- Assisted Death." *New York Law School Law Review* 58, no. 2: 321-345.

Menzel, Paul T. 2017. "Voluntarily Stopping Eating and Drinking: A Normative Comparison with Refusing Lifesaving Treatment and Advance Directives." *Journal of Law, Medicine & Ethics* 45, no. 4 (Winter): 634-646.

O'Neill, Onora. 2002. *Autonomy and Trust in Bioethics*. Cambridge, UK: Cambridge University Press.

O'Rourke, Kevin D. 2005. "The Catholic Tradition on Forgoing Life Support." *The National Catholic Bioethics Quarterly* 5, no. 3 (Autumn): 537-553.

Paris, John. 1992. "The Catholic Tradition on the Use of Nutrition and Fluids." In *Birth, Suffering, and Death: Catholic Perspectives at the Edges of Life*, edited by Kevin W. Wildes, Frances Abel, and John C. Harvey, 189-208. Dordrecht, Netherlands: Springer.

Pope, Thaddeus M. 2005. "Monstrous Impersonation: A Critique of Consent-Based Justifications for Hard Paternalism." *University of Missouri-Kansas City Law Review* 73, no. 3: 681-713.

Pope, Thaddeus M. 2013. "Clinicians May Not Administer Life-Sustaining Treatment Without Consent: Civil, Criminal, and Disciplinary Sanctions." *Journal of Health and Biomedical Law* 9: 213-196.

Quill, Timothy E., Linda Ganzini, Robert D. Truog, and Thaddeus M. Pope. 2018. "Voluntarily Stopping Eating and Drinking Among Patients with Serious Advanced Illness—Clinical, Ethical, and Legal Aspects." *JAMA Internal Medicine* 178, no. 1: 123-127.

Satz v. Permutter 362 So. 2d 160 (Fla. Ct. App. 1978), affirmed 379 So. 2d 359 (Fla. 1980).

Schloendorff v. New York Hospital 211 NY 125 (1914).

Schwarz, Judith K. 2011. "Death by Voluntary Dehydration: Suicide or the Right to Refuse a Life-Prolonging Measure?" *Widener Law Review* 17, no. 2: 351-361.

Shacter, Phyllis R. 2016. "Not Here by Choice: My Husband's Choice about How and When to Die." *Narrative Inquiry in Bioethics* 6, no. 2 (Summer): 94-96.

Shacter, Phyllis R. 2017. *Choosing to Die, a Personal Story: Elective Death by VSED in the Face of Degenerative Disease.* Self-published, information at info@PhyllisShacter.com.

Steinbock, Bonnie, and Alastair Norcross, eds. 1999. *Killing and Letting Die, 2nd edition.* New York: Fordham University Press.

Steinbock, Bonnie, Alex J. London, and John D. Arras, eds. 2013. *Ethical Issues in Modern Medicine, 8th ed.* New York: McGraw Hill.

Sumner, L.W. 2011. *Assisted Death: A Study in Ethics and Law.* New York: Oxford University Press.

U.S. Bishops' Pro-Life Committee. 1992. *Nutrition and Hydration: Moral and Pastoral Reflections.* Washington, DC: U.S. Catholic Conference. Reprinted in Steinbock et al. 2013, 391-397.

White, Benjamin P., Lindy Willmott, and Julian Savulescu. 2014. "Voluntary Palliated Starvation: A Lawful and Ethical Way to Die?" *Journal of Law and Medicine* 22: 375-386.

Woollard, Fiona, and Frances Howard-Snyder. 2016. "Doing vs. Allowing Harm." *In The Stanford Encyclopedia of Philosophy* (Winter 2016 edition), edited by Edward N. Zalta. https://plato.stanford.edu/archives/win2016/entries/doing-allowing/.

第4章　法律議題

A v. E, [2012] EWHC 1639 (COP)

A.B. v. C., 477 N.Y.S. t. 1984).

Airedale National Health Service Trust v. Bland, [1993] AC 789.

Alzheimer's Australia. 2014. *End of Life Care for People with Dementia*, https://www.de-mentia.org.au/files/EOI_ExecSummary_Web_Version. pdf.

American Medical Women's Association. 2018. "Position Statement on Medical Aid in Dying." https://www.amwa-doc.org/wp-content/ uploads/2018/09/Medical-Aid-in-Dying-Position-Paper.pdf.

ANA Center for Ethics and Human Rights. 2017. "Revised Position Statement: Nutrition and Hydration at the End of Life." https:// www.nursingworld.org/~4af0ed/globalassets/docs/ana/ethics/ps_ nutrition-and-hydration-at-the-end-of-life_2017june7.pdf.

Arena v. Riversource Life Ins. No. 19-01043 (3d Cir. Sept. 10, 2019).

Arizona Revised Statutes § 13-3623.

Astraforoff (British Columbia (Attorney General) v.), 1983 BCCA 718.

Atiyah, P.S., and Robert S. Summers. 1987. *Form and Substance in Anglo-American Law: A Comparative Study of Legal Reasoning, Legal Theory, and Legal Institutions*. London: Clarendon.

Atlanta Constitution. 1983. "Obituaries." *Atlanta Constitution*, December 21.

Baumgartner, Fritz. "The Ethical Requirement to Provide Hydration and Nutrition." *Archives of Internal Medicine* 166, no. 12: 1324.

Baxter v. State, 224 P.3d 1211 (Mont. 2009).

Bentley v. Maplewood Seniors Care Society, 2014 BCSC 165.

Bernat, James L., Bernard Gert, and Peter Mogielnicki. 1993. "Patient

Refusal of Hydration and Nutrition. An Alternative to Physician-Assisted Suicide or Voluntary Active Euthanasia." *Archives of Internal Medicine* 153, no. 24: 2723-2728.

Bolt, Eva. 2020. "Stop Eating and Drinking." *Pallium*, Nov. 20, https://www.palliumtotaal.nl/magazine-artikelen/stoppen-met-eten-en-drinken/.

Bouvia v. Superior Court, 179 Cal. App. 3d 1128 (Cal. App. 1986).

Brooks (In re), 258 N.Y.S. 2d 621 (Sup. Ct. 1987).

Butler v. United States, No. 4:07CV00519-JMM, 2009 WL 1607912 & 24 (E.D. Ark. June 9, 2009).

Byock, Ira. 1995. "Patient Refusal of Nutrition and Hydration: Walking the Ever-Finer Line." *American Journal of Hospice and Palliative Care* 12, no. 2: 8-13.

California A.B. 2747 (2009).

California Health and Safety Code § 443.18.

California Probate Code § 4656.

California Probate Code § 4734.

Canterbury v. Spence, 464 F. 2d 772 (D.C. Cir. 1972).

Cantor, Norman L. 2020. "Dispelling Medico-Legal Misconceptions Impeding Use of Advance Instructions to Shorten Immersion in Deep Dementia." *SSRN*, https://papers. ssrn.com/sol3/papers.cfm?abstract_id=3712186.

Cantor, Norman L., and George C. Thomas. 2000. "The Legal Bounds of Physician Conduct in Hastening Death." *Buffalo Law Review* 48, no. 1: 83-173.

Caulk (In re), 125 N.H. 226, 480 A.2d 93 (1984).

Cavanagh, Maureen. 2014. "How Should a Catholic Hospice Respond to Patients Who Choose to Voluntarily Stop Eating and Drinking in Order to Hasten Death?" *Linacre Quarterly* 81, no. 3 (August): 279-

285.

Chabot, Boudewin E. 2007. *Auto-Euthanasie. Verborgen Stervenswegen In Gesprek Met Naasten*. Amsterdam: Uitgeverij Bert Bakker.

Chabot, Boudewin E., and A. Goedhart. 2009. "A Survey of Self-Directed Dying Attended by Proxies in the Dutch Population." *Social Science & Medicine* 68, no. 10: 1745-1751.

Chief Coroner. 2016. "Guidance No.17 Conclusions: Short-Form and Narrative." https://www.judiciary.uk/wp-content/uploads/2013/09/guidance-no-17-conclusions.pdf.

Clarkson Co. Ltd. v. Shaheen, 544 F.2d 624 (2d Cir. 1976).

Centers for Medicare and Medicaid Services (CMS). 2020. "Requirements for Providers." 42 C.F.R. § 489.102(c)(1).

Centers for Medicare and Medicaid Services (CMS). 2019. "State Operations Manual, Appendix Q—Core Guidelines for Determining Immediate Jeopardy." https://www.cms.gov/Regulations-and-Guidance/Guidance/Manuals/downloads/som107ap_q_immedjeopardy.pdf.

Colorado Revised Statutes § 26-3.1-101.

Cochrane, Thomas I., and Robert D. Truog. 2005. "Refusal of Hydration and Nutrition: Irrelevance of the 'Artificial' vs 'Natural' Distinction." *Archives of Internal Medicine* 165, no. 22: 2574-2576.

Cochrane, Thomas I., and Robert D. Truog. 2006. "The Ethical Requirement to Provide Hydration and Nutrition." *Archives of Internal Medicine* 166, no. 12: 1324-1325.

College of Physicians and Surgeons of British Columbia, CPS No. IC-2017-0836 (February 13, 2018).

Cruzan v. Director, Missouri Dept. of Health, 497 U.S. 261 (1990).

Culzac, Natasha. 2014. "Grandmother Starves Herself to Death After UK's Assisted Suicide Laws Left Her with No Alternative." *Guardian*,

October 19.

De Lima, Liliana, Roger Woodruff, Katherine Pettus, Julia Downing, Rosa Buitrago, Esther Munyoro, Chitra Venkateswaran, Sushma Bhatnagar, and Lukas Radbruch. 2017. "International Association for Hospice and Palliative Care Position Statement: Euthanasia and Physician-Assisted Suicide." *Journal of Palliative Medicine* 20: 8-14.

Dobbs, Dan, Paul T. Hayden, and Ellen M. Bublick. 2020. *Dobbs' Law of Torts, 2d (Practitioner Treatise Series)*. Eagan, MN: Thomson Reuters.

Downie, Jocelyn, and Matthew J. Bowes. 2019. "Refusing Care as a Legal Pathway to Medical Assistance in Dying." *Canadian Journal of Bioethics* 2, no. 2: 73-82.

Druml, Christiane, Peter E. Ballmer, Wilfred Druml, Frank Oehmichen, Alan Shenkin, Pierre Singer, Peter Soeters, Arved Weimann, and Stephan C. Bischoff. 2016. "ESPEN Guideline on Ethical Aspects of Artificial Nutrition and Hydration." *Clinical Nutrition* 35, no. 3: 545-556.

Eddy, David M. 1994. "A Conversation with My Mother." *JAMA* 272: 179-181.

Eddy, David. 2005. "I'm Still Telling Others How Well This Worked for My Mother." In *The Best Way to Say Goodbye: A Legal Peaceful Choice at the End of Life*, edited by Stanley A. Terman, 82-84. Carlsbad, CA: Life Transitions.

Evans, Alex. 2012. "Former Magistrate Starved Herself to Death Supporting Right-to-Die." *Weston Mercury*, October 26.

Feichtner, Angelika, Dietmar Weixler, and Alois Birklbauer. 2018. "Voluntary Refraining from Food and Fluids to Accelerate Death: A Statement from the Austrian Palliative Society (OPG) [Freiwilliger Verzicht auf Nahrung und Flüssigkeit umdas Sterben zu beschleunigen: Eine Stellungnahme der österreichischen Palliativgesellschaft (OPG)]."

Vienna Medical Weekly [*Wiener Medizinische Wochenschrift*] 168: 168-176.

Gallagher J. 1984. "Health Facilities' Obligations when a Patient Refuses Treatment." *Health Progress* 65, no. 8: 40-43.

Ganzini, Linda, Elizabeth R. Goy, Lois L. Miller, Theresa A. Harvath, Ann Jackson, and Molly A. Delorit. 2003. "Nurses' Experiences with Hospice Patients Who Refuse Food and Fluids to Hasten Death." *New England Journal of Medicine* 349: 359-365.

General Medical Council (GMC). 2015. "Patients Seeking Advice or Information about Assistance to Die." https://www.gmc-uk.org/-/media/documents/gmc-guidance---when-a-patient-seeks-advice-or-information-about-assistance-to-die_pdf-61449907. pdf.

General Medical Council (GMC). 2018. "Email to Leigh Day, SR1-2099006949," October 30.

Goldstein, Nathan E. 2012. "Prevalence of Formal Accusations of Murder and Euthanasia against Physicians." *Journal of Palliative Medicine* 15, no. 3: 334-339.

Goodman, Ellen. 1984. "Judging the Right to Die." *Washington Post*, February 11.

Goodman, Lee Hugh. 2021. "Litigating the Suicide Exclusion in Life Insurance Policies." *American Jurisprudence Proof of Facts* 3d 20: 227

Gordy (In re), 658 A.2d 613 (Del. Chancery 1994).

H Ltd v. J, [2010] SASC 176 ¶ 1-2 (Austl.).

Hawaii. "Our Care, Our Choice Act." Laws 2018, chapter 2.

Hart, H.L.A. 1961. *The Concept of Law*. London: Clarendon Press.

Harvath, Theresa A., Lois L Miller, Elizabeth Goy, Ann Jackson, Molly Delorit, and Linda Ganzini. 2004. "Voluntary Refusal of Food and Fluids: Attitudes of Oregon Hospice Nurses and Social Workers."

International Journal of Palliative Nursing 10: 236-241.

Hoekstra, Nina Luisa, M. Strack, and A. Simonet. 2015. "Physicians Attitudes on Voluntary Refusal of Food and Fluids to Hasten Death —Results of an Empirical Study Among 255 Physicians." *Zeitschrift für Palliativmedizin* 16 no 2: 68-73.

Ivanović, Natasa, Daniel Büche, and André Fringer. 2014. "Voluntary Stopping of Eating and Drinking at the End of Life—A 'Systematic Search and Review' Giving Insight into an Option of Hastening Death in Capacitated Adults at the End of Life." *BMC Palliative Care* 13, no. 1. https://bmcpalliatcare.biomedcentral.com/track/pdf/10.1186/1472-684X-13-1.pdf

KNMG, (Koninklijke Nederlandsche Maatschappij tot bevordering der Geneeskunst) [Royal Dutch Medical Association]. 2011. "The Role of the Physician in the Voluntary Termination of Life." https://www.knmg.nl/actualiteit-opinie/nieuws/nieuwsbericht/euthanasia-in-the-netherlands.htm.

Jansen, Lynn A., and Daniel P. Sulmasy. 2002. "Sedation, Alimentation, Hydration, and Equivocation: Careful Conversation about Care at the End of Life." *Annals of Internal Medicine* 136: 845-849.

Johnson, Sandra H. 2009. "Regulating Physician Behavior: Taking Doctors' 'Bad Law' Claims Seriously." *Saint Louis University Law Journal* 53: 973-1032.

Johnson, Sandra H. 2012. "What Law Really Requires." *Hastings Center Report* 42, no. 1 (Jan./Feb.): 11-12.

Jotkowitz, Alan. 2009. "End-of-Life Treatment Decisions: The Opportunity to Care." *American Journal of Bioethics* 9, no. 4: 59-60.

Joychen, P.J. 2015. "Jain Practice of Santhara Illegal: Rajasthan HC." *Times of India*, August 11. https://timesofindia.indiatimes.com/

toireporter/author-PJ-Joychen-479195188.cms.

Kallinger (Commonwealth v.), 134 Pa. Commw. 415, 580 A.2d 887 (1990).

Larriviere, Dan, and H. Richard Beresford. 2008. "Professionalism in Neurology: The Role of Law." *Neurology* 71: 1283-1288.

Mader, Sarah, and Victoria Apold. 2020."VSEDasan Alternativeto MAiD: APan-Canadian Legal Analysis." https://papers.ssrn.com/sol3/papers.cfm?abstract_id=3500173.

Manoir de la Pointe Bleue Inc. v. Corbeil, [1992] Carswell Quebec 1623 (Quebec Superior Court, Canada).

Margolick, David. 1994. "Judge Says Ailing Man, 85, May Fast to Death." *New York Times*, February 3.

Meisel, Alan. 1995. "Barriers to Forgoing Nutrition and Hydration in Nursing Homes." *American Journal of Law and Medicine* 21: 335-382.

Meisel, Alan. 2016. "Legal Issues in Death and Dying: How Rights and Autonomy Have Shaped Legal Practice." In *Oxford Handbook of Ethics at the End of Life*, edited by Stuart J. Youngner and Robert M. Arnold, 7-26. New York: Oxford University Press.

Meisel, Alan, Kathy L. Cerminara, and Thaddeus M. Pope. 2020. *The Right to Die: The Law of End-of-Life Decisionmaking*. New York: Wolters Kluwer.

Melchert-Dinkel (State v.), 844 N.W.2d 13 (Minn. 2014).

Miller, Franklin G., and Diane E. Meier. 1998. "Voluntary Death: A Comparison of Terminal Dehydration and Physician-Assisted Suicide." *Annals of Internal Medicine* 128: 559-562.

Minnesota Statutes § 145C.01(4).

Minnesota Statutes § 609.215(3)(b).

Montgomery, Lori. 1996. "Starving is Legal Suicide Method." *Detroit*

Free Press, November 20.

Morton v. Wellstar, 653 S.E.2d 756 (Ga. App. 2007).

Nauk, Friedemann, Christoph Ostgathe, and Lukas Radbruch. 2014. "Physically Assisted Suicide: Help with Dying—No Help with Dying." *German Medical Journal* [*Dtsch Arztebl*] 111, no. 3: A67-A71.

Nishi v. Hartwell, 473 P. 2d 116 (Haw. 1970).

New York Public Health Law § 2997-c.

Ohio Revised Code § 3795.03.

Oyez. 1997. "Vacco v. Quill Oral Argument." *Oyez*, January 8. https://www.oyez.org/cases/1996/95-1858.

Onwuteaka-Philipsen, Bregje D., Arianne Brinkman-Stoppelenburg, Corine Penning, Gwen J.F. de Jong-Krul, Johannes J.M. van Delden, and Agnes van der Heide. 2012. "Trends in End-of-Life Practices Before and after the Enactment of the Euthanasia Law in The Netherlands from 1990 to 2010: A Repeated Cross-Sectional Survey." *Lancet* 380, no. 9845: 908-915.

Pictaroia v. N.E. Utilities, 756 A.2d 845 (Conn. 2000).

Plaza Health & Rehabilitation Center (In re), (Onondaga County, NY Feb 2, 1984) (Miller, J).

Pope, Thaddeus M. 2008. "Involuntary Passive Euthanasia in U.S. Courts: Reassessing the Judicial Treatment of Medical Futility Cases." *Marquette Elder's Advisor* 9: 229-268.

Pope, Thaddeus M. 2010. "Legal Briefing: Conscience Clauses and Conscientious Refusal." *Journal of Clinical Ethics* 21, no. 2: 163-180.

Pope, Thaddeus M., and Lindsey Anderson. 2011. "Voluntarily Stopping Eating and Drinking: A Legal Treatment Option at the End of Life." *Widener Law Review* 17, no. 2: 363-428.

Pope, Thaddeus M. 2013. "Clinicians May Not Administer Life-Sustaining

Treatment without Consent: Civil, Criminal, and Disciplinary Sanctions." *Journal of Health & Biomedical Law* 9: 213-296.

Pope, Thaddeus M. 2017. "Certified Patient Decision Aids: Solving Persistent Problems with Informed Consent Law." *Journal of Law, Medicine, and Ethics* 45: 12-40.

Pope, Thaddeus M. 2018. "Law and Ethics in Oncology: Voluntarily Stopping Eating and Drinking Is a Legal and Ethical Exit Option." *ASCO Post*, June 25.

Pope, Thaddeus M. 2018. "Legal History of Medical Aid in Dying: Physician Assisted Death in U.S. Courts and Legislatures." *New Mexico Law Review* 48: 267-301.

Quill, Timothy E., and Ira R. Byock. 2000. "Responding to Intractable Terminal Suffering: The Role of Terminal Sedation and Voluntary Refusal of Food and Fluids." *Annals of Internal Medicine* 132: 408-414.

Richards, Naomi. 2014. "The Death of the Right-to-Die Campaigners." *Anthropology Today* 30, no. 3: 14-17.

Rozovsky, Fay A. 2020. *Consent to Treatment: A Practical Guide, Fifth Edition*. New York: Wolters Kluwer.

Swiss Academy of Medical Sciences. 2018. "Management of Dying and Death." https://www.sams.ch/en/Publications/Medical-ethical-Guidelines.html.

Savulescu, Julian. 2014. "A Simple Solution to the Puzzles of End of Life? Voluntary Palliated Starvation." *Journal of Medical Ethics* 40: 110-113.

Shacter, Phyllis. 2017. Choosing to Die: A Personal Story: Elective Death by Voluntarily Stopping Eating and Drinking (VSED) in the Face of Degenerative Disease. Self- published, information at https://www.

phyllisshacter.com/.

Sherazi, Saadia. 2008. "Physicians' Preferences and Attitudes about End-of-Life Care in Patients with an Implantable Cardioverter-Defibrillator." *Mayo Clinic Proceedings* 83, no. 10: 1139-1141.

Shinjo, Takuya, Tatsuya Morita, Daisuke Kiuchi, Masayuki Ikenaga, Hirofumi Abo, Sayaka Maeda, Satoru Tsuneto, and Yoshiyuki Kizawa. 2019. "Japanese Physicians' Experiences of Terminally Ill Patients Voluntarily Stopping Eating and Drinking: A National Survey." *BMJ Supportive Palliative Care* 9, no. 2: 143-145.

Silver, Mara. 2005. "Testing Cruzan: Prisoners and the Constitutional Question of Self- Starvation." *Stanford Law Review* 58: 631-662.

Singletary v. Costello, 665 So. 2d 1099 (Fla. Dist. Ct. App. 1996).

Stangle, Sabrina, Wilfried Schnepp, Daniel Büche, Christian Häuptle, and André Fringer. 2020. "Family Physicians' Perspective on Voluntary Stopping of Eating and Drinking: A Cross-Sectional Study." *Journal of International Medical Research* 48, no. 8; 1-15.

Stangle, Sabrina, Daniel Büche, Christian Häuptle, and André Fringer. 2021. "Attitudes and Professional Stance of Swiss Health Care Professionals towards Voluntary Stopping of Eating and Drinking to Hasten Death: A Cross-Sectional Study." *Journal of Pain and Symptom Management* 61, no. 2; 27-278.

Sullivan, Robert J. 1993. "Accepting Death without Artificial Nutrition or Hydration." *Journal of General Internal Medicine* 8: 220-223.

Thor v. Superior Court, 5 Cal.4th 725 (Cal. 1993).

Taktak v. R, 14 NSWLR 226 (1988).

Trowse, Phillippa. 2020. "Voluntary Stopping of Eating and Drinking in Advance Directives for Adults with Late-Stage Dementia." *Australasian Journal on Aging*, 39, no. 22: 142-147.

Truchon v. Procureur Général du Canada, 2019 QCCS 3792.

Utah Code Annotated § 62A-3-30.

Van der Heide, Agnes, A. Brinkman-Stoppelenburg, J.J.M. Delden, and B.D. Onwuteaka-Philipsen. 2012. *Sterfgevallenonderzoek 2010: Euthanasie en Andere Medische Beslissingen Rond het Levenseinde.* Den Haag: ZenMw.

Von Holden (In re), 87 A.D.2d 66, 450 N.Y.S.2d 623 (1982).

Western Australia Joint Select Committee on End of Life Choices. 2018. *My Life, My Choice: The Report of the Joint Select Committee on End of Life Choices.* https://www.parliament.wa.gov.au/Parliament/commit. nsf.

Windsor House v. Centers for Medicare & Medicaid, DAB No. CR1039 (U.S. Dept. Health & Human Services 2013), dhhs.gov/dab/decisions/CR1039.html.

Winnebago County v. C.S., No. 2016-AP-1982, 2020 WI 33.

Wolfe, Ian D., and Thaddeus M. Pope. 2020. "Hospital Mergers and Conscience-Based Objections—Growing Threats to Access and Quality of Care." *New England Journal of Medicine* 382, no. 15: 1388-1389.

World Medical Association. 2016. "Declaration of Tokyo." https://www.wma.net/policies-post/wma-declaration-of-tokyo-guidelines-for-physicians-concerning- torture-and-other-cruel-inhuman-or-degrading-treatment-or-punishment-in-relation-to-detention-and-imprisonment/.

Wright, James L., Peter M Jaggard, Timothy Holahan, and Ethics Subcommittee of AMDA. 2019. "Stopping Eating and Drinking by Advance Directives (SED by AD) in Assisted Living and Nursing Homes." *JAMDA* 29:1362-1366.

Zant v. Prevatte 286 S.E.2d 715, 248 Ga. 832 (1982).

第 5 章 機構議題

AMDA—The Society for Post-Acute and Long-Term Care Medicine. 2019. "Ethics Committee White Paper: Stopping eating and drinking by advance directives (SED by AD) in the ALF and PALTC setting" (April 2019). https://paltc.org/amda-white-papers-and-resolution-position-statements/stopping-eating-and-drinking-advance-directives.

American Bar Association. 2017. "State Statutory Provisions Related to Orally Provided Food and Fluids and Comfort Care" (July 2017). https://www.americanbar.org/con-tent/dam/aba/administrative/law_aging/2017_Food_%20Fluids_%20Chart.pdf.

American Nurses Association. 2017. "Position Statement: Nutrition and Hydration at the End of Life." https://www.nursingworld.org/~4af0ed/globalassets/docs/ana/ethics/ps_ nutrition-and-hydration-at-the-end-of-life_2017june7.pdf.

Bangerter, Lauren R., Allison R. Heid, Katherin Abbott, and Kimberly Van Haitsma. 2017. "Honoring the Everyday Preferences of Nursing Home Residents: Perceived Choice and Satisfaction with Care." *Gerontologist* 5, no. 3: 479-486.

Block, Susan D., and J. Andrew Billings. "Patient Requests to Hasten Death: Evaluation and Management in Terminal Care." 1994. *Archives of Internal Medicine* 154, no. 18: 2039-2047.

Bolt, Eva E., Martijn Hagens, Dick Willems, and Bregie D. Onwuteaka-Philipsen. 2015. "Primary Care Patients Hastening Death by Voluntarily Stopping Eating and Drinking." 2015. *Annals of Family Medicine* 13, no. 5: 421-428.

Centers for Medicare and Medicaid Services (CMS). 2017. "State Operations Manual, Appendix PP—Guidance to Surveyors for Long

Term Care Facilities (Rev. 173, 11-22-17)." https://www.cms.gov/
Regulations-and-Guidance/Guidance/Manuals/downloads/som107ap_
pp_guidelines_ltcf.pdf.

Centers for Medicare & Medicaid Services (CMS). 2019. "Long-Term
Care Facility Resident Assessment Instrument 3.0 Version 1.17.1."
October 2019 (online). https://www.cms.gov/Medicare/Quality-
Initiatives-Patient-Assessment-Instruments/
NursingHomeQualityInits/MDS30RAIManual.html.

Chabot, Boudewijn E., and Arnold Goedhart. 2009. "A Survey of Self-
directed Dying Attended by Proxies in the Dutch Population." *Social
Science and Medicine* 68, no. 10: 1745-1751.

Cipriano, Pamela F. 2018. "ANA responds to the HHS announcement of
the New Conscience and Religious Freedom Division" (January 18,
2018). https://www.nursingworld.org/news/news-releases/2018/ana-
responds-to-the-hhs-announcement-of-the-new-onscience-and-religious-
freedom-division/.

Gruenewald, David A. 2018. "Voluntarily Stopping Eating and Drinking: A
Practical Approach for Long-Term Care Facilities." *Journal of
Palliative Medicine* 21, no. 9: 1214-1220.

Hospice Foundation of America. "What is Hospice?" https://
hospicefoundation.org/Hospice-Care/Hospice-Services.

Hospicare.org. 2020. "Death and Dying." https://www.hospicare.org/
education/death-and-dying/.

KNMG (Royal Dutch Medical Association) and V&VN (Dutch Nurses
Association). 2014. *Caring for people who consciously choose not to eat
and drink so as to hasten the end of life.* http://docplayer.net/10054859-
Caring-for-people-who-consciously-choose-not-to-eat-and-drink-so-
as-to-hasten-the-end-of-life.html.

Pope, Thaddeus M., and Lindsey E. Anderson. 2011. "Voluntarily Stopping Eating and Drinking: a Legal Treatment Option at the End of Life." *Widener Law Review* 1, no. 2: 363-428.

Koren, Mary J. "Person-centered Care for Nursing Home Residents: The Culture-change Movement." 2010. *Health Affairs*. 2, no. 2: 312-317.

Oklahoma Statutes. 2018. Title 63, § 3101.8. Citation: 63 OK Stat § 63-3101.8 (2018).

Pope, Thaddeus M., and Amanda West. 2014. "Legal Briefing: Voluntarily Stopping Eating and Drinking." *Journal of Clinical Ethics* 25, no. 1: 68-80.

Post, Linda Farber, and Jeffrey Blustein. 2015. *Handbook for Health Care Ethics Committees, 2nd ed.* Baltimore: Johns Hopkins University Press.

Quill, Timothy E. 1993. "Doctor, I Want to Die. Will You Help Me?" *JAMA* 270, no. 7: 870-873.

Quill, Timothy E., Bernard Lo, and Dan W. Brock. 1997. "Palliative Options of Last Resort: A Comparison of Voluntarily Stopping Eating and Drinking, Terminal Sedation, Physician-assisted Suicide, and Voluntary Active Euthanasia." *JAMA* 278, no. 23: 2099-2104.

Quill, Timothy E., and Ira R. Byock. 2000. "Responding to Intractable Terminal Suffering: The Role of Terminal Sedation and Voluntary Refusal of Food and Fluids." *Annals of Internal Medicine* 13, no. 5: 408-414.

Quill, Timothy E., Linda Ganzini Linda, Robert D. Truog, and Thaddeus M. Pope. 2018. "Voluntarily Stopping Eating and Drinking among Patients with Serious Advanced Illness: Clinical, Ethical, and Legal Aspects." *JAMA Internal Medicine* 17, no. 1: 123-127.

Sanger-Katz Margot. 2019. "Trump Administration Strengthens 'Conscience Rule' for Health Care Workers." *New York Times*, May 2,

2019. https://www.nytimes.com/2019/05/02/upshot/conscience-rule-trump-religious-exemption-health-care.html.

Sawicki, Nadia N. 2020. "The Conscience Defense to Malpractice." *California Law Review* 108, no. 4: 1255-1316.

Schwarz, Judith K. 2019. "Lessons From New York's Dementia Directive and Applications to Withholding Oral Feedings." *American Journal of Bioethics* 19, no. 1:95-97.

Stängle, Sabrina, Wilfried Schnepp, Daniel Büche, and André Fringer. 2020. "Long-term Care Nurses' Attitudes and the Incidence of Voluntary Stopping of Eating and Drinking: A Cross-sectional Study." *Journal of Advanced Nursing* 76, no. 2: 526-534.

U.S. Department of Health and Human Services. 2019. "Protecting Statutory Conscience Rights in Health Care; Delegations of Authority," *Federal Register* 84: 23,170, May 21.

Washington Revised Code § 70.129.140 (2008).

Washington State Long-Term Care Ombudsman Program. 2020. www.waombudsman.org.

Wax, John W., Amy W. An, Nicole Kosier, and Timothy E. Quill. 2018. "Voluntary Stopping Eating and Drinking." *Journal of the American Geriatrics Society* 66, no. 3: 441-445.

第7章　代表性案例

Ganzini, Linda, Elizabeth R. Goy, Lois L. Miller, Theresa A. Harvath, Ann Jackson, and Molly A. Delorit. 2003. "Nurses' Experiences with Hospice Patients Who Refuse Food and Fluids to Hasten Death." *New England Journal of Medicine* 349, no. 4 (July): 359-365.

Palecek Eric J., Joan M. Teno, David J. Casarett, Laura C. Hanson,

Ramona L. Rhodes, Susan L. Mitchell. 2010. "Comfort Feeding Only: A Proposal to Bring Clarity to Decision-making Regarding Difficulty with Eating for Persons with Advanced Dementia." *Journal of the American Geriatric Society* 58: 580-584.

Terman, Stanley A. 2020. *My Way Cards* © 2009-2020. Carlsbad, CA: Life Transitions Publications.

Terman, Stanley A. 2007. *The Best Way to Say Goodbye: A Legal Peaceful Choice at the End of Life.* Carlsbad, CA: Life Transitions Publications.

第8章　臨床議題

American Nurses Association. 2017. "Position Statement: Nutrition and Hydration at the End of Life." https://www.nursingworld. org/~4af0ed/globalassets/docs/ana/ethics/ps_ nutrition-and-hydration-at-the-end-of-life_2017june7.pdf.

Barnsley Hospital NHS Foundation Trust v. MSP. 2020. EWCOP 26.

Bischoff, K.E., R. Sudore, Y. Miao, W.J. Boscardin, and A.K. Smith. 2013. "Advance Care Planning and the Quality of End-of-Life Care in Older Adults." *Journal of the American Geriatrics Society* 61, no. 2: 209-214.

Bomba, Patricia A., and Katie Orem. 2015. "Lessons Learned from New York's Community Approach to Advance Care Planning and MOLST." *Annals of Palliative Medicine* 4, no. 1:10-21.

Cavanagh, Maureen. 2014. "How Should a Catholic Hospice Respond to Patients Who Choose to Voluntarily Stop Eating and Drinking in Order to Hasten Death?" *Linacre Quarterly* 81, no. 3: 279-285.

Chessa, Frank, and Fernando Moreno. 2019. "Ethical and Legal Considerations in End-of-Life Care." *Primary Care* 46, no. 3: 387-

398.

Cohen, Lewis M. 2019. *A Dignified Ending: Taking Control Over How We Die.* Lanham, MD: Rowman & Littlefield.

Dementia Care Central. 2020. "Stages of Alzheimer's & Dementia: Durations & Scales Used to Measure Progression" (last updated April 24, 2020). https://www.dementiacarecentral.com/aboutdementia/facts/stages/.

Fisher Center for Alzheimer's Research Foundation. 2019. "Clinical Stages of Alzheimer's." Based on *The Encyclopedia of Visual Medicine Series: An Atlas of Alzheimer' Disease,* by Barry Reisberg, MD. Pearl River, NY. https://www.alzinfo.org/understand-alzheimers/clinical-stages-of-alzheimers/.

Fritsch, Jenna, Sandra Petronio, Paul R. Helft, and Alexia M. Torke. 2013. "Making Decisions for Hospitalized Older Adults: Ethical Factors Considered by Family Surrogates." *Journal of Clinical Ethics* 24, no. 2: 125-134.

Lang, Forrest, and Timothy Quill. 2004. "Making Decisions with Families at the End of Life." *American Family Physician* 70 (4): 719-723.

Magnusson, Roger. 2004. "Euthanasia: Above Ground, Below Ground." *Journal of Medical Ethics* 30: 441-446.

McCann, Robert M., William J. Hall, and Ann-Marie Groth-Juncker. 1994. "Comfort Care for Terminally Ill Patients. The Appropriate Use of Nutrition and Hydration." *JAMA* 272, no. 16: 1263-1266.

Medical Care Corporation. 2020. "Functional Assessment Staging Test," https:// www.mccare.com/ pdf/ fast.pdf.

Meier, Cynthia A., and Thuan D. Ong. 2015. "To Feed or Not to Feed? A Case Report and Ethical Analysis of Withholding Food and Drink in a Patient With Advanced Dementia." *Journal of Pain and Symptom Management* 50, no. 6: 887-890.

Meisel, Alan. 1991. "Legal Myths about Terminating Life Support." *Archives of Internal Medicine* 151, no. 8: 1497-1502.

National POLST. 2019. "National POLST Form: Portable Medical Order, Information for Professional, Patient Guides." https://polst. org/national-form/.

NHCPO 2020. "Find a Care Provider." https://www.nhpco.org/find-a-care-provider/.

Pope, Thaddeus M. 2020. "Video Advance Directive: Growth and Benefits of Audio Recording." *SMU Law Review* 73, no 1: 163-179.

Quill, Timothy E., Periyakoil, Vyjeyanthi S., Erin M. Denney-Koelsch, Patrick White, and Donna S. Zhukovsky. 2019. *Primer of Palliative Care, 7th Ed.* Chicago: American Academy of Hospice and Palliative Medicine.

Quill, Timothy E., Bernard Lo, and Daniel W. Brock. 1997. "Palliative Options of Last Resort: A Comparison of Voluntarily Stopping Eating and Drinking, Terminal Sedation, Physician-Assisted Suicide, and Voluntary Active Euthanasia." *JAMA* 278, no. 23: 2099-2104.

Reisberg, Barry, Emile H. Franssen, Maciej Bobinski, Stefanie Auer, Isabel Monteiro, Istvan Boksay, Jerzy Wegiel, et al. 1996. "Overview of Methodological Issues for Pharmacological Trials in Mild, Moderate, and Severe Alzheimer's Disease." *International Psychogeriatrics* 8, no. 2: 159-193.

Sclan, Steven G., and Barry Reisberg. 1992. "Functional Assessment Staging (FAST) in Alzheimer's's Disease: Reliability, Validity, and Ordinality." *International Psychogeriatrics* 4, Supp. 1: 55-69.

Sharma, R.K., and S.M. Dy. 2011. "Documentation of Information and

Care Planning for Patients with Advanced Cancer: Associations with Patient Characteristics and Utilization of Hospital Care." *American Journal of Hospice & Palliative Medicine* 28, no. 8: 543-549.

第9章　倫理議題

Battin, Margaret P., Agnes van der Heide, Linda Ganzini, Gerrit van der Wal, and Bregje D. Onwuteaka-Phillipsen. 2007. "Legal Physician-assisted Dying in Oregon and the Netherlands: Evidence Concerning the Impact on Patients in 'Vulnerable' Groups." *Journal of Medical Ethics* 33: 591-597.

Bentley v. Maplewood Seniors Care Society, 2014 BCSC 165 (Feb. 3, 2014).

Bentley v. Maplewood Seniors Care Society, 2015 BCCA 91 (Mar. 5, 2015).

Berghmans, Ron. 2000. "Advance Directives and Dementia." *Annals of the New York Academy of Sciences* 913 (January): 105-110.

Cantor, Norman L. 2017. "Changing the Paradigm of Advance Directives to Avoid Prolonged Dementia." *Bill of Health* (blog by the Petrie-Flom Center, Harvard Law School, April 20, 2017), http://blogs.harvard.edu/billofhealth/2017/04/20/changing-the-paradigm-of-advance-directives/.

Cantor, Norman L. 2018. "On Avoiding Deep Dementia." *Hastings Center Report* 48, no. 4: 15-24.

Dresser, Rebecca, and John S. Robertson. 1989. "Quality of Life and Non-Treatment Decisions for Incompetent Patients." *Law, Medicine & Health Care* 17, no. 3: 234-244.

Dworkin, Ronald. 1993. *Life's Dominion: An Argument about Abortion, Euthanasia, and Individual Freedom.* New York: Oxford University Press.

Fischberg, Daniel, Janet Bull, David Casarett, Laura C. Hanson, Scott M. Klein, Joseph Rotella, Thomas Smith, C. Porter Storey Jr., Joan M. Teno, and Eric Widera for the AAHPM Choosing Wisely Task Force. 2013. "Five Things Physicians and Patients Should Question in Hospice and Palliative Medicine." *Journal of Pain and Symptom Management* 45, no. 3: 595-605.

Hammond, Katherine. 2016. "Kept Alive—The Enduring Tragedy of Margot Bentley." *Narrative Inquiry in Bioethics* 6, no. 2 (summer): 80-82.

Hamric, Ann B. 2012. Empirical Research on Moral Distress: Issues, Challenges, and Opportunities. *HEC Forum* 24: 39-49.

Jameton, Andrew. 1992. "Dilemmas of Moral Distress: Moral Responsibility and Nursing Practice." *Awohnn's Clinical Issues in Perinatal and Women's Health Nursing* 4, no. 4: 542-551.

Kleinman, Arthur. 2019. *The Soul of Care: The Moral Education of a Doctor*. New York: Viking/Penguin Random House.

Latham, Stephen R. 2010. "Living wills and Alzheimer's disease." *Quinnipiac Probate Law Journal* 23: 425-431.

Levine, Carol. 2005. *Always on Call: When Illness Turns Families into Caregivers, 2nd ed.* Nashville: Vanderbilt University Press.

Mayo Clinic Staff. 2019. "Alzheimer's Stages: How the Disease Progresses" (April). https://www.mayoclinic.org/diseases-conditions/alzheimers-disease/in-depth/alzheimers-stages/art-20048448.

Meilaender, Gilbert. 1991. "I Want to Burden My Loved Ones." *First Things* (October): 12-14.

Menzel, Paul T. 2017a. "Change of Mind: An Issue for Advance Directives." In *Ethics at the End of Life: New Issues and Arguments*, edited by John K. Davis, 126-137. New York: Routledge.

Menzel, Paul T. 2017b. "Three Barriers to VSED by Advance Directive: A Critical Assessment." *Seattle Journal for Social Justice* 15, no. 3: 673-700. http://digitalcommons.law.seattleu.edu/sjsj/vol15/iss3/12.

Menzel, Paul T., and M. Colette Chandler-Cramer. 2014. "Advance Directives, Dementia, and Withholding Food and Water by Mouth." *Hastings Center Report* 44, no. 3 (May- June): 23-37.

Menzel, Paul T., and Bonnie Steinbock. 2013. "Advance Directives, Dementia, and Physician-Assisted Death." *Journal of Law, Medicine & Ethics* 41, no. 2 (Summer): 484-500.

Patrick, Donald L., Helene E. Starks, Kevin C. Cain, Richard F. Uhlmann, and Robert A. Pearlman. 1994. "Measuring Preferences for Health States Worse than Death." *Medical Decision Making* 14, no. 1 (January-March): 9-18.

Pope, Thaddeus M. 2015. "Prospective Autonomy and Ulysses Contracts for VSED," one of two sections of Thaddeus M. Pope and Bernadette J. Richards, "Decision-Making: At the End of Life and the Provision of Pretreatment Advice." *Journal of Bioethical Inquiry* 12, no. 3 (September): 389-394.

Rhoden, Nancy. 1990. "The Limits of Legal Objectivity" *North Carolina Law Review* 68, no. 5: 845-865.

Wolf, Susan M. 1996. "Gender, Feminism, and Death: Physician-Assisted Suicide and Euthanasia." In *Feminism and Bioethics: Beyond Reproduction*, edited by Susan M. Wolf, 282-317. New York: Oxford University Press.

第10章　法律議題

A v. E, [2012] EWHC 1639 (COP)

Alabama Statutes § 8A-4.

Aleccia, JoNel. 2017. "Dementia Patient at Center of Spoon-Feeding Controversy Dies." *Kaiser Health News* (October 12). https://khn.org/news/dementia-patient-at-center-of-spoon-feeding-controversy-dies/.

Appelbaum, Paul S. 2007. "Assessment of Patients' Competence to Consent to Treatment." *New England Journal of Medicine* 357: 1834-1840.

Asscher, Eva, Constance Alida, and Suzanne van de Vathorst. 2020. "First Prosecution of a Dutch Doctor Since the Euthanasia Act of 2002: What Does the Verdict Mean?" *Journal of Medical Ethics* 46: 71-75.

Baldwin v. Fish & Game Commission, 436 U.S. 371 (1978).

Bentley v. Maplewood Seniors Care Society, 2014 BCSC 165

Bentley v. Maplewood Seniors Care Society, 2015 BCCA 91.

Brosio, Martha Risberg. 2019. *The Last Ten Days—Academia, Dementia, and the Choice to Die: A Loving Memoir of Richard A. Brosio*. Gorham, ME: Myers Education Press.

Browning (In re), 568 So. 2d 4 (Fla. 1990).

California Probate Code § 4615.

California Probate Code § 4623.

California Probate Code § 4670.

California Probate Code § 4671.

California Probate Code § 4676.

California Probate Code § 4682.

California Probate Code § 4684.

California Probate Code § 4695.

California Probate Code § 4734.

California Probate Code § 4736.

Cantor, Norman L. 2020. "Dispelling Medico-Legal Misconceptions

Impeding Use of Advance Instructions to Shorten Immersion in Deep Dementia." *SSRN*, https://papers. ssrn.com/sol3/papers.cfm?abstract_id=3712186.

Clausen, Judy A. 2014. "Making the Case for a Model Mental Health Advance Directive Statute." *Yale Journal of Health Policy Law and Ethics* 14: 1-65.

Clevenger, Susan. 2019. *Dying to Die: The Janet Adkins Story*. Maui: Sacred Life Publishers.

Colorado Revises Statutes § 15-18-103.

Colorado Revises Statutes § 15-18-104.

Connecticut Statutes § 19a- 571.

Cruzan v. Director, Missouri Department of Health, 497 U.S. 261 (1990).

Dildy, Katherine C. and Emily A. Largent. 2021. "Directing the End of Life in Dementia." In *Living with Dementia" Neuroethical Issues and International Perspectives*, edited by Veljko Dubljević and Frances Bottenberg, 71-89. Switzerland: Springer Nature.

End of Life Choices New York. 2020. "Advance Directive for Receiving Oral Food and Fluids in Dementia." https://endoflifechoicesny.org/.

End of Life Washington. 2020. "My Instructions for Oral Feeding and Drinking." https://endoflifewa.org/choices-and-planning/dementia-directives/

Fayerman, Pamela. 2016. "Margot Bentley Dies, A Finality That Couldn't Come Too Soon for Anguished Family." *Vancouver Sun*, November 11.

Florida Statutes § 765.101.

Florida Statutes § 765.106.

Florida Statutes § 765.302.

Garner, Bryan A. 2009. *Black's Law Dictionary* (9th ed.). Eagan, MN:

Thomson Reuters.

Hammond, Katherine. 2016. "Kept Alive—The Enduring Tragedy of Margot Bentley." *Narrative Inquiry in Bioethics* 6, no. 2 (summer): 80-82.

Homer. 2017. *The Odyssey* (Transl. Emily Wilson). New York: W.W. Norton.

Harris (In re), No. 13-017-G6 (Jackson County Circuit Court, Oregon July 3, 2016) (order).

Hensel, William Arthur. 1996. "My Living Will." *JAMA* 275: 588.

Idaho Statutes § 39-4509.

Idaho Statutes § 39-4510.

Idaho Statutes § 39-4514.

Iowa Statutes § 144A.2.

Iowa Statutes § 144A.3.

Iowa Statutes § 144B.2.

Mader, Sarah, and Victoria Apold. 2020."VSEDasan Alternativeto MAiD: APan-Canadian Legal Analysis." https://papers.ssrn.com/sol3/papers.cfm?abstract_id=3500173.

Margolis, Harry S. 2020. *Elder Law Portfolio* § 16-3.3.

Martin (In re), 538 N.W.2d 399 (Mich. 1995).

Maryland Code, Health—General, § 5-604.

Maryland Code, Health—General, § 5-611.

Meisel, Alan. 1995. "Barriers to Forgoing Nutrition and Hydration in Nursing Homes." *American Journal of Law and Medicine* 21: 335-382.

Meisel, Alan, Kathy L. Cerminara, and Thaddeus M. Pope. 2020. *The Right to Die: The Law of End-of-Life Decisionmaking*. New York: Wolters Kluwer.

Miller, David G., Rebecca Dresser, and Scott Y. H. Kim. 2019.

"Advance Euthanasia Directives: A Controversial Case and Its Ethical Implications." *Journal of Medical Ethics* 45, no. 2: 84-89.

Minnesota Statutes §145C.

Nevada Revised Statutes § 162A.870.

New York Public Health Code § 2980.

New York Public Health Code § 2982.

New York Public Health Code § 2994-a.

New York Public Health Code § 2994-d.

Ogden v. Saunders, 25 U.S. (12 Wheat.) 213 (1827).

Oklahoma Statutes § 3101.8.

Oregon H.B. 4135 (2018).

O'Sullivan, Timothy P. 2017. "Drafting Health Care Advance Directives in a Rapidly Changing Legal and Sociological Environment." *Journal of the Kansas Bar Association* 86, no. 8: 32-60.

Pope, Thaddeus M. 2012. "Legal Fundamentals of Surrogate Decision Making." *Chest* 141, no. 4: 1074-1081.

Pope, Thaddeus M. 2013. "Clinicians May Not Administer Life-Sustaining Treatment without Consent: Civil, Criminal, and Disciplinary Sanctions." *Journal of Health & Biomedical Law* 9: 213-296.

Pope, Thaddeus M. 2015. "Prospective Autonomy and Dementia: Ulysses Contracts for VSED." *Journal of Bioethical Inquiry* 12, no. 3: 389-394.

Pope, Thaddeus M. 2017a. "Legal Briefing: Unwanted Cesareans and Obstetric Violence." *Journal of Clinical Ethics* 28, no. 2: 163-173.

Pope, Thaddeus M. 2017b. "Legal Briefing: New Penalties for Disregarding Advance Directives and DNR Orders." *Journal of Clinical Ethics* 28, no. 1: 74-81.

Pope, Thaddeus M. 2017c. "Unbefriended and Unrepresented: Medical Decision Making for Incapacitated Patients without Healthcare

Surrogates." *Georgia State University Law Review* 33, no. 4: 923-1019.

Pope, Thaddeus M. 2018a. "Law and Ethics in Oncology: Voluntarily Stopping Eating and Drinking Is a Legal and Ethical Exit Option." *ASCO Post*, June 25.

Pope, Thaddeus M. 2018b. "The Best Interest Standard for Health Care Decision Making: Definition and Defense." *American Journal of Bioethics* 18, no. 8: 36-38.

Pope, Thaddeus M. 2019a. "Whether, When, and How to Honor Advance VSED Requests for End-Stage Dementia Patients." *American Journal of Bioethics* 19, no 1: 90-92.

Pope, Thaddeus M. 2019b. "Avoiding Late-Stage Dementia with Advance Directives for Stopping Eating and Drinking." *KevinMD*, October 6, https://www.kevinmd.com/blog/2019/10/avoiding-late-stage-dementia-with-advance-directives-for-stopping-eating-and-drinking.html.

Pope, Thaddeus M. 2020. "Video Advance Directives: Growth and Benefits of Audiovisual Recording." *SMU Law Review* 73: 161-175.

Pope, Thaddeus M., and Lindsey Anderson. 2011. "Voluntarily Stopping Eating and Drinking: A Legal Treatment Option at the End of Life." *Widener Law Review* 17, no. 2: 363-428.

Regional Euthanasia Review Committee (The Hague, Netherlands). 2017. *Oordeel [Judgment] 2016-2085.* https://www.euthanasiecommissie.nl/uitspraken/publicaties/oordelen/2016/niet-gehandeld-overeenkomstig-de-zorgvuldigheidseisen/oordeel-2016-85.

Regional Euthanasia Review Committee (The Hague, Netherlands). 2020. *Oordeel [Judgment] 2020-118.* https://www.euthanasiecommissie.nl/uitspraken-en-uitleg/p-2020/documenten/publicaties/oordelen/2020/2020-101-e.v/oordeel-2020-118.

Reilly, Meghan, and George Coppolo. 2008. "Living Wills and Health

Care Representatives." *Connecticut Office of Legislative Research Report No. 2008-R-0237* (March 28, 2008). https://www.cga.ct.gov/2008/rpt/2008-R-0237.htm.

Sabatino, Charlie P. 2007. "Advance Directives and Advance Care Planning: Legal and Policy Issues." *Report for the U.S. Department of Health and Human Services* (October 2007). https://aspe.hhs.gov/basic-report/advance-directives-and-advance-care-planning-legal-and-policy-issues.

Shepherd, Lois. 2014. "The End of End-of-Life Law." *North Carolina Law Review* 92: 1693-1748.

South Australia Advance Care Directives Act 2013 § 36.

Tennessee Code Annotated § 68-11-1802.

Tennessee Code Annotated § 68-11-1803.

Tennessee Code Annotated § 68-11-1806.

Terman, Stanley A. 2011. *My Way Cards for Natural Dying*. Carlsbad, CA: Life Transitions Publications.

Tirado v. Flecha, 177 D.P.R. 893 (2010).

Trowse, Phillippa. 2020. "Voluntary Stopping of Eating and Drinking in Advance Directives for Adults with Late-Stage Dementia." *Australasian Journal on Aging* 39, no. 2: 142-147. https://doi.org/10.1111/ajag.12737.

Vermont Statutes § 9701.

Vermont Statutes § 9702.

Vermont Statutes § 9707.

Virginia Statutes § 54.1-2986.2.

Volicer, Ladislav, Thaddeus Mason Pope, and Karl E. Steinberg. 2019. "Assistance with Eating and Drinking Only When Requested Can Prevent Living with Advanced Dementia." *Journal of the American Medical Directors Association* 20, no. 11: 1353-1355.

Wisconsin Statutes § 154.03.

Wisconsin Attorney General. 2014. "Opinion AG10-14." (December 16, 2014). https://www.doj.state.wi.us/sites/default/files/dls/ag-opinion-archive/2014/2014.pdf.

Wright, James L., Peter M Jaggard, Timothy Holahan, and Ethics Subcommittee of AMDA. 2019. "Stopping Eating and Drinking by Advance Directives (SED by AD) in Assisted Living and Nursing Homes." *Journal of the American Medical Directors Association* 29: 1362-1366.

Wyoming Statutes § 35-22-402.

Wyoming Statutes § 35-22-403.

第11章　機構議題

Aleccia, JoNel. 2017a. "Despite Advance Directive, Dementia Patient Denied Last Wish, Says Spouse." *Kaiser Health News*, August 21, 2017. https://khn.org/news/despite-advance-directive-dementia-patient-denied-last-wish-says-spouse/.

Aleccia, JoNel. 2017b. "New Instructions Could Let Dementia Patients Refuse Spoon-Feeding." *Kaiser Health News*, November 3, 2017. https://khn.org/news/new-instructions-could-let-dementia-patients-refuse-spoon-feeding/.

Aleccia, JoNel. 2018. "Aggressive New Advance Directive Would Let Dementia Patients Refuse Food." *Kaiser Health News*, March 30, 2018. https://khn.org/news/aggressive-new-advance-directive-would-let-dementia-patients-refuse-food/.

Aleccia, JoNel. 2020. "Diagnosed with Dementia, She Documented Her Wishes for the End. Then Her Retirement Home Said No." *Washington Post*, January 18, 2020. https://www.washingtonpost.com/health/

diagnosed-with-dementia-she-documented-her-wishes-for-the-end-
then-her-retirement-home-said-no/2020/01/17/cf63eeaa-3189-11ea-
9313-6cba89b1b9fb_story.html.

AMDA—The Society for Post-Acute and Long-Term Care Medicine.
2019. "Ethics Committee White Paper: Stopping Eating and Drinking
by Advance Directives (SED by AD) in the ALF and PALTC Setting."
https://paltc.org/amda-white-papers-and-resolution-position-statements/
stopping-eating-and-drinking-advance-directives.

AMDA— The Society for Post-Acute and Long-Term Care Medicine.
2020. "About AMDA." https://paltc.org/about-amda.

Appelbaum, Paul S. 2007. "Assessment of Patients' Competence to
Consent to Treatment." *New England Journal of Medicine* 357, no.
18: 1834-1840.

Cross, Sarah H., and Haider J. Warraich. 2019. "Changes in the Place of
Death in the United States." *New England Journal of Medicine* 381, no.
24: 2369-2370.

Gaster, Barak, Eric B. Larson, and J. Randall Curtis. 2017. "Advance
Directives for Dementia: Meeting a Unique Challenge." *JAMA* 318,
no. 22: 3175-3176.

Gerlach, Lauren B., and Helen C. Kales. 2018. "Managing Behavioral
and Psychological Symptoms of Dementia." *Psychiatric Clinics of
North America* 41, no. 1: 127-139.

Menzel, Paul T. 2019. "Justifying a Surrogate's Request to Forego Oral
Feeding." *American Journal of Bioethics* 19, no. 1: 92-94.

Palecek Eric J, Joan M. Teno, David J. Casarett, Laura C. Hanson, Ramona
L. Rhodes, and Susan L. Mitchell. 2010. "Comfort Feeding Only: A
Proposal to Bring Clarity to Decision-Making Regarding Difficulty
with Eating for Persons with Advanced Dementia." *Journal of the*

American Geriatrics Society 58: 580-584.

Pope, Thaddeus M. 2019. "Whether, When, and How to Honor Advance VSED Requests for End-Stage Dementia Patients." *American Journal of Bioethics* 19, no. 1: 90-92.

Pope, Thaddeus M., and Amanda West. 2014. "Legal Briefing: Voluntarily Stopping Eating and Drinking." *Journal of Clinical Ethics* 25, no. 1: 68-80.

Reisberg Barry. 1988. "Functional Assessment Staging (FAST)." *Psychopharmacology Bulletin* 24, no. 4: 653-659.

Schwarz, Judith K. 2019. "Lessons From New York's Dementia Directive and Applications to Withholding Oral Feedings." *American Journal of Bioethics* 19, no. 1: 95-97.

Volicer Ladislav, Thaddeus M. Pope, and Karl E. Steinberg. 2019. "Assistance with Eating and Drinking Only When Requested Can Prevent Living with Advanced Dementia." *Journal of the American Medical Directors Association* 20, no. 11: 1353-1355.

第12章　預立醫療指示斷食的最佳實踐，持續挑戰，以及機會

CDC. 2019. Deaths: Final Data for 2017. National Vital Statistics Reports 68:9. https://www.cdc.gov/nchs/data/nvsr/nvsr68/nvsr68_09-508.pdf.

Oregon Department of Health. 2020. Oregon Death with Dignity Act 2019 Data Summary. https://www.oregon.gov/oha/PH/ PROVIDERPARTNERRESOURCES/ EVALUATIONRESEARCH/DEATHWITHDIGNITYACT/ Documents/year22.pdf.

Ganzini, Linda. 2015. "Legalized Physician Assisted Death in Oregon."

QUT Law Review 16, no. 1: 76- 83.

附錄A 斷食預立醫療指示的建議涵蓋要件

American Bar Association. 2020. "Health Decisions Resources." https://
www.americanbar.org/groups/law_aging/resources/health_care_
decision_making/Advanceplanningresources/.

Vermont Medical Society. 2007. "Advance Directives: Legal and Clinical
Issues FAQ" (October 2007). http://vtmd.org/sites/default/files/files/
Registry%20FAQ%2010-07.pdf.

附錄C 死亡診斷書的死因

Aiken, Sally S., Elizabeth A. Bundock, Karen L. Gunson, and Katherine
Aiken. 2015. "Death with Dignity Laws and the Medical Examiner."
Academic Forensic Pathology 5, no. 3: 414-420.

California Department of Public Health. 2020. "California End of Life
Option Act 2019 Data Report," 5 (2020). https://www.cdph.ca.gov/
Programs/CHSI/CDPH%20Document%20Library/CDPHEndofLif
eOptionActReport2019%20_Final%20ADA. pdf.

Centers for Disease Control and Prevention. 2003. *Physician's Handbook
on Medical Certification of Death.* Hyattsville, MD: DHHS.

Colorado End-of-life Options Act, Colo. Rev. Stat. § 25-48-109(2).

District of Columbia Death with Dignity Act, D.C. Code § 7-661.05(h).

Downie, Jocelyn, and Kacie Oliver. 2016. "Medical Certificates of
Death: First Principles and Established Practices Provide Answers to
New Questions." *Canadian Medical Association Journal* 188, no. 1:
49-52.

Hanzlick, Randy. 2006. *Cause of Death and the Death Certificate.* Northfield, IL: College of American Pathologists.

Hawaii Our Care, Our Choice Act, Haw. Rev. Stat. § 327L-4(b).

McGivern, Lauri, Leanne Shulman, Jan K. Carney, Steven Shapiro, and Elizabeth Bundock. 2017. "Death Certification Errors and the Effect on Mortality Statistics." *Public Health Reports* 132, no. 6: 669-675.

New Hampshire Statutes. 2021. N.H. Rev. Stat. Ann. § 137- J:10(III).

New Jersey Department of Health. 2019. "Medical Aid In Dying for the Terminally Ill Act Frequently Asked Questions," 3-4, July 31. https://www.state.nj.us/health/advancedirective/documents/maid/MAID_FAQ.pdf.

New York City Health Bureau of Vital Statistics. 2020. "Cause of Death Reporting Instructions." https://www1.nyc.gov/site/doh/data/data-sets/cause-of-death-reporting-instructions.page.

Oregon Health Authority. 2020. "Frequently Asked Questions: Oregon's Death with Dignity Act (DWDA)." https://www.oregon.gov/oha/PH/PROVIDERPARTNERRESOURCES/EVALUATIONRESEARCH/DEATHWITHDIGNITYACT/Pages/faqs.aspx#deathcert.

Schuppener, Leah M., Kelly Olson, and Erin G. Brooks. 2020. "Death Certification: Errors and Interventions." *Clinical Medicine and Research* 18, no. 1: 21-26.

Vermont Department of Health. 2018. "Report to The Vermont Legislature: Report Concerning Patient Choice at The End of Life," 4. https://legislature.vermont.gov/as-sets/Legislative-Reports/2018-Patient-Choice-Legislative-Report-12-14-17.pdf.

Washington Death with Dignity Act, Wash. Rev. Code § 70.245.040(2).

麥田航區

自主斷食，慈悲而尊嚴的善終選擇
Voluntarily Stopping Eating and Drinking: A Compassionate, Widely Available Option for Hastening Death

主　　　編	提摩西·奎爾（Timothy E. Quill）　　保羅·蒙則爾（Paul T. Menzel） 塔迪烏斯·波普（Thaddeus M. Pope）　　茱蒂絲·史瓦茲（Judith K. Schwarz）	
譯　　　者	汪漢澄	
責 任 編 輯	林秀梅	
版　　　權	吳玲緯　楊　靜	
行　　　銷	闕志勳　吳宇軒　余一霞	
業　　　務	李再星　李振東　陳美燕	
副 總 編 輯	林秀梅	
編 輯 總 監	劉麗真	
發 行 人	涂玉雲	

出　　　版　麥田出版
　　　　　　城城邦文化事業股份有限公司
　　　　　　104台北市民生東路二段141號5樓
　　　　　　電話：(886)2-2500-7696　傳真：(886)2-2500-1967
發　　　行　英屬蓋曼群島商家庭傳媒股份有限公司城邦分公司
　　　　　　104台北市民生東路二段141號11樓
　　　　　　書虫客服服務專線：(886)2-2500-7718、2500-7719
　　　　　　24小時傳真服務：(886)2-2500-1990、2500-1991
　　　　　　服務時間：週一至週五09:30-12:00‧13:30-17:00
　　　　　　郵撥帳號：19863813　戶名：書虫股份有限公司
　　　　　　讀者服務信箱E-mail：service@readingclub.com.tw
　　　　　　麥田部落格：http://ryefield.pixnet.net/blog
　　　　　　麥田出版Facebook：https://www.facebook.com/RyeField.Cite/

香港發行所　城邦(香港)出版集團有限公司
　　　　　　香港灣仔駱克道193號東超商業中心1/F
　　　　　　電話：852-2508 6231
　　　　　　傳真：852-2578 9337
馬新發行所　城邦（馬新）出版集團 Cite (M) Sdn Bhd
　　　　　　41, Jalan Radin Anum, Bandar Baru Sri Petaling,
　　　　　　57000 Kuala Lumpur, Malaysia.
　　　　　　電話：(603) 9056 3833
　　　　　　傳真：(603) 9057 6622
　　　　　　E-mail：services@cite.my

設　　　計　謝佳穎
排　　　版　宸遠彩藝工作室
印　　　刷　沐春行銷創意有限公司

初 版 一 刷　2023年11月30日　　　　　　著作權所有‧翻印必究（Printed in Taiwan）
定價／550元　　　　　　　　　　　　　本書如有缺頁、破損、裝訂錯誤，請寄回更換
ISBN：978-626-310-573-7　　　　　　城邦讀書花園
　　　　9786263105713（EPUB）　　　www.cite.com.tw

國家圖書館出版品預行編目資料

自主斷食，慈悲而尊嚴的善終選擇/提摩西.奎爾(Timothy E. Quill), 保羅.蒙則爾(Paul T. Menzel), 塔迪烏斯.波普(Thaddeus M. Pope), 茱蒂絲.史瓦茲(Judith K. Schwarz)編；汪漢澄譯. -- 初版. -- 臺北市：麥田出版, 城邦文化事業股份有限公司出版：英屬蓋曼群島商家庭傳媒股份有限公司城邦分公司發行, 2023.12
　面；　公分. --（麥田航區）
譯自：*Voluntarily stopping eating and drinking : a compassionate, widely available option for hastening death*
ISBN 978-626-310-573-7（平裝）
1. CST: 醫學倫理　2.CST: 安樂死
410.1619　　　　　　　　　　　　　　　　　　　　　　112017500